肺癌诊断思维与治疗策略

韩 乐 陈文娟 主编

陕西新华出版
陕西科学技术出版社
Shaanxi Science and Technology Press
西 安

图书在版编目（CIP）数据

肺癌诊断思维与治疗策略 / 韩乐，陈文娟主编．—
西安：陕西科学技术出版社，2024.4
ISBN 978-7-5369-8910-8

Ⅰ．①肺… Ⅱ．①韩… ②陈… Ⅲ．①肺癌—诊疗
Ⅳ．① R734.2

中国国家版本馆 CIP 数据核字 (2024) 第 045562 号

FEIAI ZHENDUAN SIWEI YU ZHILIAO CELUE

肺癌诊断思维与治疗策略

韩　乐　陈文娟　主编

责任编辑	高　曼
封面设计	段成凤
出 版 者	陕西科学技术出版社 西安市曲江新区登高路 1388 号陕西新华出版传媒产业大厦 B 座 电话（029）81205187　传真（029）81205155　邮编 710061 http://www.snstp.com
发 行 者	陕西科学技术出版社 电话（029）81205180 81206809
印　　刷	陕西隆昌印刷有限公司
规　　格	787 mm × 1092 mm　16 开本
印　　张	15
字　　数	260 千字
版　　次	2024 年 4 月第 1 版 2024 年 4 月第 1 次印刷
书　　号	ISBN 978-7-5369-8910-8
定　　价	89.00 元

编委成员名单

主　编　韩　乐　陕西省肿瘤医院

陈文娟　陕西省肿瘤医院

副主编　雷宝霞　陕西省肿瘤医院

张蓉蓉　靖边县人民医院

张寅斌　西安交通大学第二附属医院

编　委　丁彩霞　陕西省肿瘤医院

李坤隆　陕西省肿瘤医院

高欣娜　西北大学附属神木医院

叶德贵　靖边县人民医院

主编简介

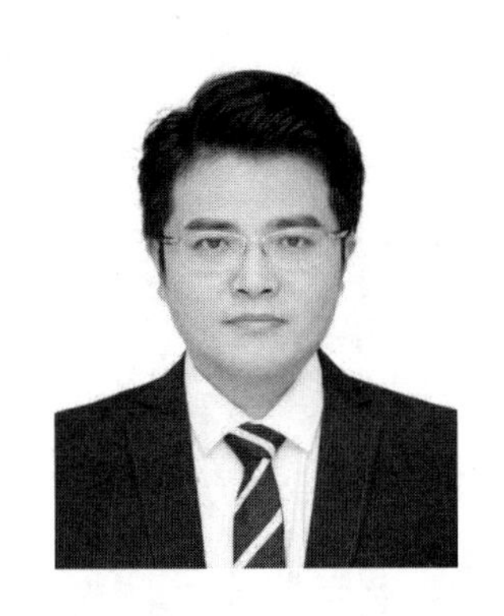

韩乐，医学博士后，外科学博士，陕西省肿瘤医院肺癌中心副主任医师，西安交通大学硕士研究生导师，陕西中医药大学硕士研究生导师。本科毕业于西安交通大学临床医学专业，硕士毕业于吉林大学第二医院胸外科，博士毕业于空军军医大学唐都医院胸外科，西安交通大学基础医学院博士后，长期从事胸部肿瘤临床和科研工作。兼任中国研究型医院生物治疗专业委员会委员、陕西省老年学和老年医学协会肺癌专业委员会副主委、陕西省抗癌协会纵隔肿瘤专业委员会常委兼秘书、陕西省抗癌协会肿瘤微创治疗专业委员会常委等。作为中组部“西部之光”访问学者，在上海市胸科医院研学1年（主修肺癌、食管癌及纵隔肿瘤的外科治疗）。第五届陕西省“三秦最美医务工作者”。

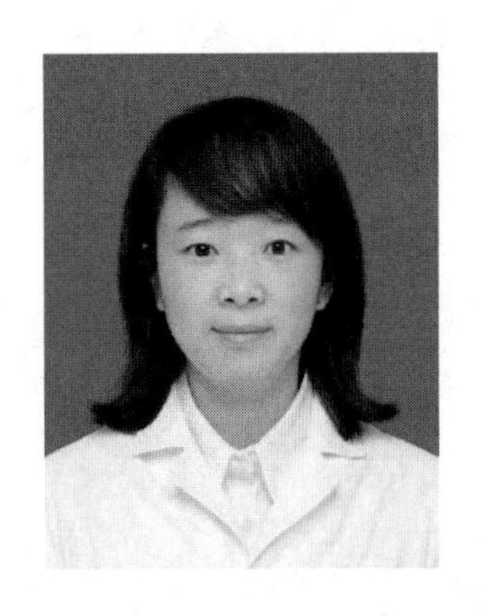

陈文娟，肿瘤学博士，陕西省肿瘤医院副主任医师，内三科副主任。中国抗癌协会第二届青年理事，中国抗癌协会肿瘤标志专委会青委会委员，中国抗癌协会肿瘤标志专委会肿瘤伴随诊断与治疗学组副主委，陕西省抗癌协会老年肿瘤专委会副主委，陕西省老年学和老年医学学会肺癌专业委员会副主委，陕西省医促会临床研究与医学伦理专委会副主委，陕西省保健学会临床试验与研究专委会常委。主持省、厅级科研项目4项（1项重大课题），荣获“陕西省卫生厅基层医院医疗支援优秀个人”称号。

前 言

在我国，无论是发病率还是死亡率，肺癌均高居各大恶性肿瘤首位，它是最常见的恶性肿瘤，也是研究最多并最受关注的恶性肿瘤之一。近年来，随着对肺癌临床和基础研究的不断深入，肺癌相关领域得到了长足的发展和进步。

本书以肺癌的诊疗为主线，较为系统、全面地对肺癌的病因病理、临床分类、辅助检查、诊断、鉴别诊断和各种临床常用治疗方法等方面的知识进行了详细的阐述。整体体现了肺癌诊疗的新技术、新方法，既立足临床，考虑临床医务人员的实际需求，又体现肺癌治疗的新成果，理论和实际相结合。全书内容新颖全面，吸纳了近年来有关肺癌的新理论及新技术，为一本覆盖面广、实践性强的参考书籍。

虽然在编写过程中编者精益求精，对稿件进行了多次认真修改，但由于编写经验不足，加之时间有限，书中难免存在不足之处，敬请广大读者提出宝贵的修改建议，以期再版时修正完善。

编　者

2024 年 1 月

目　录

第一章　肺癌病理学研究

第一节　肺癌的病理分类

一、2015 年版 WHO 肺癌病理分类

2015 年版 WHO 肺癌分类中，肺癌的类型主要包括腺癌、鳞状细胞癌、神经内分泌肿瘤、大细胞癌、腺鳞癌、肉瘤样癌、癌肉瘤、肺母细胞瘤、其他及未分类癌、涎腺型肿瘤等。

（一）肺腺癌病理分类

2015 年版 WHO 肺腺癌的分类具体如下：①浸润型腺癌：贴壁型腺癌、腺泡型腺癌、乳头型腺癌、微乳头型腺癌、实性型腺癌、浸润性黏液腺癌、混合型浸润性黏液和非黏液腺癌、胶样型腺癌、胎儿型腺癌、肠型腺癌。②微小浸润性腺癌：非黏液性、黏液性。③浸润前病变：不典型腺瘤样增生、原位腺癌（非黏液性、黏液性）。

与 2004 年版 WHO 肺癌分类相比较，2015 年版 WHO 肺癌分类中变化最大的部分是肺腺癌的分类。首先，取消了细支气管肺泡癌（bronchioloalveolar carcinoma，BAC）这一类型，并且根据肿瘤的大小、有无贴壁生长模式以外的生长模式、有无间质浸润及浸润灶的大小、有无淋巴管和血管浸润、有无胸膜浸润、有无肿瘤坏死、有无通过肺泡腔播散等情况，把原来诊断为细支气管肺泡癌（BAC）的病例分别诊断为原位腺癌、微小浸润性腺癌、贴壁生长为主型腺癌和伴贴壁生长为主的浸润性黏液腺癌。

原位腺癌的诊断必须满足以下条件：①病灶≤ 3 cm 的局限性腺癌；②纯粹的贴壁生长模式；③无间质、血管或胸膜浸润；④无贴壁生长以外的生长模式，比如腺泡、乳头、微乳头、实性、胶样、肠型、胎儿型或浸润性黏液腺癌等；⑤无肿瘤坏死；⑥无血管或胸膜浸润。原位腺癌在影像上表现为磨玻璃样病灶，预后非常好，病灶经完整切除后可

治愈，5 年无病生存率为 100%。

微小浸润性腺癌的诊断标准是：①病灶≤ 3 cm 的局限性腺癌；②贴壁生长为主；③任何一个浸润灶最大径≤ 0.5 cm；④浸润灶包括：贴壁生长以外的生长模式，比如腺泡、乳头、微乳头、实性、胶样、肠型、胎儿型或浸润性黏液腺癌等；肿瘤细胞浸润肌纤维母细胞构成的间质；⑤无淋巴管、血管、气道或胸膜浸润；⑥无肿瘤坏死；⑦无气道播散。微小浸润性腺癌在影像上表现为磨玻璃样为主伴部分实性病灶，预后好，病灶经完整切除后 5 年无病生存率几乎 100%。

2015 年版 WHO 肺腺癌分类中，浸润性腺癌的类型有贴壁型、腺泡型、乳头型、微乳头型、实性型腺癌，取消了混合型腺癌。现在浸润性腺癌主要分为 5 种生长方式：贴壁生长型、腺泡生长型、乳头状生长型、微乳头状生长型和实性生长型，其 5 年无病生存率分别为 93.5%、83.7%、75.0%、44.4% 和 62.5%。浸润性腺癌的变异型取消了印戒细胞腺癌和透明细胞腺癌这 2 个亚型，而增加了肠型腺癌这一亚型。肠型腺癌是指组织学形态与结直肠癌相似的原发性肺腺癌，肠型腺癌的免疫组化可以表达 CDX2、CK20、Villin 等肠癌标记，同时也可表达 CK7 和 TTF–1。诊断肠型腺癌时必须在临床上先排除原发性肠癌肺转移后再考虑这一诊断。另外，如果 TTF–1 阳性，则可支持肠型腺癌的诊断。

因为部分腺癌亚型具有表皮生长因子受体（epidermal growth factor receptor，EGFR）和 KRAS 突变，以及间变性淋巴瘤激酶（anaplastic lymphoma kinase，ALK）重排，因此分子与组织学亚型的相关性在预测患者预后中具有重要意义，同时也可以根据分子改变特点选择合适的治疗方案。2015 年版 WHO 肺腺癌分类中的组织学分型与分子改变有显著相关性。相关性研究表明，与 EGFR 突变频率相关的组织学类型包括不典型腺瘤样增生、微小浸润性癌、贴壁生长型和乳头状型（分别为 85.7%、83.3%、71.4% 和 68.5%），其次是腺泡生长型（38.4%）和微乳头状生长型（40.1%）亚型；而实性生长亚型比较少见，仅为 14.3%。来自韩国的一项研究显示，EGFR 突变与贴壁生长型和微乳头型腺癌具有显著的组织表型 – 基因型相关性；突变主要在腺泡生长型（23.1%）和实体生长型（25.0%）中，其次是微小浸润性癌（8.3%）和乳头状生长型（4.5%），而在原位腺癌或贴壁生长型中没有发现 KRAS 有突变，所有浸润性黏液腺癌都具有 KRAS 突变；病理形态学研究提示，在含有印戒细胞的黏液型或实性腺癌中，ALK 融合基因的发生率高于其他类型的肺腺癌（46.2% VS 8.0%）。

（二）肺鳞癌病理分类

肺鳞癌的分类较简单，具体为：①鳞状细胞癌：角化型鳞状细胞癌、非角化型鳞状细胞癌、基底细胞样型鳞状细胞癌；②浸润前病变：鳞状细胞原位癌。

与2004年版WHO肺癌分类相比较，2015年版WHO肺癌分类中鳞状细胞癌的变化不大，只是把原来属于大细胞癌的基底细胞样癌亚型划归鳞状细胞癌的基底样鳞状细胞癌亚型。角化型鳞状细胞癌由于在光镜下可观察到鳞状细胞癌具有角化现象和细胞间桥，因此不需要免疫组化标记就可以诊断。对于非角化型和基底样鳞状细胞癌，则需要依靠免疫组化标记才能准确诊断，否则无法与大细胞癌和实性腺癌相鉴别。p63和p40是目前鳞状细胞癌的主要标记蛋白。研究表明，p63在鳞状细胞癌中表达灵敏度高，但是其特异性低，在一些其他肿瘤类型中也会表达，比如腺癌以及淋巴瘤等。p40是一个比较新的鳞状细胞癌标记蛋白，具有与p63一样的灵敏度，而且其特异性更高。在分化差或未分化的非小细胞肺癌中，细胞角蛋白CK5/6也用来辅助鳞状细胞癌的标记。但是需要注意的是，偶尔肿瘤同时含有腺癌和鳞状细胞癌2种组织学亚型，如果其中每种成分＞10%，则诊断为腺鳞癌。在2015年以前的WHO肺癌分类中，基底样鳞状细胞癌原来是属于大细胞癌的基底细胞样癌亚型，但是由于其免疫组化显示鳞状细胞癌标记（例如p40、p63和CK5/6）阳性，因此2015年版WHO分类中将其归入鳞状细胞癌。但是有时候基底样鳞状细胞癌在很多方面与小细胞癌难以鉴别，如肿瘤周围有栅栏状排列、中央呈粉刺样坏死、可见菊形团及大量的核分裂，偶尔还表达CD56、CgA和Syn，这时候二者鉴别诊断就非常困难，由于治疗原则不同，区分二者就显得非常有意义。

（三）肺神经内分泌肿瘤病理分类

神经内分泌肿瘤的分类具体如下。①小细胞癌：混合性小细胞癌；②大细胞神经内分泌癌：混合性大细胞神经内分泌癌；③类癌：典型类癌、不典型类癌；④浸润前病变：弥散性特发性神经内分泌细胞增生。

对于神经内分泌肿瘤，在2015年版WHO肺癌分类中，除了将大细胞神经内分泌癌从原来的大细胞癌中的亚型归入神经内分泌肿瘤中的亚型以外，各类型的诊断标准与2004年版的国际分类没有大的变化。肺的神经内分泌肿瘤尚不能按照胃肠神经内分泌肿瘤进行分级，应根据组织结构和细胞形态、核分裂象和/或坏死灶来区分类癌、不典型类癌、小细胞癌和大细胞神经内分泌癌。而小细胞癌与大细胞神经内分泌癌则根据肿瘤细胞的大小、胞质丰富程度以及核仁清晰程度来区分。在病理及临床工作中，区分高级别神经内分泌肿瘤（包括小细胞癌和大细胞神经内分泌癌）与类癌是非常重要的。这是因为一方面，小细胞癌和大细胞神经内分泌癌在基因表型及发生机制上具有相似性，但与类癌不存在相关性；另一方面，高级别神经内分泌肿瘤是肺肿瘤中最具侵袭性的亚型之一，且患者多有大量吸烟史，而类癌通常预后良好，患者通常没有吸烟史。另外，小细胞癌中存在复合性小细胞癌，当小细胞癌中出现了任何其他的一种肿瘤成分，无论比例多少，都称为复合性小细胞癌。

（四）其他类型肺癌病理分类

与 2004 年版 WHO 肺癌分类相比较，2015 年版 WHO 肺癌分类中大细胞癌的分类是变化较大的部分之一，其中大细胞神经内分泌癌亚型被归入神经内分泌肿瘤、基底细胞样癌被归入鳞状细胞癌、淋巴上皮瘤样癌被归入其他及未分化癌，取消了透明细胞癌和横纹肌样癌这 2 个亚型。因此，2015 版的大细胞癌只包括未分化的非小细胞癌。同时，由于免疫组化在肺癌中的广泛应用，可以把相当一部分以前根据光镜下形态诊断为大细胞癌的病例，依据它们的免疫组化标记 TTF–1、CK7、Napsin–A、CK5/6、p40、p63 等表达结果，分别诊断为低分化腺癌和低分化鳞状细胞癌，大大降低大细胞癌的诊断率。

2015 年版 WHO 分类中对于其他类型的癌也进行了更新和修订。淋巴上皮瘤样癌原来属于大细胞癌中的亚型，现在被归为其他及未分类癌。其他及未分类癌还包括 NUT 癌。NUT 癌也称为中线癌，目前预后很差，暂未有非常好的治疗方案。

（五）小活检标本和细胞学标本病理分类

在 2015 年版 WHO 肺癌分类中，专门对肺的小活检标本和细胞学标本的分类进行了详细规定。肺的小活检标本和细胞学标本的病理诊断的首要任务是明确病变是否为癌，如果是癌应进一步明确是小细胞癌还是非小细胞癌，如果是非小细胞癌还应做出是腺癌还是鳞状细胞癌的诊断，以满足临床制订治疗方案的需求。

因为有将近 70% 肺癌患者无法进行手术治疗，所以对于进展期的非小细胞癌患者的小活检标本和细胞学标本的病理诊断，应减少或不宜诊断为“非小细胞癌”，应该进一步进行组织学分类和分子检测。为了充分利用有限的标本进行病理诊断和分子检测，使标本利用最大化，专门制定了小活检标本和细胞学标本的诊断流程，如图 1–1 所示。

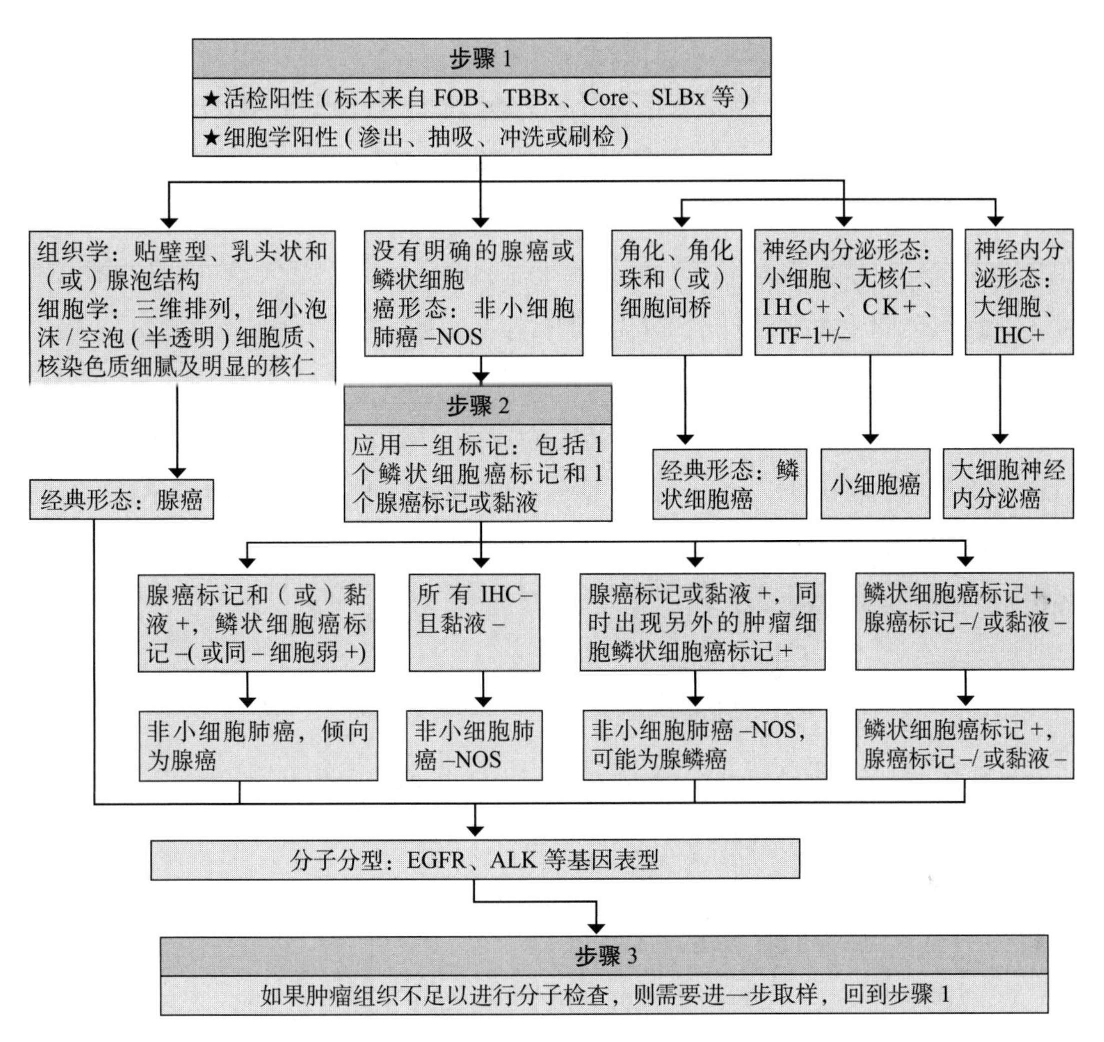

图 1–1 肺癌活检标本的诊断流程

对于在光镜下有明确腺样或鳞状分化特征的非小细胞癌，应明确诊断为肺腺癌或鳞状细胞癌；对于在光镜下没有明确腺样或鳞状分化特征的非小细胞癌，应借助免疫组化染色和组织化学染色尽可能判断出腺癌和鳞状细胞癌的分类。因此，2015 年版 WHO 肺癌分类中特别强调免疫组化和黏液染色的重要性。

支持腺癌诊断的免疫组织标记有 TTF–1、Napsin–A、CK7，支持腺癌诊断的组织化学染色有黏液染色；支持鳞状细胞癌诊断的免疫组织标记有 p40、p63、CK5/6。当在光镜下没有明确的腺癌生长方式，但 TTF–1 和（或）黏液染色阳性，而 p63 阴性时，应诊断为 NSCLC– 倾向腺癌；当在光镜下不存在明确的鳞状细胞癌特征，但 p40、p63、

CK5/6 等标记阳性，而 TTF–1 和（或）黏液染色阴性时，应诊断为 NSCLC– 倾向鳞癌。如果肿瘤细胞 TTF–1 强阳性，无论鳞癌标志物表达程度如何，均应诊断为 NSCLC– 倾向腺癌；当鳞癌标记和腺癌标记分别表达于不同的细胞群体时，则提示为腺鳞癌。

对于部分小活检和（或）细胞学的病例，通过形态学观察、免疫组化和组织化学染色后仍然无法明确其为腺癌或鳞癌分化的非小细胞肺癌，可诊断为非特指性非小细胞肺癌。对于形态学不提示神经内分泌分化的肿瘤，不宜进行神经内分泌相关的免疫组化标记检测，以便节省组织用于分子检测，使靶向治疗的可能最大化。

由于小活检标本的局限性和肺癌的高度异质性，对于小活检标本不要做出原位腺癌和微小浸润性腺癌的诊断，当小活检标本中仅见贴壁生长方式时，应标明“不除外存在浸润成分的可能”。小活检标本也不要做出大细胞癌和肉瘤样癌类型的诊断，此时可诊断为非特指性非小细胞肺癌。

二、2021 年版 WHO 肺癌病理分类

世界卫生组织（World Health Organization，WHO）发布的《WHO 肺部肿瘤组织学分类》（第 5 版，2021 年），对肺部肿瘤类型的划分做出了新的调整，将对今后医疗工作产生深刻影响。

（一）WHO 肺癌分类的新旧版本对比

WHO 的肺癌分类从 2004 年到 2015 年，再到 2021 年逐步在变化，从 2004—2015 年的变化花了 11 年的时间，而从 2015 年至今仅仅花了 6 年的时间就完成更新。在未来，随着基因分子、免疫及临床系列的研究，肯定不止于今天这个版本，还会再次更新。

在 2004 年版中，WHO 肺癌分类中不再使用支气管肺泡癌这个概念，提出原位腺癌（adenocarcinoma in situ，AIS）和微浸润腺癌（minimally invasive adenocarcinoma，MIA）概念，AIS 被正式认定为肺腺癌的浸润前病变。2004 版分类中，提倡对浸润性腺癌的组织学进行详细诊断模式，同时也提出晚期非小细胞肺癌一定要做 EGFR 基因检测。

到 2015 年时，WHO 提出气腔扩散的理论。肿瘤不只通过血管、淋巴道进行转移，还可以通过气道转移，即气腔转移。气腔转移为最新确认的一种肺癌的扩散方式，推荐肺叶切除。同时，WHO 强调所有的患者都要做分子分型的分析，尤其是晚期的患者。WHO 同时也强调了免疫组化确定组织学分型。

2021 年版中，将原位腺癌和非典型腺瘤样增生（atypical adenomatous hyperplasia，AAH）定为前驱病变，这是 2021 年这一版里的最大变化。概括来讲，2015 年，肺腺癌分为浸润前病变和浸润性病变。浸润前病变，包括 AAH 和 AIS；浸润性病变，包括微浸润腺癌和浸润性腺癌。

2021 年版腺体前驱病变代替了浸润前病变，这将对治疗、患者的诊断造成新的问题。肺原位癌患者是否是肺癌已成为新的问题，这些都需要临床医师深入理解。

（二）2021 年版 WHO 肺腺癌新分类的临床病理解析

1. 相关概念

（1）从临床病理角度分析：非典型腺瘤样增生通常是≤ 5 mm 的病灶，局部的肺泡上皮细胞呈轻度到中度的非典型增生。

1）原位腺癌：通常是≤ 30 mm 局限性的病灶，肿瘤细胞沿着肺泡内壁框架生长，且没有基膜的浸润，也就是没有突破基膜。

2）微浸润腺癌：微浸润腺癌是≤ 30 mm 的孤立的腺癌，以上皮结构为主，已有基膜的突破。

3）浸润性腺癌：是一种恶性上皮肿瘤，具有腺体分化、黏蛋白产生或肺细胞标志物表达，肿瘤表现为腺泡状、乳头状、微乳头状、鳞状或实体状生长方式。

（2）新旧版概念的对比：肺腺癌中的概念有腺体前驱病变、癌前病变、浸润前病变。目前没有明确这 3 个概念是否有重叠，下面从临床的角度做一个解析。

1）腺体前驱病变：特指肺腺癌中存在的癌前病变，是病变向肺腺癌发展的一种过渡阶段。2021 年版 WHO 肺部肿瘤组织学分类中，首次将 AAH 和 AIS 均归为腺体前驱病变一类，将其从肺腺癌中剔除。从理论上讲，因为 AIS 不再是肺癌范畴，AIS 的患者是否手术切除治疗需要慎重思考。

2）癌前病变：指某些具有癌变潜能的病变。肺腺癌中的癌前病变等同于腺体前驱病变的概念，但癌前病变的定义较腺体前驱病变更广。

3）浸润前病变：按照肺腺癌细胞是否突破基膜，分为浸润前病变和浸润性病变。2015 年版 WHO 分型中，浸润前病变包括 AAH 和 AIS。2021 年版 WHO 新分型中，取消了浸润前病变的概念，以腺体前驱病变替代。浸润前病变生长缓慢，预后较好。

2015 年版肺腺癌分类中，腺体前驱病变叫浸润前病变，也就是 AAH 和原位癌，与

2021年版比较，原位癌的病理定义没有太大的变化，只是把它挪了位置。“浸润前病变”和“腺体前驱病变”中的原位癌的定义均为“异常细胞未突破基膜”。名称不同，无本质变化。

2. 临床影像的对比

临床上，手术做完，被切下来的不论是AAH、微浸润腺癌，还是原位癌，完整切除病灶后，5年生存率都很好。最重要的是，临床医生如何在手术前甄别这是AAH、原位癌、微浸润腺癌，还是浸润腺癌非常重要。

临床影像分析提示：AAH体积小，密度低。当密度增高，而且体积增大时，就可能发展成AIS。当出现实性成分比小于50%时，就可能是MIA。如果实性成分比大于50%，则可能是浸润性腺癌。所以临床医生一定要在临床影像学上做深刻分析，这样能够为患者后面的治疗决策提供帮助。

3. 原位癌临床病理特征

（1）定义及诊断标准。

1）原位癌定义（2015版）：原位腺癌是≤3 cm的局限性的腺癌，生长仅限于肿瘤细胞沿着原有的肺泡结构生长，无间质、血管或胸膜浸润。无气腔播散，不可见肿瘤细胞浸润。原位腺癌多为非黏液性，很少有黏液性的病例发生。

2）原位癌定义（2021版）：直径≤30 mm，基膜内生长，无间质、血管或胸膜侵犯，未见浸润性腺癌，不通过空域扩散，细胞类型多为非黏液性，很少为黏液性，细胞壁间隔增生是常见的，特别是在非黏液腺原位癌中。

两版基本上无变化，即大于或等于30 mm，有肿瘤细胞，但没有突破基膜，很少为黏液性的。

（2）临床特征：2021年，强调手术切除的完整标本用于诊断；与CT影像结合，对于含有实性成分的病灶须仔细评判；对于mGGN须排除转移。如果是做一个介入、导航或CT穿刺的小标本，如此就诊断为原位癌是非常有风险的，这在2021版是不被接受的。另外，在做临床病理诊断的时候，病理医生也要与临床结合。如果临床的病灶不是单纯性的磨玻璃结节，而是混合性结节时，做出原位癌的诊断要谨慎。

因此，从临床特征上，原位癌主要是有2个特点，一是发展比较缓慢，体积倍增时间超过800 d；二是完全切除的手术效果很好，5年生存率为100%。

（3）分子生物学特征：从 AAH 到原位癌，其实分子生物学特征有一系列的变化，比如说从 AAH 到 AIS，再到 MIA，EGFR 等驱动基因突变发生率逐渐增高。EGFR、KRAS 突变与 GGN 增长正相关，而驱动基因野生型 GGN 增长相对缓慢。

从分子生物学上来讲，AIS 是介于 AAH 和 MIA 之间的一个类型，是一个过渡阶段。这个过渡阶段有的停留时间长一点，有的停留时间短一点。

（4）免疫组化：从免疫组化的角度分析，原位癌的一些免疫组化特征与微浸润腺癌（MIA）高度相似。因此，不能单纯地认为它是一个良性病变，有恶性的微浸润腺癌的方向发展的潜能或者特征。

1）组织病理描述：AIS ≤ 30 mm，肿瘤细胞沿着肺泡结构生长，没有间质、血管、胸膜浸润。

2）AIS 分为非黏液型和黏液型：①几乎所有 AIS 病例都是非黏液性的；②黏液性 AIS 异常罕见，其由高柱状细胞与基底核和丰富的胞质黏蛋白组成，有时这些细胞类似于杯状细胞；③对于黏液性 AIS 的诊断要非常谨慎，排除 MIA，再次强调小标本不适宜为 AIS 诊断标本。

3）MPLCS：多原发 AIS 须排除转移性病灶。

（5）细胞学：新版分类也对 AIS 细胞进行了描述，但更明确指出了小标本细胞学对 AIS 诊断的局限性，强调 AIS 的病理诊断标本应为手术全切病灶的大标本。

经皮细针吸出组织学证实的原位腺癌：扁平的腺癌细胞，上皮细胞均匀，细胞异型性小，细胞核染色质细小，分布均匀，核仁呈针状。可见核内包涵体。

（6）预后。

1）完整地切除 AIS，DFS 和 RFS 均为 100%，基本上是可以治愈的。

2）AIS 的 CT 表现为＜ 10 mm 的 GGN。

3）关于手术应该怎么做，国际上有非常深入的探讨，如日本学者根据病灶的大小和实性成分情况选择手术方式的 RCT 研究。

4）实性成分增加，应考虑手术，肺段切除、楔形切除都是有效的术式。完全切除病灶即可获得相同的预后。

第二节　病理学类型在治疗中的指导作用

临床研究表明，病理学类型在肺癌治疗方案的选择中发挥着重要作用。对于小细胞肺癌（small cell lung cancer，SCLC），除Ⅰ期外，其余患者均以化疗或化疗联合放疗为主要治疗模式。对于非小细胞肺癌（non-small cell lung cancer，NSCLC），除部分Ⅲa、Ⅲb和Ⅳ期外，其余患者的治疗模式均是以手术切除为主的综合治疗。

众所周知，在我国非选择性NSCLC中，EGFR突变率约为30%，其中腺癌EGFR突变率约为50%，不吸烟腺癌可高达60%~70%，而鳞癌中EGFR突变率为2.5%~10%；ALK基因融合在NSCLC中阳性率为5%~7%，而在EGFR、K–RAS基因无突变的NSCLC患者中ALK基因融合的阳性率约为25%。在我国，EGFR和K–RAS均为野生型，不吸烟的年轻腺癌患者中ALK基因融合的阳性率可高达40%左右。因此，随着更多驱动基因的不断发现，分子靶向药物在NSCLC，尤其在腺癌的治疗中发挥着越来越重要的作用。

尽管靶向药物在一定程度上改变了NSCLC的治疗模式，但由于相关基因的突变检测率低、靶向药物价格昂贵等因素，目前晚期NSCLC的治疗仍以化疗为主。20世纪90年代，6种高效低毒新抗癌药物被应用于NSCLC的治疗，分别是紫杉醇（P）、多西他赛（D）、吉西他滨（G）、长春瑞滨（N）、伊立替康（CPT–11）及拓扑替康（TPT）。含铂双药方案已成为NSCLC或SCLC化疗的一线标准方案。自90年代中期确立其临床地位以来，至今仍是NSCLC一线治疗的标准方案。然而，经过多年的发展，含铂双药化疗方案的疗效已达平台期。进入21世纪，随着基因组学和蛋白质组学的发展，与化疗疗效相关的新驱动基因的发现，使癌症的治疗模式由粗放型治疗向个体化治疗的转变逐渐成为现实，同时结合临床，应用分子病理分型，筛选更合适的化疗方案，有望提高临床化疗效果，最大限度地降低化疗不良反应，尽可能延长患者生存期。

一、ADC

不同组织学类型对肺癌化疗方案的选择有一定的指导意义。Georgoulias等在一项多中心随机研究中发现，病理类型对顺铂/多西他赛及吉西他滨/多西他赛的药效有一定预测作用。将441例Ⅲb~Ⅳ期NSCLC患者随机分成多西他赛/顺铂组（DP）与多西

他赛 / 吉西他滨组（DG），结果显示，2 组总 RR、TTP 及中位 MST 相当。然而，根据不同组织学类型分析发现，对于腺癌，DG 组 ORR 明显高于 DP 组（43.2% VS 23.2%，*P*=0.011），DP 组的非腺癌亚组 ORR 高于 DG 组（40.4% VS 27.6%，*P*=0.028）。提示 DG 方案对腺癌患者疗效较好，而 DP 方案对非腺癌患者疗效更优，但 2 组 PFS 与 OS 无显著性差异。

JMDB 是第一个以 NSCLC 亚型适应证写入 NCCN 指南的循证医学研究。其结果显示，培美曲塞对腺癌患者的疗效优于鳞癌，顺铂 / 吉西他滨治疗鳞癌疗效优于顺铂 / 培美曲塞。由于这项临床试验样本量大，而且亚组分析为事先设定，欧洲肿瘤学会提出肺癌的组织学分型可作为选择不同化疗方案的标准，因此人们开始进一步探索组织学分型对治疗策略的影响。

JMDB（一线）、JMEN（维持）、PARAMOUNT（维持）和 JMEI（二线）的研究结果表明，组织学类型与化疗疗效密切相关，从而开启了基于组织学类型的肿瘤个体化化疗的大门：培美曲塞成为第一个证明组织学类型与化疗疗效相关的药物，培美曲塞联合铂类成为非鳞 NSCLC 新的一线治疗的标准方案，培美曲塞单药成为非鳞 NSCLC 维持治疗的优先选择。

在 2014 年美国临床肿瘤学会（ASCO）会议上，美国非鳞 NSCLC 治疗现状真实世界调查数据出炉。共有 17133 例患者被纳入研究，平均年龄 75 岁，其中 56% 的患者接受放疗，45% 的患者接受化疗，19% 的患者接受手术，1% 的患者接受生物治疗。约 72% 的患者接受了 ≥ 1 种肿瘤相关治疗。迄今，在进行一线系统治疗的 7026 例患者中，卡铂联合紫杉醇的使用率最高，为 46%，这与现行 NCCN 指南推荐相吻合。在这些患者中，48% 的患者进行了二线治疗，24% 的患者进行了三线治疗。吉西他滨单药治疗是最常见的二线（16%）及三线（16%）治疗方案，多西他赛单药是使用率位居其次的二线治疗方案。

随着研究的深入开展，组织学类型与 NSCLC 治疗安全性的关系也逐渐引起了人们的重视。在一项化疗 ± 贝伐单抗随机Ⅱ期临床研究中，贝伐单抗治疗组患者中有 6 例发生咯血，其中 4 例为致命性的，有 9 例患者死于治疗相关毒性，主要原因为大咯血及肝衰竭等。在该研究中，观察到贝伐单抗引起的致命性出血和肺鳞癌似有一定的相关性。因此，在后期的研究中入组时将鳞癌患者排除在外。ECOG4599 和 BEYOND 的研究结果均显示，在西方人群和中国人群中，贝伐单抗联合化疗（紫杉醇 / 卡铂）首次使晚期非鳞 NSCLC 的 OS 超过了 1 年（分别为 12.3 个月和 24.3 个月）。以上研究表明，对晚期 NSCLC 患者区分组织学类型非常重要。

二、SCC

由于肺鳞癌和非鳞癌在发病机制、临床表现、对三代化疗药物及分子靶向药物的反应方面都有明显的区别，故目前的肺癌治疗指南和临床研究均已将晚期转移性 NSCLC 分为鳞癌和非鳞癌 2 大类。也就是说，肺鳞癌可能是一种独立的疾病。与肺腺癌相比，肺鳞癌尚无明确的靶向治疗药物，大多数患者经历了一线、二线治疗后面临无药可用的尴尬状态。令人欣慰的是，近年来一些临床试验结果逐渐使人们看到了肺鳞癌治疗的希望。

美国北卡大学 Socinski 等报告了一项对比紫杉醇联合卡铂（PC）和清蛋白结合紫杉醇（nab–P）联合卡铂（C）一线治疗晚期 NSCLC 的Ⅲ期随机临床研究。该研究共入组了 1052 例初治的、ECOG 评分为 0~1 分的Ⅲ b 或Ⅳ期 NSCLC 患者，随机接受卡铂（AUC=6，每 3 周 1 次）联合 nab–P（100 mg/m²，每周 1 次，无须预处理，521 例）或紫杉醇（200 mg/m²，每 3 周 1 次，需预处理，531 例），主要终点为 ORR。结果显示，nab–PC 组方案给予的紫杉醇剂量强度高于 PC 组方案 [82 mg/(m²·周) VS 5 mg/(m²·周)]，nab–PC 组的 ORR 显著高于 PC 组，ORR 提高了 32%（33% VS 25%，P=0.005）。进一步亚组分析表明，对于鳞癌患者，nab–PC 组（228 例）的 ORR 较 PC 组（221 例）提高了 71%（41% VS 24%，$P < 0.001$）。然而，对于非鳞癌患者，nah–PC 组与 PC 组疗效相似（ORR：26% VS 25%）。不良反应方面，nab–PC 组仅增加了贫血及血小板减少等血液学毒性，而中性粒细胞减少、感觉神经受损、肌痛等方面的发生率明显较低，显示出 nah–PC 有较好的安全性和耐受性。研究认为，nab–PC 方案在鳞癌患者中疗效更好，可能与其 CAV1 异常过表达从而导致 nab–PC 通过 gp60–CAV1 通路高浓度聚集于肿瘤内有关，故 nah–P 具有靶向化疗的作用。

奈达铂是一种疗效较好、不良反应较少的第 2 代铂类抗癌药。一项荟萃分析纳入了 4 项临床研究，比较了奈达铂联合伊立替康治疗 SCC 和非 SCC 的临床效果，结果显示，上述方案治疗 SCC 具有更好的疗效（1 年生存率：63.0% VS 39.4%，P=0.023）。

替吉奥是一种口服氟尿嘧啶衍生物，已广泛应用于胃肠道等肿瘤的治疗。LETS 研究结果显示，肺鳞癌患者中卡铂 / 替吉奥治疗组中位 OS 显著长于 PC 组，提示替吉奥可用于晚期 NSCLC 一线治疗，与非鳞 NSCLC 患者相比，鳞癌患者获益更大。

FLEX 研究比较了顺铂 / 长春瑞滨联合西妥昔单抗组与顺铂 / 长春瑞滨化疗组一线治疗 NSCLC 患者的疗效。结果显示，对于 EGTO 表达阳性的初治 NSCLC 患者，顺铂 / 长春瑞滨联合西妥昔单抗组的 OS 优于顺铂 / 长春瑞滨化疗组。亚组分析显示，肺鳞癌组 EGFR 高表达患者数明显高于低表达患者数，其中 EGFR 高表达者 OS 显著优于肺腺癌及其他病理类型的肺癌患者。

2014 年 ASCO 会议上报道的 SQUIRE 研究则比较了吉西他滨 / 顺铂联合 necitumumab（Gem/Cis 联合 Neci）与单纯吉西他滨 / 顺铂（Gem/Cis）一线治疗Ⅳ期肺鳞癌的疗效。结果发现，Gem/Cis 联合 Neci 和 Gem/Cis 组的中位 OS 分别为 11.5 和 9.9 个月（P=0.012）。尽管差异有统计学意义，但是绝对获益有限，2 组的 ORR 没有差别，但 2 组 DCR 差别具有统计学意义。SQUIRE 研究是迄今规模最大的一项关于转移性肺鳞癌一线治疗的随机对照 HI 期临床研究，该研究达到了主要终点，联合组安全性也可接受，OS 显著改善。

基于严格设计的多中心随机对照临床研究，靶向于 VEGFR–2 的单抗雷莫芦联合多西他赛于 2014 年被批准用于晚期 NSCLC 的二线治疗，抗 PD–1 单抗 nivolumab 于 2015 年被批准用于晚期肺鳞癌的二线治疗。

总之，在肺癌的治疗中，首先应明确组织学类型。对于 SCLC，绝大多数患者均以化疗或化疗联合放疗为主要治疗模式。对于大部分肺鳞癌患者，以吉西他滨 / 铂类为代表的化疗方案目前仍是标准一线治疗。对于非鳞 NSCLC，不应仅仅满足于组织学类型，更需进一步明确分子分型。对于有驱动基因改变的非鳞 NSCLC，相应靶向药物应作为标准一线治疗方案；而对于无驱动基因改变的非鳞 NSCLC，第 3 代细胞毒性药物联合铂类的双药化疗目前仍是标准一线治疗方案，而培美曲塞联合铂类药物或贝伐单抗联合紫杉醇 / 卡铂应该作为此类患者一线治疗的较好选择。

第二章　肺癌分期及治疗指南

第一节　肺癌分期

国际抗癌联盟（UICC）最新版肺癌 TNM 分期标准计划于 2017 年 1 月颁布实施。这是全球肺癌研究和治疗领域的一件大事，是推动新一轮肺癌诊断和治疗发展的重要的指导性文件。1996 年 10 月，在英国伦敦召开的国际胸内分期研讨会呼吁世界为修订和改进当时的 TNM 分期行动起来，意外地得到了世界许多机构及组织的热烈响应。

国际肺癌协会在 1990—2000 年间，81 000 例可评价肺癌患者回顾性数据库的分析构成了 UICC 和 AJCC 第 6 版肺癌 TNM 分期的基础。目前，世界各国使用的 UICC 第 7 版肺癌 TNM 分期标准是 2009 年颁布的，已经 6 年没有修订了。

在过去的 6 年中，肺癌的研究和诊治领域发生了巨大的发展和长足进步，旧的分期标准暴露出一些问题，迫切需要对其进行修订，正是在这样的大背景下，新的国际肺癌分期标准的修订计划在 IASLC 的牵头下进行了卓有成效的工作。

新标准采纳的数据来自 16 个国家的 35 个数据库，包含 1999—2010 年间 94 708 例肺癌病例。数据源于已建立的数据库（90 014 例），或通过电子数据收集系统（EDC）提交给癌症研究及生物统计学（CRAB）的数据（4667 例）。第 8 版肺癌分期标准的修订稿已于 2015 年 6 月刊登于 *Journal of Thoracic Oncology*，其研究成果将成为 2017 年新版 UICC 肺癌分期标准（第 8 版）的主要依据。

一、T 分期

T_X：未发现原发肿瘤，或者通过痰细胞学或支气管灌洗发现癌细胞，但影像学及支气管镜无法发现。

T_0：无原发肿瘤的证据。

T_{is}：原位癌。

T_1: 肿瘤最大径≤ 3 cm, 周围包绕肺组织及脏层胸膜, 支气管镜见肿瘤侵及叶支气管, 未侵及主支气管。

T_{1a}：肿瘤最大径≤ 1 cm。

T_{1b}：肿瘤最大径> 1 cm，≤ 2 cm。

T_{1c}：肿瘤最大径> 2 cm，≤ 3 cm。

T_2：肿瘤最大径> 3 cm，≤ 5 cm；侵犯主支气管（不常见的表浅扩散型肿瘤，不论体积大小，侵犯限于支气管壁时，虽可能侵犯主支气管，仍为 T_1），但未侵及隆突；侵及脏胸膜；有阻塞性肺炎或者部分肺不张。符合以上任何 1 个条件即归为 T_2。

T_{2a}：肿瘤最大径> 3 cm，≤ 4 cm。

T_{2b}：肿瘤最大径> 4 cm，≤ 5 cm。

T_3：肿瘤最大径> 5 cm，≤ 7 cm。直接侵犯以下任何 1 个器官，包括胸壁（包含肺上沟瘤）、膈神经、心包；全肺肺不张肺炎；同一肺叶出现孤立性癌结节。符合以上任何 1 个条件即归为 T_3。

T_4: 肿瘤最大径> 7 cm。无论大小, 侵及以下任何 1 个器官, 包括纵隔、心脏、大血管、隆突、喉返神经、主气管、食管、椎体、膈肌；同侧不同肺叶内孤立癌结节。

二、N 分期

N_X：区域淋巴结无法评估。

N_0：无区域淋巴结转移。

N_1：同侧支气管周围及（或）同侧肺门淋巴结以及肺内淋巴结有转移，包括直接侵犯而累及的。

N_2：同侧纵隔内及（或）隆突下淋巴结转移。

三、M 分期

M_X：远处转移不能评价。

M_0：没有远处转移。

M_1：有远处转移，$Ⅳ_a$ 和 $Ⅳ_b$。

四、更新要点

（1）I_{A} 分为 I_{A1}、I_{A2} 和 I_{A3}。

（2）$T_{1a}T_{1b}N_1$ 由 II_{A} 期改为 II_{B} 期。

（3）T_3N_1 由 II_{B} 期改为 III_{A} 期。

（4）T_3N_2 由 III_{A} 期改为 III_{B} 期。

（5）$T_{3\sim4}N_3$ 更新为 III_{C} 期。

（6）M_{1a} 和 M_{1b} 更新为 IV_{a}，M_{1c} 更新为 IV_{b}。

第二节　肺癌治疗指南

中国临床肿瘤学会（CSCO）2021 肺癌治疗指南要点具体如下：

一、小细胞肺癌（SCLC）

1. 局限期 SCLC 初始治疗（表 2–1）
2. 广泛期 SCLC 的初始治疗（表 2–2）
3. 复发 SCLC 的治疗（表 2–3、表 2–4）
4. 放疗并发症的处理（表 2–5 至表 2–9）
5. 复合型 SCLC 的治疗（表 2–10）
6. 副瘤综合征的治疗（表 2–11）
7. 支气管肺 / 胸腺神经内分泌肿瘤的治疗（表 2–12 至表 2–18）

二、非小细胞肺癌（NSCLC）

具体治疗见表 2–19 至表 2–30。

表 2–1　局限期 SCLC 初始治疗

分期	分层	Ⅰ级推荐	Ⅱ级推荐	Ⅲ级推荐
$T_{1\sim2}$，N_0	适合手术的患者	1. 肺叶切除术 + 肺门、纵隔淋巴结清扫术（2A 类） 2. 术后 N_0 的患者：辅助化疗：依托泊苷 + 顺铂（2A 类），依托泊苷 + 卡铂（2A 类） 3. 术后 N_1 的患者辅助化疗 ± 纵隔淋巴结放疗（2A 类） 4. 术后 N_2 的患者辅助化疗 + 纵隔放疗（2A 类）	预防性脑放疗(1类)	
	不适宜手术患者或者不愿意手术患者	立体定向放射治疗（SBRT/SABR）后化疗（2A 类） 化疗 + 同步 / 序贯放疗（1 类）	CE 或者 PR 的患者 PCI（1 类）	
超过 $T_{1\sim2}$，N_0	PS 0~2	化疗 + 同步 / 序贯放疗（1 类）：化疗方案：依托泊苷 + 顺铂（1 类），依托泊苷 + 卡铂（1 类）	CE 或 PR 的患者：预防性脑放疗(1类)	
	PS 3~4(由 SCLC 所致)	化疗 ± 放疗 化疗方案：依托泊苷 + 顺铂(2A 类)依托泊苷 + 卡铂(2A 类)	CE 或 PR 的患者：预防性脑放疗(1类)	
	PS 3~4(非 SCLC 所致)	最佳支持治疗		

表 2–2　广泛期 SCLC 的初始治疗

分层		Ⅰ级推荐	Ⅱ级推荐	Ⅲ级推荐
无局部症状且无脑转移	PS 0~2，PS 3~4，（由 SCLC 所致）	化疗 + 免疫治疗：atezolizumab+ 依托泊苷 + 卡铂 4 周期后 atezolizumab 维持治疗（优选，1A 类） 化疗：依托泊苷 + 顺铂（1 类），依托泊苷 + 卡铂（1 类），伊立替康 + 顺铂（1 类），伊立替康 + 卡铂（1 类）	1. 依托泊苷 + 洛铂（2A 类） 2. CR 或 PR 的患者： （1）胸部放疗（2A 类） （2）预防性脑放疗（2A 类）	durvalumab+ 依托泊苷 + 卡钻或顺铂 4 周期后 durvalumab 维持治疗（1A 类）
	PS 3~4（非 SCLC 所致）	最佳支持治疗		
有局部症状	上腔静脉综合征	1. 临床症状严重者：放疗 + 化疗（2A 类） 2. 临床症状较轻者：化疗 + 放疗（2A 类）	CR 或 PR 的患者：预防性脑放疗（2A 类）	
	脊髓压迫症	局部放疗控制压迫症状 +EP/EC/IP/IC 方案化疗（2A 类）		
	骨转移	1. EP/EC/IP/IC 方案化疗 + 局部姑息外照射放疗（2A 类） 2. 有骨折高危患者可采取骨科固定		
伴脑转移	无症状	先 atezolizumab+EC 方案，后全脑放疗（1A 类） 或先 EP/EC/IP/IC 方案，后全脑放疗（2A 类）	CR 或 PR 的患者：胸部放疗（2A 类）	先 durvalumab+ 依托泊苷 + 卡铂或顺铂方案，后全脑放疗（1A 类）
	有症状	先全脑放疗，症状稳定后 atezolizumab+EC 方案（1A 类）或先全脑放疗，症状稳定后 EP/EC/IP/IC 方案（2A 类）	CR 或 PR 的患者：胸部放疗（2A 类）	先全脑放疗，后 durvalumab+ 依托泊苷 + 卡铂或顺铂方案（1A 类）

表 2–3　小细胞肺癌的二线治疗

分层	Ⅰ级推荐	Ⅱ级推荐	Ⅲ级推荐
≤ 6 个月复发	拓扑替康（1 类）参加临床试验	伊立替康（2A 类） 紫杉醇（2A 类） 多西他赛（2A 类） 吉西他滨（2A 类） 口服依托泊苷（2A 类） 长春瑞滨（2A 类） 替莫唑胺（2A 类）	苯达莫司汀（2B 类）
＞ 6 个月复发	选用原方案		

表 2–4　小细胞肺癌的三线及三线以上治疗

分层	Ⅰ级推荐	Ⅱ级推荐	Ⅲ级推荐
PS 0~2	安罗替尼（2A 类）	参加临床试验；nivolumab（2A 类）、pembrolizumab（2A 类）	

表 2–5　放射性肺损伤

RTOG 分级	描述	Ⅰ级推荐	Ⅱ级推荐	Ⅲ级推荐
0 级	无异常	嘱患者注意个人起居卫生，勿感冒		
1 级	轻度干咳或活动时呼吸困难	观察，嘱患者注意个人起居卫生，勿感冒		
2 级	持续咳嗽需要麻醉性镇咳药 / 轻度活动时呼吸困难，但无静息时呼吸困难	无发热，密切观察（可考虑对症治疗 + 抗生素）；有发热，CT 上有急性渗出性改变者或有中性粒细胞比例升高，对症治疗+抗生素(可考虑糖皮质激素)	酌情痰检排除病原体感染，定期进行自我症状监测，复查血氧饱和度和复诊，跟踪症状变化、胸部体检、重复血氧饱和度及胸部 CT	
3 级	剧烈咳嗽，麻醉性镇咳药无效或静息时呼吸困难 / 临床或影像学有急性肺炎证据 / 需间断性吸氧，有时需激素治疗	糖皮质激素 + 抗生素 + 对症治疗，必要时吸氧	按需进行血培养、痰培养等病原学检查，监测主诉变化和体格检查、血氧饱和度（静止和活动状态下），及时复查胸部 CT、血液检查、肺功能	行支气管镜或支气管镜肺泡灌洗
4 级	严重呼吸功能不全或需持续吸氧或者辅助通气	糖皮质激素 + 抗生素 + 对症治疗 + 机械通气支持	按需进行血培养、痰培养等病原学检查，监测血氧饱和度及胸部 CT	行支气管镜或支气管镜肺泡灌洗

表 2–6　放射性食管炎

RTOG 分级	描述	Ⅰ级推荐	Ⅱ级推荐	Ⅲ级推荐
0 级	无症状			
1 级	轻度吞咽困难或吞咽疼痛，需用表面麻醉药、非麻醉药镇痛或进半流质饮食	改变饮食，可以使用氢氧化铝、氢氧化镁及含铝制剂的混悬液		
2 级	中度吞咽困难或吞咽疼痛，需麻醉药镇痛或进流质饮食	应用以利多卡因、制霉菌素、糖皮质激素及庆大霉素为基础的混合液；质子泵抑制剂可以减轻胸骨后烧灼感；钙通道阻滞剂可以缓解痉挛；发现细菌及真菌念珠菌感染，口服制霉菌素和氟康唑治疗；4 级考虑经皮胃造瘘置管营养或肠外营养	酌情进行食管造影等检查	
3 级	重度吞咽困难或吞咽疼痛，伴脱水或体重下降大于 15%，需鼻胃饲或静脉输液补充营养		酌情进行食管造影等检查	
4 级	完全梗阻，溃疡、穿孔或瘘管形成		请消化内科等科室会诊，考虑食管支架介入治疗	

表 2–7　放射性心脏损伤

RTOG 分级	描述	Ⅰ级推荐
0 级	无症状	治疗前推荐检查 ECG 和检测 BNP、心肌梗死标志物（肌酸激酶和肌钙蛋白），轻度异常者治疗期间密切随访
1 级	无症状但有客观心电图变化证据，或心包异常，无其他心脏病证据	治疗前推荐检查 ECG 和检测 BNP、心肌梗死标志物（肌酸激酶和肌钙蛋白）；轻度异常者治疗期间密切随访，必要时心内科会诊
2 级	有症状，伴心电图改变和影像学上充血性心力衰竭的表现，或心包疾病，无须特殊治疗	暂停放疗，请心内科积极处置基础疾病（心衰、房颤等）；主动控制心脏疾病相关因素（包括高血压、高血脂、吸烟和糖尿病等）
3 级	充血性心力衰竭，心绞痛，心包疾病，对治疗有效	立即停止放疗，请心内科会诊；完善 ECG 检查、心肌损伤标志物（肌酸激酶和肌钙蛋白）、炎性标志物（CRP、WBC 等）；心脏彩超或 MRI 检查；心电监护；对症吸氧、营养心肌、强心、小剂量激素、利尿、止痛、心包穿刺等
4 级	充血性心力衰竭，心绞痛，心包疾病，心律失常，对非手术治疗无效	

表 2–8　放射性皮肤损伤

RTOG 分级	描述	Ⅰ级推荐
0 级	皮肤无变化	做好宣传教育：穿宽松衣服，保持多汗处干燥
1 级	滤泡样暗色红斑或脱发，干性脱出汗减少	做好宣传教育：穿宽松衣服；保持多汗处干燥无溃疡者：可考虑乳膏类外用，如喜疗妥、硫糖铝软膏、比亚芬乳膏，涂抹照射野局部，2~3 次 /d（放疗前 2 h 和放疗后 0.5 h 禁用），每次用温水毛巾轻轻蘸洗局部，然后涂上药膏，轻轻按摩以利于皮肤吸收；皮肤破溃者：暂停放疗，可持续呋喃西林液湿敷，再予重组人表皮生长因子衍生物（金因肽），每 4~6 h 喷涂创面 1 次。注意伤口消毒及换药
2 级	触痛性或鲜色红斑，片状湿性脱皮或中度水肿	
3 级	皮肤皱褶以外部位的融合性湿性脱皮，凹陷性水肿	
4 级	溃疡，出血及坏死	

表 2–9　放射性口咽黏膜炎

RTOG 分级	描述	Ⅰ级推荐	Ⅱ级推荐
0 级	无症状	嘱注意口腔卫生	应用苄达明漱口水预防放射性口腔黏膜炎
1 级	充血 / 可有轻度疼痛，无须止痛药	保持口腔清洁；表皮生长因子（如金因肽）可促进黏膜修复；合并感染时可考虑使用抗菌药物；必要时使用止痛药物；注意营养支持治疗	
2 级	片状黏膜炎或有炎性血清血液分泌物，或有中度疼痛，需止痛药		
3 级	融合的纤维性黏膜炎 / 可伴重度疼痛，需麻醉药		
4 级	溃疡、出血、坏死		

表 2–10　复合型 SCLC 的治疗

分期	Ⅰ级推荐	Ⅱ级推荐	Ⅲ级推荐
局限期	治疗方案参照纯 SCLC		1. 治疗后病灶缩小者，建议进行多学科团队讨论，临床判断可完全切除者，可考虑手术治疗（3 类） 2. 合并腺癌成分的 C–SCLC，建议进行基因检测，伴有驱动基因突变者，可考虑靶向治疗（3 类） 3. 治疗耐药后鼓励重复活检（3 类） 4. 鼓励参加临床试验
广泛期			

表 2–11　SCLC 常见的副瘤综合征

分类		发病机制	临床表现	治疗原则
内分泌性副瘤综合征	抗利尿激素异位分泌综合征	异位分泌 ADH	低钠血症；食欲缺乏、恶心、呕吐、易激惹、神志不清等	抗肿瘤治疗；限制液体入量；输注高渗盐水；药物治疗（如考尼伐坦、托伐普坦）
	异位库欣（Cushing）综合征	异位分泌 ACTH	体重增加，满月脸，高血压，高血糖；血浆皮质醇激素及 ACTH 升高，高血钠，低血钾，碱中毒	抗肿瘤治疗；药物治疗首选美替拉酮，若效果不佳可改用酮康唑
神经系统副瘤综合征	兰伯特 – 伊顿（Lambert–Eaton）综合征	产生抗 VGCC 抗体	四肢肢体近端肌无力和自主神经障碍（口干、上睑下垂等）	抗肿瘤治疗，药物治疗：免疫抑制剂（包括硫唑嘌呤、泼尼松、免疫球蛋白），缓解症状药物（3,4– 二氨基吡啶）
	抗 Hu 抗体介导的综合征	产生抗 Hu 抗体	小脑变性；边缘叶脑炎；斜视眼阵挛 – 肌阵挛	抗肿瘤治疗

表 2–12　可切除支气管肺神经内分泌肿瘤（典型类癌和不典型类癌）的治疗

分期	分层	Ⅰ级推荐	Ⅱ级推荐	Ⅲ级推荐
Ⅰ、Ⅱ期		肺叶切除术或其他解剖性切除 + 纵隔淋巴结清扫或采样		
可手术Ⅲ A 期		肺叶切除术或其他解剖性切除 + 纵隔淋巴结清扫或采样	若术后病理为不典型类癌（中级别），推荐观察或细胞毒药物化疗（包括顺铂 / 依托泊苷，卡铂 / 依托泊苷或替莫唑胺）（2B 类）± 放疗（2B 类）	

表 2–13 可切除胸腺神经内分泌肿瘤（典型类癌和不典型类癌）的治疗

分期	分层			Ⅰ级推荐	Ⅱ级推荐	Ⅲ级推荐
Ⅰ、Ⅱ期				手术切除		
ⅢA/ ⅢB	可切除	根治性切除且切缘阴性		随访		
		姑息性切除和（或）切缘阳性	低级别（典型类癌）	推荐观察		推荐放疗（3 类）± 化疗（包括顺铂 / 依托泊苷或卡铂 / 依托泊苷）
			中级别（不典型类癌）	推荐观察		推荐放疗（3 类）± 化疗（包括顺铂 / 依托泊苷或卡铂 / 依托泊苷）

表 2–14 局部支气管肺 / 胸腺不可切除神经内分泌肿瘤（典型类癌和不典型类癌）的治疗

分期	分层	Ⅰ级推荐	Ⅱ级推荐	Ⅲ级推荐
ⅢA，ⅢB，ⅢC	典型类癌（低级别）	观察（如无症状）或奥曲肽或兰瑞肽 [如生长抑素受体阳性和（或）激素症状] 或依维莫司或替莫唑胺 ± 卡培他滨或顺铂 / 依托泊苷或卡铂 / 依托泊苷或放疗；如一线治疗出现疾病进展推荐更换治疗药物		推荐肽受体放射性核素治疗（Lu–dotatate）（如生长抑素受体阳性且奥曲肽 / 兰瑞肽治疗进展）
	非典型类癌（中级别）	放疗 ± 同步化疗（顺铂 / 依托泊苷或卡铂 / 依托泊苷）或细胞毒药物化疗（顺铂 / 依托泊苷，卡铂 / 依托泊苷或替莫唑胺 ± 卡培他滨）；如一线治疗出现疾病进展推荐更换治疗药物		

表 2–15　远处转移性支气管肺 / 胸腺神经内分泌肿瘤（典型类癌和不典型类癌）的治疗

分期	分层	Ⅰ级推荐	Ⅱ级推荐	Ⅲ级推荐
Ⅳ期	无症状、低肿瘤负荷，低级别（典型类癌）	观察，每 3~6 个月复查胸部增强 CT 和腹部 / 盆腔多时相 CT 或 MRI	奥曲肽或者兰瑞肽 [如生长抑素受体阳性和（或）激素症状]	
	临床显著的肿瘤负荷和低级别（典型类癌）或进展期征象或中级别（不典型类癌）	在部分选择性患者中观察或奥曲肽或兰瑞肽 [如生长抑素受体阳性和（或）激素症状] 或依维莫司或顺铂 / 依托泊苷或卡铂 / 依托泊苷或替莫唑胺 ± 卡培他滨；如一线治疗中疾病进展，推荐更换治疗		肽受体放射性核素治疗（177 Lu-dotatate）（如生长抑素受体阳性且奥曲肽 / 兰瑞肽治疗进展）
	多发肺结节或微小瘤及多发性先天性肺神经内分泌细胞增生（DIPNECH）	观察，每 12~24 个月复查胸部 CT（无须增强）或出现新症状或奥曲肽或兰瑞肽 [如生长抑素受体阳性和（或）慢性咳嗽 / 呼吸困难]		

表 2–16　类癌综合征评估与治疗

类型	Ⅰ级推荐			Ⅱ级推荐	Ⅲ级推荐
评估	生化检测：24 h 尿或血 5–HIAA 超声心动图 影像评估疾病进展情况				
治疗	奥曲肽或兰瑞肽	类癌综合征控制良好，定期随访			
		类癌综合征控制差	有任何持续症状时（如面色潮红、腹泻）均可加以对症治疗：肝动脉栓塞治疗 ± 肝脏主导性疾病行减瘤手术 或 Telotristat 或根据病灶部位行其他系统性治疗		
监测	每 2~3 年复查超声心动图或根据临床症状提示 每 3~12 个月复查胸部 CT ± 腹部 ± 盆腔多时相 CT 或 MRI				
后续治疗	疾病进展，根据进展期支气管肺 / 胸腺神经内分泌肿瘤治疗进行				

表 2–17　大细胞神经内分泌肿瘤的治疗

分期	Ⅰ级推荐	Ⅱ级推荐	Ⅲ级推荐
Ⅰ、Ⅱ、Ⅲ期	手术切除，术后化疗（参考 SCLC 化疗方案）		
Ⅳ期	化疗（参考 SCLC 方案）		化疗（参考 NSCLC 方案）

表 2–18　转化性 SCLC 的治疗

项目	分层（根据 EGFR TKI 治疗后的进展情况）	Ⅰ级推荐	Ⅱ级推荐	Ⅲ级推荐
风险预测				检测血清 NSE、pro–GRP（3 类）
治疗	系统快速进展		标准的 SCLC 化疗方案（3 类）	
	局部缓慢进展			标准的 SCLC 化疗方案或继续原 EGFR–TKI+ 局部治疗（3 类）
	系统缓慢进展			标准的 SCLC 化疗方案 ± 继续原 EGFR–TKI 治疗（3 类）

表 2–19　ⅠA、ⅠB 期非小细胞肺癌的治疗

分期	分层	Ⅰ级推荐	Ⅱ级推荐	Ⅲ级推荐
ⅠA、ⅠB 期 NSCLC	适宜手术患者	解剖性肺叶切除＋肺门及纵隔淋巴结清扫术（2A 类）；微创技术下（胸腔镜）的解剖性肺叶切除＋肺门及纵隔淋巴结清扫术（2A 类）	微创技术下（机器人辅助）的解剖性肺叶切除＋肺门及纵隔淋巴结清扫术（2A 类）	
	不适宜手术患者	立体定向放射治疗（SBRT/SABR）（2A 类）	采用各种先进放疗技术实施立体定向放疗（2A 类）	

表 2–20 Ⅱ A、Ⅱ B 期非小细胞肺癌的治疗

分期	分层	Ⅰ级推荐	Ⅱ级推荐	Ⅲ级推荐
Ⅱ A、Ⅱ B 期 NSCLC	适宜手术患者	Ⅱ A 期：解剖性肺切除 + 肺门及纵隔淋巴结清扫（Ⅰ类）；微创技术下（胸腔镜）的解剖性肺切除 + 肺门及纵隔淋巴结清扫术 Ⅱ B 期：含铂双药方案辅助化疗；根治性手术且术后检测为无敏感突变阳性患者，术后奥希替尼（辅助化疗后）或埃克替尼辅助治疗	微创技术下（机器人辅助）的解剖性肺切除 + 肺门及纵隔淋巴结清扫术	Ⅱ A 期：含铂双药方案辅助化疗（2B 类）
	不适宜手术患者	放射治疗；同步放化疗（三维适形放疗 / 适形调强放疗 + 化疗）	放疗后含铂双药方案化疗（2A 类证据；如无淋巴结转移，2B 类）	

表 2–21 可手术Ⅲ A 或Ⅲ B（$T_3N_2M_0$）期非小细胞肺癌的治疗

分期	分层	Ⅰ级推荐	Ⅱ级推荐	Ⅲ级推荐
临床Ⅲ A 和Ⅲ B（$T_3N_2M_0$）NSCLC（经 PET/CT、EBUS/EUS 或纵隔镜进行淋巴结分期）	$T_{3-4}N_1$ 或 T_4N_0 非肺上沟瘤（侵犯胸壁、主支气管或纵隔）	手术（2A 类）+ 辅助化疗（1 类）根治性放化疗	新辅助化疗 ± 放疗 + 手术（2B 类）	
	$T_{3-4}N_1$ 肺上沟瘤	新辅助放化疗 + 手术 + 辅助化疗	根治性放化疗	
	同一肺叶内 T_3 或同侧肺不同肺叶内 T_4	手术（2A 类）+ 辅助化疗（1 类）		
	临床 N_2；单站纵隔淋巴结非巨块型转移（淋巴结短径 < 2 cm），预期可完全切除	手术切除（2A 类）+ 辅助化疗 ± 术后放疗（2B 类）；根治性同步放化疗（1 类）	新辅助化疗 ± 放疗 + 手术 ± 辅助化疗 ± 术后放疗（2B 类）	
	临床 N_2；多站纵隔淋巴结转移，预期可能完全切除	根治性同步放化疗（1 类）	新辅助化疗 ± 放疗 + 手术 ± 辅助化疗 ± 术后放疗（2B 类）	
	临床 N_2；预期无法行根治性切除	根治性同步放化疗（1 类）；度伐利尤单抗作为同步放化疗后的巩固治疗		
	术后病理检测为 EGFR 敏感突变型	根治性手术患者，术后奥希替尼（辅助化疗后）或埃克替尼辅助治疗	根治性手术患者，术后吉非替尼或厄罗替尼辅助治疗（1B 类）	

表 2–22 不可手术ⅢA、ⅢB、ⅢC 期非小细胞肺癌的治疗

分期	分层	Ⅰ级推荐	Ⅱ级推荐	Ⅲ级推荐
不可切除ⅢA、ⅢB、ⅢC 期 NSCLC	PS=0~1	1. 多学科团队讨论 2. 根治性同步放化疗： （1）放疗：三维适形调强 / 图像引导适形调强放疗；累及野淋巴结区域放疗 （2）化疗：顺铂 + 依托泊苷（足叶乙苷）顺铂 / 卡铂 + 紫杉醇顺铂 + 多西他赛顺铂或卡铂 + 培美曲塞（非鳞癌） 3. 度伐利尤单抗作为同步放化疗后的巩固治疗	1. 序贯化疗 + 放疗（2A 类） 化疗：顺铂 + 紫杉醇顺铂 + 长春瑞滨放疗：三维适形放疗 2. MDT 讨论评价诱导治疗后降期手术的可行性，如能做到完全性切除，诱导治疗后手术治疗	
	PS=2	1. 单纯放疗：三维适形放疗 2. 序贯放疗 + 化疗 （1）放疗：三维适形调强 / 图像引导适形调强放疗；累及野淋巴结区域放疗 （2）化疗：卡铂 + 紫杉醇顺铂或卡铂 + 培美曲塞（非鳞癌）	单纯化疗：化疗方案参考Ⅳ期无驱动基因突变 NSCLC 方案； 靶向治疗：靶向治疗方案参考Ⅳ期驱动基因阳性 NSCLC 方案（限驱动基因阳性患者）	

表 2–23　Ⅳ期 EGFR 突变非小细胞肺癌的治疗

分期	分层	Ⅰ级推荐	Ⅱ期推荐	Ⅲ级推荐
Ⅳ期 EGFR 敏感突变 NSCLC 一线治疗		吉非替尼	吉非替尼或厄洛替尼 + 化疗（PS=0~1）（2A 类） 厄洛替尼 + 贝伐珠单抗（2A 类） 阿美替尼 含铂双药化疗 ± 贝伐珠单抗（非鳞癌）	
		厄洛替尼		
		埃克替尼		
		阿法替尼		
		达可替尼		
		奥希替尼		
Ⅳ期 EGFR20 外显子插入突变 NSCLC 一线治疗		参考Ⅳ期无驱动基因 NSCLC 的一线治疗		
Ⅳ期 EGFR 敏感突变 NSCLC 后线治疗	寡进展或 CNS 进展	继续原 EGFR–TKI 治疗 + 局部治疗（2A 类）	再次活检明确耐药机制	
	广泛进展	一 / 二代 TKI 一线治疗失败再次活检，T790M 阳性者：奥希替尼或阿美替尼（3 类）；再次活检 T790M 阴性者或者三代 TKI 治疗失败：含铂双药化疗 ± 贝伐珠单抗（非鳞癌）（2A 类）	再次活检评估其他耐药机制；再次检测 T790M 阳性者：含铂双药化疗 ± 贝伐珠单抗（非鳞癌）（2A 类）或伏美替尼（3 类）	
Ⅳ期 EGFR 敏感突变 NSCLC 靶向及含铂双药失败后治疗	PS=0~2	单药化疗	单药化疗 + 贝伐珠单抗（非鳞癌）（2A 类） 安罗替尼（2A 类）	
Ⅳ期 EGFR20 外显子突变后线治疗		参考Ⅳ期无驱动基因 NSCLC 的后线治疗		Amivantamab（3 类）

表 2–24　ALK 融合阳性非小细胞肺癌

分期	分层	Ⅰ级推荐	Ⅱ级推荐	Ⅲ级推荐
Ⅳ期 ALK 融合 NSCLC 一线治疗		阿来替尼（优先推荐）；克唑替尼；塞瑞替尼	含铂双药化疗 ± 贝伐珠单抗（非鳞癌）（2A 类）	Brigatinib Lorlatinib
Ⅳ期 ALK 融合 NSCLC 靶向后线治疗	寡进展或 CNS 进展	原 TKI 治疗 + 局部治疗（2A 类）；阿来替尼或塞瑞替尼（限一线克唑替尼）（2A 类）	恩沙替尼（限一线克唑替尼）（3 类）	
	广泛进展	一代 TKI 一线治疗失败：阿来替尼或塞瑞替尼（1 类）；二代 TKI 一线治疗或一代 / 二代 TKI 治疗均失败：含铂双药化疗 ± 贝伐珠单抗（非鳞癌）	一代 TKI 一线治疗失败：恩沙替尼（3 类）；含铂双药化疗 ± 贝伐珠单抗（非鳞癌）（1 类）；活检评估耐药机制	一代 TKI 一线治疗失败：Brigatinib（3 类）；二代 TKI 一线治疗或一 / 二代 TKI 治疗均失败：Lorlatinib（3 类）
Ⅳ期 JZJ：融合 NSCLC 靶向及含铂双药失败后治疗	PS=0~2	单药化疗（2A 类）	单药化疗 + 贝伐珠单抗（非鳞癌）（2A 类）	安罗替尼（2A 类）

表 2–25　ROS1 融合阳性非小细胞肺癌

分期	分层	Ⅰ级推荐	Ⅱ期推荐	Ⅲ期推荐
Ⅳ期 ROS1 融合 NSCLC 一线治疗		克唑替尼（3 类）	含铂双药化疗 ± 贝伐珠单抗（非鳞癌）（2A 类）	Entrectinib（3 类）
Ⅳ期融合 NSCLC 二线治疗	寡进展或 CNS 进展	原 TKI 治疗 + 局部治疗（2A 类）		
	广泛进展	含铂双药化疗 ± 贝伐珠单抗（非鳞癌）（2A 类）	参加 ROS1 抑制剂临床研究（3 类）	
Ⅳ期 ROS1 融合 NSCLC 三线治疗	PS=0~2	单药化疗（2A 类）	单药化疗 + 贝伐珠单抗（非鳞癌）（2A 类）；参加 ROS1 抑制剂临床研究（3 类）	

表 2–26　BRAF V600E/NTRK/MET 14 外显子 /RET/KRAS G12C/HER–2 突变非小细胞肺癌的治疗

<table>
<tr><th>分期</th><th>Ⅰ级推荐</th><th>Ⅱ级推荐</th><th>Ⅲ级推荐</th></tr>
<tr><td>Ⅳ期 BRAF V600E 突变 NSCLC 的一线治疗</td><td>参考Ⅳ期无驱动基因 NSCLC 一线治疗的Ⅰ级推荐部分</td><td>达拉非尼 + 曲美替尼（3 类）</td><td>参考Ⅳ期无驱动基因 NSCLC 一线治疗的Ⅲ级推荐部分</td></tr>
<tr><td>Ⅳ期 NTRK 融合 NSCLC 的一线治疗</td><td colspan="2">参考Ⅳ期无驱动基因 NSCLC 一线治疗的Ⅰ / Ⅱ级推荐部分</td><td>Entrectinib 或 Larotrectinib（3 类）</td></tr>
<tr><td>Ⅳ期 MET 14 外显子跳跃突变 NSCLC 的一线治疗</td><td colspan="2">参考Ⅳ期无驱动基因 NSCLC 一线治疗的Ⅰ / Ⅱ级推荐部分</td><td>Capmatinib 或 Tepotinib（3 类）</td></tr>
<tr><td>Ⅳ期 RET 融合 NSCLC 的一线治疗</td><td colspan="2">参考Ⅳ期无驱动基因 NSCLC 的一线治疗的Ⅰ / Ⅱ级推荐部分</td><td>Selpercatinib（3 类）</td></tr>
<tr><td>Ⅳ期 KRAS G12C/HER–2 突变 NSCLC 的一线治疗</td><td colspan="3">参考Ⅳ期无驱动基因 NSCLC 一线治疗</td></tr>
<tr><td>Ⅳ期 BRAF V600E 突变 /NTRK 融合 NSCLC 的后线治疗</td><td colspan="3">靶向治疗或参考Ⅳ期无驱动基因 NSCLC 后线策略（一线未用靶向治疗），参考Ⅳ期驱动基因阳性 NSCLC 后线治疗策略（一线靶向治疗）</td></tr>
<tr><td>Ⅳ期 MET 14 外显子跳跃突变 NSCLC 的后线治疗</td><td>根据一线是 / 否靶向治疗，参考Ⅳ期驱动基因阳性 / 阴性 NSCLC 后线治疗的Ⅰ级推荐部分</td><td>赛沃替尼（3 类）（一线未用靶向治疗）</td><td>Capmatinib 或 Tepotinib（3 类）（一线未用靶向治疗）</td></tr>
<tr><td>Ⅳ期 RET 融合 NSCLC 的后线治疗</td><td>根据一线是 / 否靶向治疗，参考Ⅳ期驱动基因阳性 / 阴性 NSCLC 后线治疗的Ⅰ级推荐部分</td><td>普拉替尼（3 类）（一线未用靶向治疗）</td><td>Selpercatinib（3 类）（一线未用靶向治疗）</td></tr>
<tr><td>Ⅳ期 KRAS G12C 突变 NSCLC 的后线治疗</td><td colspan="2">参考Ⅳ期无驱动基因 NSCLC 后线治疗的Ⅰ / Ⅱ级推荐部分</td><td>Sotorasib（3 类）</td></tr>
<tr><td>Ⅳ期 HER–2 突变 NSCLC 的后线治疗</td><td colspan="2">参考Ⅳ期无驱动基因 NSCLC 后线治疗的Ⅰ / Ⅱ级推荐部分</td><td>吡咯替尼（3 类）</td></tr>
</table>

表 2–27 Ⅳ期无驱动基因非鳞癌非小细胞肺癌

分期	分层	Ⅰ级推荐	Ⅱ期推荐	Ⅲ期推荐
Ⅳ期无驱动基因、非鳞癌 NSCLC 一线治疗	PS=0~1	1. 培美曲塞联合铂类 + 培美曲塞单药维持治疗 2. 贝伐珠单抗联合含铂双药化疗 + 贝伐珠单抗维持治疗 3. 含顺铂或卡铂双药方案：顺铂 / 卡铂联合吉西他滨或多西他赛或紫杉醇或紫杉醇酯质体（2A 类）或长春瑞滨或培美曲塞 4. 阿替利珠单抗（限 PD–L1TC ≥ 50% 或 IC ≥ 10%） 5. 帕博利珠单抗单药（限 PD–L1 TPS ≥ 50%，PD–L1 TPS1%~49%）（2A 类） 6. 培美曲塞 + 铂类联合帕博利珠或卡瑞利珠或信迪利或替雷利珠单抗	1. 紫杉醇 + 卡铂 + 贝伐珠单抗联合阿替利珠单抗 2. 清蛋白紫杉醇 + 卡铂联合阿替利珠单抗 3. 重组人血管内皮抑制素联合长春瑞滨和顺铂 + 重组人血管内皮抑制素维持治疗（2B 类）	纳武利尤单抗和伊匹木单抗联合 2 周期培美曲塞 + 铂类
Ⅳ期无驱动基因、非鳞癌 NSCLC 一线治疗	PS=2	单药化疗：吉西他滨、紫杉醇、长春瑞滨、多西他赛、培美曲塞（2A 类）	培美曲塞 + 卡铂（2A 类）；每周方案紫杉醇 + 卡铂（2A 类）	
二线治疗	PS=0~2	纳武利尤单抗或多西他赛或培美曲塞（如一线未使用同一药物）	帕博利珠单抗（限 PD–L1 TPS ≥ 1%）、阿替利珠单抗、替雷利珠单抗	
	PS=3~4	最佳支持治疗		
三线治疗	PS=0~2	纳武利尤单抗或多西他赛或培美曲塞（如既往未使用同一药物）；安罗替尼（限 2 个化疗方案失败后）	鼓励患者参加临床研究	

表 2–28　Ⅳ期无驱动基因鳞癌的治疗

分期	分层	Ⅰ级推荐	Ⅱ期推荐	Ⅲ级推荐
Ⅳ期无驱动基因、鳞癌一线治疗	PS=0~1	1. 含顺铂或卡铂双药方案：顺铂 / 卡铂联合吉西他滨或多西他赛或紫杉醇或酯质体紫杉醇 2. 含奈达铂双药方案：奈达铂+多西他赛（1B类） 3. 阿替利珠单抗（限 PD–L1TC ≥ 50% 或 IC ≥ 10%） 4. 帕博利珠单抗单药（限 PD–L1 TPS ≥ 50%，PD–L1 TPS 1%~49%）（2A 类） 5. 紫杉醇 / 清蛋白紫杉醇 + 铂类联合帕博利珠或替雷利珠单抗 6. 吉西他滨 + 铂类联合信迪利单抗	紫杉醇 + 铂类联合卡瑞利珠单抗	1. 清蛋白紫杉醇 + 卡铂（2B 类） 2. 纳武利尤单抗和伊匹木单抗联合 2 周期紫杉醇 + 铂类
	PS=2	单药化疗：吉西他滨或紫杉醇或长春瑞滨或多西他赛（2A 类）	最佳支持治疗	
二线治疗	PS=0~2	纳武利尤单抗或多西他赛（如一线未使用同一药物）	帕博利珠单抗（限 PD–L1 TPS ≥ 1%）；阿替利珠单抗、替雷利珠单抗、信迪利单抗 单药吉西他滨（2A 类）或长春瑞滨（2A 类）（如一线未使用同一药物）；阿法替尼（如不适合化疗及免疫治疗）（1B 类）	
	PS=3~4	最佳支持治疗		
三线治疗	PS=0~2	纳武利尤单抗或多西他赛（如既往未使用同一药物）	安罗替尼（1B 类）（限外周型鳞癌）	

表 2–29　Ⅳ期孤立性转移非小细胞肺癌

分期	分层	Ⅰ级推荐	Ⅱ级推荐	Ⅲ级推荐
孤立性脑或孤立性肾上腺转移	PS=0~1、肺部病变为非 N_2 且可完全性切除	脑或肾上腺转移灶切除 + 肺原发病变完全性手术切除 + 系统性全身化疗（1 类） 脑 SRS（SRT）+ 肺原发病变完全性手术切除 + 系统性全身化疗	脑或肾上腺转移灶 SRS/SRT/SBRT+ 肺原发病变 SBRT+ 系统性全身化疗（1 类）	
	PS=0~1、肺部病灶为 T_4 或 N_2	脑或肾上腺转移灶 SRS/SRT/SBRT+ 肺部病变同步或序贯放化疗 + 系统性全身化疗（2B 类）		
	PS ≥ 2	按Ⅳ期处理		

表 2–30　孤立性骨转移的处理

分期	分层	Ⅰ级推荐	Ⅱ期推荐	Ⅲ期推荐
孤立性骨转移	PS=0~1、肺部病变为非 N_2 且可完全性切除	肺原发病变完全性手术切除 + 骨转移病变放射治疗 + 系统性全身化疗 + 双膦酸盐 / 地舒单抗治疗（2B 类）	肺原发病变放射治疗 + 骨转移病变放射治疗 + 系统性全身化疗 + 双膦酸盐 / 地舒单抗治疗（2B 类）	
	PS=0~1、肺部病变为 N_2 或 T_4	肺原发病变序贯或同步放化疗 + 骨转移病变放射治疗 + 双膦酸盐 / 地舒单抗治疗 + 系统性全身化疗（2B 类）		

第三章　肺癌临床诊断

第一节　临床表现

肺癌临床表现与肿瘤大小、类型、发展阶段、所在部位、有无并发症或转移有密切关系。其中 5%~15% 的患者无症状，仅在常规体检、胸部影像学检查时发现。其余的患者可表现或多或少与肺癌有关的症状与体征，按部位可分为原发肿瘤、胸内肺外扩展、胸外转移和胸外表现 4 类。

一、原发肿瘤引起的症状和体征

（一）咳嗽

为早期症状，50%~75% 的肺癌患者出现咳嗽，鳞癌和 SCLC 易累及大气道，故咳嗽出现频率最高，常为无痰或少痰的刺激性干咳。当肿瘤引起支气管狭窄后可加重咳嗽，多为持续性，呈高调金属音性咳嗽或刺激性呛咳。细支气管－肺泡细胞癌可有大量黏液痰。伴有继发感染时，痰量增加，且呈黏液脓性。

（二）痰血或咯血

多见于中央型肺癌，25%~50% 的肺癌患者会出现咯血症状。胸部 X 线片正常但有咯血症状的患者中，通过支气管镜检出的支气管肺癌有 2.5%~9%。肿瘤向管腔内生长者可有间歇或持续性痰血，如果表面糜烂严重侵蚀大血管，则可引起大咯血。咯血很少引起失血性休克，咯血导致的死亡多是由于血块阻塞大气道窒息所致。

（三）呼吸困难或喘鸣

约 25% 的肺癌患者就诊时存在呼吸困难。引起呼吸困难的常见原因为肿瘤向支气管内生长，或转移到肺门淋巴结致使肿大的淋巴结压迫主支气管或隆突，造成气道部分阻塞而引起呼吸困难、喘息，偶尔表现为喘鸣。听诊时可发现局限或单侧哮鸣音。其他原因为阻塞性肺炎或肺不张，胸腔积液，淋巴管转移，癌栓，气胸和心包积液填塞等。肺功能检查可对呼吸困难患者的鉴别诊断提供重要帮助，若肿瘤堵塞气管管腔，压迫气管，或引起声带麻痹均可导致呼吸困难或喘鸣。

（四）发热

肿瘤组织坏死可引起发热，多数肺癌患者发热是由于肿瘤引起的阻塞性肺炎所致，抗生素治疗效果不佳。

（五）体重下降

为恶性肿瘤的常见症状之一。肿瘤发展到晚期，由于肿瘤毒素和全身消耗的原因，并有感染、疼痛所致的食欲缺乏，可表现为消瘦或恶病质。

二、胸内肺外扩展引起的症状和体征

（一）声音嘶哑

单侧声带麻痹的常见原因为肿瘤侵犯，其中以肺癌最为常见。吸烟者发生持续声音嘶哑需警惕喉癌，但也有可能为肺癌癌肿直接侵犯或转移至纵隔淋巴结压迫喉返神经（多见左侧）所致。

（二）胸痛

约 1/4 的肺癌患者就诊时存在疼痛性质多样的胸痛。疼痛常发生于患侧，可能由肿瘤直接累及胸膜，阻塞性肺炎或高凝状态引起的肺栓塞所致。纵隔、胸膜或胸壁浸润可引起持续性钝痛。肿瘤累及胸壁为 T_3 期病变，不一定会影响肿瘤切除，术后仍可能有较好的生存率。

（三）胸腔积液

约 10% 的患者有不同程度的胸腔积液，通常提示肿瘤转移累及胸膜或肺淋巴回流受阻。但出现胸腔积液并不意味着肺癌失去手术机会，胸腔积液可能由淋巴管阻塞、阻塞性肺炎和肺不张引起，并不一定是肿瘤转移引起。胸膜转移需要确凿的证据来证实，以免因分期错误而错失实施根治性手术的机会。但如果胸腔积液中发现恶性肿瘤细胞即表明肺癌为Ⅳ期，不能进行根治手术。肺癌患者就诊时已有胸膜累及者不到 10%。恶性胸腔积液常见的症状是呼吸困难和咳嗽，但是约有 1/4 的累及胸膜的肺癌患者可无明显症状。恶性胸腔积液为典型的渗出液，可为浆液性、浆液血性或肉眼血性的。有研究表明，胸腔积

液脱落细胞学检查的阳性率约为 65%。回顾性研究表明，胸腔穿刺抽取胸腔积液量 11 mL 和 1 L 的检出率无明显差别。胸膜活检并不能增加细胞学检查阳性率。怀疑为恶性胸腔积液的患者，在 2~3 次胸腔积液细胞学检查均为阴性时，应考虑内科胸腔镜以明确诊断。

（四）上腔静脉阻塞综合征

是由于上腔静脉被附近肿大的转移性淋巴结压迫或右上肺的原发性肺癌侵犯，或腔静脉内癌栓阻塞静脉回流引起。表现为头面部和上半身淤血水肿，颈部肿胀，颈静脉扩张，患者常主诉领口进行性变紧，可在前胸壁见到扩张的静脉侧支循环。有文献报道称，65%~80% 的上腔静脉阻塞综合征由支气管肺癌引起。典型的胸部 X 线片表现为纵隔增宽和右肺门团块影，偶也可无异常发现。多数继发于肺癌的上腔静脉综合征患者，其症状会在放疗或化疗后缓解。

（五）颈交感神经综合征

肺上沟是锁骨下动脉绕过胸膜顶和肺上叶顶部时形成的凹槽。肺尖部肺癌又称肺上沟瘤，易压迫颈部交感神经，引起病侧眼睑下垂、瞳孔缩小、眼球内陷，同侧额部与胸壁少汗或无汗等症状，称为颈交感神经综合征。也常有肿瘤压迫臂丛神经，造成以腋下为主、向上肢内侧放射的火灼样疼痛，夜间尤甚。20 世纪 20 年代首次描述了肺上沟瘤所致的特征性的疼痛综合征，患者在确诊前常先就诊于康复科或骨科医师。肺尖肿瘤综合征通常由 NSCLC（鳞癌多见）引起，由 SCLC 引起者较为少见。肺上沟瘤引起的疼痛常定位于肩部，然后是前臂、肩胛骨、手指。

（六）咽下困难

癌肿侵犯或压迫食管，可引起咽下困难，尚可引起气管 – 食管瘘，导致肺部感染。

三、胸外转移引起的症状和体征

3%~10% 的患者可见胸腔外转移的症状和体征，以 SCLC 居多，其次为未分化大细胞肺癌、腺癌、鳞癌。由于肺癌可通过直接浸润、淋巴道或血道播散，几乎所有机体组织均无法避免肺癌转移的发生。最常见的远处转移部位是肝脏、肾上腺、骨和脑。

（一）肝脏

在拟行手术的 NSCLC 患者中，约 5% 的患者通过 CT 检查发现有肝转移。用 PET 对可切除的 NSCLC 患者术前评估显示，约 7% 的患者存在未预料的肝脏或肾上腺转移。晚期肺癌肝转移发生率更高。尸检研究表明，超过 60% 的 SCLC 患者和约 30% 的鳞癌患者存在肝转移。SCLC 患者初次分期时，约 25% 经 CT 检查发现肝脏转移。肝转移患者通常无相关症状，常由转氨酶异常、CT 或 PET 检查时发现。

（二）肾上腺

肺癌患者尸检时证实存在肾上腺转移的占 25%~40%。CT 常可发现单侧肾上腺肿块。只有约 25% 的肾上腺肿块由肿瘤转移引起，其他良性肾上腺肿块还包括腺瘤、结节性增生、出血性囊肿。患者如有单侧肾上腺肿块，需经 PET 扫描阴性，或 MRI 显示良性腺瘤特征，或 CT 引导下针吸活检证实非肿瘤转移，方可考虑行肺癌根治性手术。

（三）中枢神经系统转移

尸检表明，25%~40% 的肺癌患者存在脑转移。肺癌患者的神经系统症状与肿瘤直接浸润、转移以及副瘤综合征有关。中枢神经系统转移可无明显症状，或可引起颅内压增高，表现为头疼、恶心、呕吐和精神状态异常。少见的症状为癫痫发作、偏瘫、小脑功能障碍、定向力和语言障碍，还可有脑病、小脑皮质变性、外周神经病变、肌无力和精神症状。鳞癌发生中枢神经系统转移的可能性最小，SCLC 的可能性最大。多项外科研究显示，序贯切除可能适用于同时存在胸部可切除病灶的 NSCLC 和孤立性脑转移灶的患者，2 年生存率为 25%~45%。

（四）骨转移

肺癌骨转移可引起骨痛和病理性骨折，在 SCLC 和 NSCLC 中均很常见。骨转移多为溶骨性破坏，少数为成骨性。肿瘤转移至脊柱后可压迫椎管引起局部压迫和阻塞症状。在 X 线片中溶骨表现比成骨表现更常见，而椎体是最易受累的。此外，也常见股骨、肱骨和关节转移，甚至引起关节腔积液。30%~40% 的 SCLC 患者确诊时经骨扫描、PET 或骨髓活检发现骨转移。NSCLC 骨转移患者常有胸痛、骨痛、转移部位压痛，以及血清钙、碱性磷酸酶升高。而 SCLC 骨质破坏的患者，骨痛、血清钙或碱性磷酸酶升高并不常见。PET 扫描可以鉴别有无骨转移，其敏感性明显高于 CT 和骨扫描。

（五）腹部转移

部分 SCLC 可转移到胰腺，表现为胰腺炎症状或梗阻性黄疸。其他细胞类型的肺癌也可转移到胃肠道、肾上腺和腹膜后淋巴结，早期多无临床症状，需依靠 CT、MRI 或 PET 做出诊断。

（六）淋巴结转移

锁骨上淋巴结是肺癌转移的常见部位，有时可为患者就诊的主诉。典型者多位于前斜角肌区，固定且坚硬，逐渐增大、增多，可以融合，多无痛感。

四、胸外表现

指肺癌非转移性胸外表现或称之为副癌综合征，主要为以下几方面：

（一）肥大性肺性骨关节病

常见于肺癌，也见于局限性胸膜间皮瘤和肺转移癌（胸腺、子宫、前列腺转移）。多侵犯上、下肢长骨远端，发生杵状指（趾）和肥大性骨关节病。

杵状指（趾）是肺癌副癌综合征常见表现之一，由手指、脚趾末节指骨结缔组织膨胀肿大形成，表现为圆甲，指尖膨大。引起杵状指的非恶性病因还包括肺纤维化、先天性心脏病、支气管扩张症。

肥大性骨关节病（hypertrophic osteoarthropathy，HOA）是一种由骨周围软组织增厚，广泛性骨膜新骨形成的综合征。继发性 HOA 又称为肥大性肺性骨关节病（hypertrophic pulmonary osteoarthropathy，HPO），是一种与肺癌关系密切的少见疾病，多见于大细胞癌和腺癌。HPO 的特点是关节疼痛肿胀，通常累及踝、膝、腕和肘关节，常呈对称性出现。疼痛和关节病是由累及长骨的增生性骨膜炎所致，但也可累及掌骨、跖骨、指 / 趾骨等短骨。HPO 患者除了关节痛外，还可伴有杵状指。HPO 的发病机制尚未明确，可能与体液中某种因子有关，也有学说认为与迷走神经兴奋、糖皮质激素和表皮生长因子受体增加、组织相对缺氧等因素有关。如长期吸烟者出现新发关节痛时，应警惕 HPO 可能。HPO 患者的长骨 X 线片（如胫骨和腓骨）可显示特征性的平行状或层状骨膜新骨形成，放射性核素骨显像显示长骨弥散性骨盐代谢增强。

（二）异位促皮质激素综合征

肺部、胸腺、胰腺类癌瘤，以及神经嵴肿瘤如嗜铬细胞瘤、神经母细胞瘤和甲状腺髓样癌的患者可异位产生促皮质激素或促皮质激素释放激素，出现相关的库欣综合征。其中，SCLC 及支气管类癌是引起库欣综合征最常见的肺癌类型，NSCLC 很少引起库欣综合征。异位促皮质激素分泌的病例中 SCLC 占 75%，此类患者的肿瘤组织或血浆中的促肾上腺皮质激素（adrenocorticotropic hormone，ACTH）常有增高。

库欣综合征的典型表现包括向心性肥胖、紫纹、满月脸、颈背部脂肪垫（水牛背）、肌病和虚弱、骨质疏松、糖尿病、高血压、性格改变。而SCLC伴随的库欣综合征更易表现为水肿、高血压、肌无力，低钾性碱中毒和高血糖也较为常见。有2%~5%的SCLC患者可出现库欣综合征。由于反复发生机会性感染，伴发库欣综合征的SCLC患者预后更差。筛查库欣综合征最好的方法是测定24 h尿游离氢化可的松。如果患者氢化可的松（如超过500 μg/24 h）以及血浆促皮质激素水平＞200 pg/mL（40 pmol/L）均显著升高，则高度提示异位促皮质激素是导致氢化可的松增多的原因。

（三）抗利尿激素异常分泌综合征

抗利尿激素异常分泌综合征多见于SCLC。抗利尿激素（血管升压素）由下丘脑前部分泌，可增加从集合管管腔到髓质间质的水分重吸收以浓缩尿液。抗利尿激素分泌过多可引起低钠低渗性水电解质紊乱（血清钠＜135 mmol/L），低渗即血浆渗透压＜280 mOsm/（kg·H_2O），临床表现为食欲缺乏、恶心、呕吐等水中毒症状，快速发生的低钠血症可导致脑水肿，表现为易激惹、烦躁、性格改变、意识模糊、昏迷、抽搐，甚至呼吸暂停。症状的严重程度与低钠血症的程度及血清钠的下降速度相关。

（四）神经系统副瘤综合征

包括肌无力综合征（LEMS）、亚急性感觉神经病变、脑脊髓病、小脑变性、自主神经病变、视网膜变性，以及眼球阵挛。副瘤性神经综合征少见的表现有直立性低血压、肠道蠕动不良。上述病变主要见于SCLC，在SCLC患者中的发生率约为5%，且发生时间可能早于SCLC确诊前数月，甚至数年。多数伴有神经系统副瘤综合征的SCLC患者为局限期病变，初次就诊时肺内病变可能被忽视。因此，有吸烟史的患者如出现上述神经系统症状，需对其胸部进行必要的影像学检查。

目前已发现，神经系统副瘤综合征患者存在一些自身抗体，如抗Hu抗体（ANNA–1）、抗Ri抗体（ANNA–2）等，ANNA–1与SCLC明显相关。最近又发现了与SCLC和胸腺瘤相关的CRMP–5抗体。有些患者可能存在1种以上自身抗体，故有学者认为该综合征是由免疫介导引起的。但这些自身抗体无法作为神经系统综合征的特征性标记。

ANNA–1可结合于中枢和外周神经系统包括感觉和自主神经节、肌间神经丛、肾上腺髓质细胞等所有神经元的细胞核。自主神经受损出现的消化道症状有恶心、呕吐、腹部不适、大便习惯改变，甚至出现假性肠道梗阻，其中有很大一部分患者可在SCLC确诊前因消化道症状和体重明显减轻而就诊。

（五）高钙血症

恶性肿瘤引起的高钙血症可能和肿瘤骨转移有关，除此之外，骨吸收加速、骨沉积减少或肾小管钙重吸收增加也是引起高钙血症的重要原因。大多数病例的骨吸收加速是由于细胞因子如破骨细胞活化因子或甲状旁腺素相关蛋白活化破骨细胞所致，甲状旁腺素相关蛋白、骨化三醇、破骨细胞活化因子等均由肿瘤细胞自主分泌。患者血清甲状旁腺素水平常正常或降低，但约一半的患者可以检测到甲状旁腺素相关蛋白水平升高。甲状旁腺素相关蛋白不仅引起钙离子重吸收，也会干扰肾脏的钠和水重吸收，并由此出现多尿。多尿和呕吐导致脱水，肾小球滤过率下降进一步加剧高钙血症。

引起高钙血症最常见的肿瘤是肾、肺、乳腺、头颈部肿瘤及骨髓瘤和淋巴瘤。在一项包含 690 例肺癌患者的研究中，约 2.5% 的患者存在肿瘤相关性高钙血症。鳞癌是高钙血症最常见的病理类型。出现高钙血症时多为无法根治的晚期肿瘤（Ⅲ或Ⅳ期），该类 NSCLC 患者的中位生存期约为 1 个月。高钙血症的症状包括食欲缺乏、恶心、呕吐、便秘、嗜睡、多尿、烦渴和脱水，严重者可出现意识模糊、昏迷、肾衰竭和肾钙化，循环系统则表现为 QT 间期缩短、T 波增宽、传导阻滞、室性心律失常，或心搏骤停。

（六）类癌综合征

主要表现为皮肤、心血管、胃肠道和呼吸功能异常。典型症状为面部、上肢躯干的潮红或水肿，胃肠蠕动增强，腹泻，心动过速，喘息，瘙痒和感觉异常，上述症状可反复出现、缓解。这可能与肿瘤释放 5– 羟色胺、缓激肽、血管舒缓素和儿茶酚胺等不同的血管活性物质有关。

（七）异位促性腺激素

合并异位促性腺激素的肺癌不多，大部分是大细胞肺癌，主要为男性轻度乳房发育和增生性骨关节病。此外，还可有黑色棘皮症及皮肌炎、掌跖皮肤过度角化症、硬皮症，以及栓塞性静脉炎、非细菌性栓塞性心内膜炎、血小板减少性紫癜、毛细血管病性渗血性贫血等肺外表现。

第二节　分子诊断

（一）肺癌的分子遗传特征

肺癌是目前全世界发病率最高的恶性肿瘤之一，在男性癌症患者中位居首位。随着全球大气的改变和吸烟人群扩增，肺癌的发生率也逐年上升，所以长时间以来科学家们将肺癌的发生归结为环境的变化和吸烟。但随着研究的深入，其遗传易感性也越来越受到人们重视。研究表明，吸烟者中只有 10%~15% 发生肺癌，而 10%~15% 的肺癌患者并不吸烟。目前，对肺癌遗传易感性的研究主要集中在代谢酶的基因多态性、对诱变剂的敏感性和 DNA 修复能力及某些基因的突变或缺失等领域。

对于多数致癌物来说,无论是外源性还是内源性,在体内都需要生物转化激活或解毒。因此，在此过程中涉及的酶的遗传多态性在决定人群和（或）个体的肺癌易感性方面起到了决定性作用。目前，关于遗传学改变与烟草致癌物易感性关系的研究主要集中在细胞色素 P450 家族、GST 家族和 NAT 家族这 3 类代谢酶基因。

1. P450

具有广泛作用底物的一个酶类，在致癌化合物代谢方面起着重要的作用。绝大多数化学致癌物包括内源性和外源性都需经过 P450 的生物转化激活。细胞色素 P450（CYP）超家族有多个亚家族，在肺癌中研究最多的是 CYP1A1 这个多态位点。CYP1A1 与致癌物苯并芘的代谢有关，决定了其遗传多态性与个体对肺癌的易感性有着密切关系。早在 20 世纪 70 年代，就已经确定 CYP1A1 酶活性的高诱导与肺癌发病率具有相关性。目前，报道的几个 CYP1A1 基因多态性中第 1 个得到确认的也是研究最为透彻的是其 DNA 序列上第 3801 位的 T 转变为 C，即 MSPI 位点，但是 CYP1A1 MSP1 多态性在肺癌中的作用机制一直没有研究清楚。CYP1A1 另外一个多态位点是 CYP1A1 基因 7 号外显子第 4889 位的 A 变为 G，从而使 CYP1A1 蛋白靠近血红蛋白结合域的第 462 位氨基酸残基从 Iie 变为 Val。同时大量研究表明，CYP1A1 多态性和其他易感基因多态性如谷胱甘肽、S–转移酶 –1、GSTM1 的共同作用可以使肺癌患病率增加。

2. 谷胱甘肽转移酶同工酶

谷胱甘肽转移酶（glutathione S-transferase，GST）同工酶是一类具有多种生理功能的二聚体蛋白，属于Ⅱ相代谢酶类。GST 可以催化谷胱甘肽与多种致癌物的亲电子和疏水化合物间的反应，通过 GSTM 和 GSTP 苯并芘二醇氧化可以使致癌物失活。GSTM1 含有 3 个等位基因：GSTM1A、GSTM1B 和 GSTM1 缺陷型 / 空白型（GSTM1 null），其中空白型不表达 GSTM1，不具备解毒功能，因此空白型与肺癌发病风险密切相关。特别是在暴露于环境烟草烟尘中的不吸烟者中，携带 GSTM1 纯合缺陷基因型的个体与杂合或者纯合野生型 GSTM1 基因的个体相比，其患肺癌的风险显著升高。对 GST 家族其他同工酶多态性的研究表明，携带 GSTP1*B/*B 基因型的个体患肺癌的风险相对携带 GSTP1*A 等位基因的基因型个体增加了 2 倍，并且主要与小细胞肺癌相关。

3. NAT_2 基因

进入人体的致癌物需要通过酶灭活减轻致癌物的毒性，在芳香、杂环胺和肼类中，N–乙酰基转移酶 2（N-acetyltransferase2，NAT_2）基因编码的Ⅱ相外源性代谢酶通过 N– 乙酰化和 O– 乙酰化代谢对致癌物的灭活起着非常重要的作用。NAT_2 基因多态性主要存在 7 个突变位点，某些位点突变引起的 NAT_2 乙酰化状态的改变可以降低其酶的活性，导致机体解毒效率降低、患癌症风险增加。到目前为止，已确定的人类 36 个 NAT_2 基因变异体中，NAT_2*4 是最常见的等位基因，其与快速乙酰化相关。NAT_2 等位基因的分布有较大种族和地域间差异，是否与肺癌相关目前尚有分歧。早期研究认为，NAT_2 表型与肺癌的发生无关或影响很小，但表型研究只是对乙酰化活性进行检测。随着分子生物学技术在临床上的应用，人们发现具有 NAT_2 快速乙酰化的吸烟者与肺癌的易感性有相关性。

4. 其他代谢酶类

髓过氧化物酶（myeloperoxidase，MPO）是一种存在于巨噬细胞和中性粒细胞中的代谢酶，属于Ⅰ类代谢酶，与羟基基团的形成和吸烟有关的许多前致癌物包括苯并芘的激活有关。微粒体环氧化物水解酶（microsomal epoxide hydrolase，mEH）也是一个代谢相关酶，与苯并（a）芘生物转化有关。国内研究报道表明，mEH*2 多态性可能是与吸烟有关的中国肺癌的风险因子。

5. 甲基化与肺癌

大量研究表明，许多基因如抑癌基因失活或表达降低与其 NDA 启动子区 CpG 岛过度甲基化有关。现已确定在肺癌中有 9 个基因有异常的甲基化表现。

（二）肺癌的分子生物学检验

一直以来，肺癌的诊断主要依靠影像学和组织病理学。虽然影像学和细胞学用于肺癌早期的检测具有一定灵敏性，但对降低肺癌患者病死率的作用并不大。而发展特异性分子标志作为影像技术的补充可能会降低肺癌患者的病死率。分子生物学检验的优势不仅在于早期诊断，而且可以对肺癌患者的预后做出评估，也可以通过筛查特异性指标指导靶向治疗，还可以较早地发现微小转移的癌灶。

1. EGFR 基因检测

原癌基因表皮生长因子受体（EGFR）在大多数 NSCLC 中过表达。EGFR 是表皮生长因子（epidermal growth factor，EGF）相关酪氨酸受体家族的成员，通过与配体的结合，受体同源和异源二聚体化，从而激活受体内源性的酪氨酸激酶，并引发下游信号级联反应，主要包括 Ras–Raf–MAP 激酶信号通路、PI3K–Akt 信号通路和 STAT 通路。这些信号通路对细胞的增生、分化、迁移和血管生成有很强的刺激效应。目前，已知大部分 NSCLC 均存在 EGFR 过表达，其中磷癌表达率为 85%，腺癌和大细胞癌表达率为 65%，而小细胞癌的表达率较少。有研究表明，当检测出 EGFR 基因的 T790M 与 20–Ins 位点发生突变后，EGFR–TKIs 疗效不佳。还发现 MET 基因扩增与耐药有关。EGFR 蛋白过度表达在 NSCLC 患者中非常普遍（40%~80%），且与侵袭性和预后不良有关。EGFR 蛋白水平和 EGFR–TKIs 敏感性的关系是研究的热点，正相关和负相关都曾经有报道，矛盾结论的来源可能归咎于用于 EGFR 蛋白的定量方法学（IHC）不同，包括不同的实验室使用不同的抗体、打分标准及操作过程。EGFR 蛋白通常与 EGFR 基因的拷贝相关。所以，FISH 和 IHC 双阳性患者（约 23%）可能从 EGFR–TKIs 治疗中获益。

2. K–ras 基因检测

ras 基因特别是 K–ras，与肺癌的发生及预后有关。有 20%~30% 的 NSCLC 患者存在 K–ras 基因突变，80%~90% 的突变是由第 12 密码子 G → T 引起的，导致 K–ras 蛋白组成性活化。K–ras 基因突变会导致肺癌患者对 EGFR–TKIs 产生耐药，对其突变的检测可辅助临床医师筛选受益于 EGFR–TKIs 的非小细胞肺癌患者。NCCN《非小细胞肺癌临床实践指南》（V2.2011）明确指出：当 K–ras 基因发生突变时，不建议使用 EGFR–TKIs 靶向治疗药物。

3. 甲状腺转录因子 1

甲状腺转录因子 1（Thyroid Transcription Factor-1，TTF–1）是一种分子量为 38~40kD 的核蛋白，在胎儿肺组织和成人Ⅱ型肺泡上皮中存在，而在Ⅰ型肺泡上皮中不表达。TTF–1 的阳性表达是肺腺癌特异的免疫组化诊断标志物，有助于转移性腺癌和原发性肺腺癌的鉴别。此外，TTF–1 表达阴性的患者罕见 EGFR 基因突变，这也意味着肺癌族中 TTF–1 高表达可能是预测肺癌 EGFR 基因突变的一个良好的免疫组化指标，可以推测 TTF–1 高表达则 EGFR 突变率高，可能是肺癌患者服用 EGFR–TKI 类药物的优势人群特征之一。TTF–1 和 NKX2–8 基因共活化的肺癌细胞株显示对以顺铂为主的 NSCLC 标准治疗耐药。目前，对 TTF–1 与肺癌预后之间的关系无明确结果。

4. 癌胚抗原

癌胚抗原（carcinoembryonic antigen，CEA）是表达于胎儿上皮细胞的一种糖蛋白，分子量为 180kD。其在成人结肠正常黏膜上皮和其他组织中也有极低的表达，在胃肠道腺癌（包括胰腺癌）、肺腺癌和甲状腺髓样癌中高表达，主要用于检测上皮性肿瘤，尤其是腺上皮来源的腺癌。CEA 水平在肺腺癌中升高最为明显，表明 CEA 在鉴别肺部的良、恶性肿瘤及其组织学分型中具有重要的作用。CEA 可作为肺癌患者胸腔积液检测的最佳肿瘤标志物。

5. 神经元特异性烯醇化酶

神经元特异性烯醇化酶（neuron specific enolase，NSE）是烯醇化酶的一种同工酶，以多种二聚体的形式存在，特异地定位于神经元及神经内分泌细胞内。其在肺癌组织中含量较正常肺组织中高很多，当这些肿瘤细胞解体时，NSE 即释放入血。小细胞肺癌属神经源性肿瘤，免疫组化和放免研究显示，小细胞肺癌患者 NSE 阳性率为 60%~80%，非小细胞肺癌患者阳性率小于 20%。NSE 有助于小细胞肺癌的诊断以及其与非小细胞肺癌的鉴别诊断。NSE 用作肺癌（尤其是小细胞肺癌）的监测、疗效判定等的指标，其价值还是值得认可的。

（三）肺癌远处转移的分子标志物

肺癌的远处转移也是一个影响患者预后的重要因素。据报道，小细胞肺癌（SCLC）在确诊时有 50%~70% 的患者已经出现远处转移，从而失去外科治疗的机会。虽然Ⅰ、Ⅱ期和部分Ⅲ期非小细胞肺癌（NSCLC）患者在确诊时有外科治疗指征，但术后 5 年生存率仅有 50%~70%（Ⅰ、Ⅱ期）和 20%~30%（Ⅲ期）。大部分患者在原发肿瘤切除后出现肿瘤复发，而肿瘤复发首先表现为癌细胞的转移。围绕肺癌的远处转移，科学家们也研究出多种不同的分子标志物。

1. 细胞角蛋白家族

细胞角蛋白（Cytokeratin，CK）来源于上皮组织，是真核细胞的细胞骨架中间丝蛋白中最为复杂的一类。现在已知 CK 家族由 20 个成员组成，即 CK1~CK20。CK 一般在上皮组织中成对表达，特异性强。CK 的阳性表达已经成为上皮细胞及其肿瘤细胞较为敏感和特异的标记。在单层上皮中所有分泌上皮（腺上皮）均表达 CK8 和 CK18，多数细胞还表达 CK19。因此，在肺癌研究中常以 CK8、CK18 和 CK19 作为特异分子标记，其中 CK19 是近年来被应用较多的一种 TM，被认为在 NSCLC 尤其是鳞癌中有高灵敏度和特异性，但对腺癌的诊断价值方面尚存在争议。

2. 组织多肽抗原

组织多肽抗原（tissue peptide antigen，TPA）是一种不含糖脂的蛋白质，即单链多肽。TPA 在细胞周期的 S 期和 M 期合成，当细胞处于增生分化时其浓度较高。Buccheri 等人检测了 104 例 NSCLC 患者周围循环中的 TPA，发现 TPA 的阳性表达与患者的淋巴结转移有一定相关性。多个小组的研究表明，TPA 是肺癌患者疗效和预后的判断指标，连续检测 TPA 对监测肺癌的播散和肿瘤复发有较好的参考价值。

3. 上皮特异性抗原

上皮特异性抗原（epithelial specific antigen，EPA）是上皮组织特异表达的蛋白质，位于细胞膜或胞质中。某些 EPA 可以作为肺癌微转移的分子标记，如 Ber–Ep4 抗原。Ber–EP4 是一种多肽糖，位于细胞表面。有报道称，在 NSCLC 患者原发肿瘤中，Ber–Ep4 的表达率高达 99%，常规 HE 染色发现在淋巴结转移的肺癌患者中，Ber–Ep4 的检出率为 15.2%。

第三节　影像学诊断

一、概述

肺癌早期多无症状，发展到一定阶段可出现咯血、刺激性咳嗽和胸痛等。间断性痰中带少量鲜血是肺癌的重要临床表现，部分患者可无任何临床症状而在胸部影像学检查时偶然发现。当肿瘤发生转移后，出现相应的临床症状和体征。

根据肺癌的发病部位，分为中央型、周围型和弥散型；根据肺癌的组织发生，分为鳞状上皮癌（鳞癌）、腺癌、鳞腺癌、大细胞癌、小细胞癌、类癌等。

中央型肺癌是指发生于肺段或肺段以上支气管的肺癌，主要为鳞癌、小细胞癌、大细胞癌及类癌，少数为腺癌。其生长方式有管内型、管壁型及管外型，可单独或同时存在。肿瘤生长使支气管狭窄或阻塞，可引起阻塞性肺气肿、阻塞性肺炎及阻塞性肺不张等继发改变。

周围型肺癌是指发生于肺段以下支气管的肺癌，组织学类型以肺腺癌多见，也见于鳞癌、小细胞癌、大细胞癌及类癌。直径＜3 cm 无转移者定义为早期肺癌。肿瘤内可形成瘢痕或坏死，坏死物经支气管排出后形成空洞者称空洞型肺癌。肺上沟瘤特指发生在肺尖部的周围型肺癌，又称为肺尖癌。

弥散型肺癌是指肿瘤在肺内弥散性分布，以肺腺癌多见。其中，多发结节型为癌组织沿淋巴管蔓延，呈多发粟粒结节灶；肺炎型为癌组织沿肺泡壁蔓延，呈一叶或多叶肺炎样实变。

肺癌常见的转移部位有肺门及纵隔淋巴结。肿瘤血行转移在肺内形成多发结节，转移至胸膜引起胸腔积液和胸膜结节，转移至胸壁引起胸壁肿块及肋骨破坏，转移至心包引起心包积液。肺癌在肺外的常见转移部位是脑、肝脏、肾上腺和骨骼等。

二、肺癌的影像学大体表现

肺腺癌多数起源于较小的支气管上皮，一般为发生于肺段以下的周围型肺癌，临床上常以干咳、胸痛、气急为胸部症状，或无症状。肺腺癌有鳞屑状、腺泡状、乳头状等生长方式，多种生长方式决定了病变形态的多样性。肺腺癌的多形态也与其多起源性及肺内的转移播散有关。肿瘤性病变是肿瘤细胞堆积构成，与正常肺组织之间缺少过渡区或移行带，CT 图像上通常边界清楚，随着肿瘤浸润性生长，其边界会趋于毛糙。浸润前病变形态以类圆形居多，反映了肿瘤的膨胀性生长方式；随着浸润程度的加深，肿瘤细胞在基质中浸润性生长并牵拉周围的组织，加上生长过程中受到血管或支气管的阻碍，浸润性病变逐渐变为不规则形，呈现分叶和毛刺的表现。肿瘤细胞浸润性生长、纤维化或肺泡壁的塌陷，引起胸膜牵拉、血管聚集移位，在 CT 上表现为胸膜凹陷征、血管集束征。胸膜凹陷征和血管集束征形成的关键病理基础是病变的纤维组织形成。肺腺癌有强烈的促结缔组织生成作用，因此浸润性病变更容易出现胸膜凹陷征和血管集束征。深分叶征、毛刺征、胸膜凹陷征和血管集束征等是诊断周围型肺癌的重要征象，但非肺癌所独有。低分化腺癌多为深分叶、细长而硬及密集的毛刺，恶性程度高，而中高分化腺癌以浅分叶和无分叶、短毛刺较多；低分化腺癌胸膜凹陷征发生率明显高于中高分化腺癌。胸膜凹陷征一定程度上可提示肿瘤的恶性程度。

（一）分叶征

系肿瘤在各个方向上生长速度不均或受肺支架（肺血管、支气管分支等间质）限制所致。在肺癌的大体标本切面上，常可见到小叶间隔的纤维增生，对肿瘤组织生长有限制作用。另外，肿瘤突破小叶间隔向外扩展并相互合并，进而形成较大的分叶。根据弧弦距与弦长比值的大小，将分叶深度分为 3 类：弧弦距 / 弦长＞ 4/10 为深分叶（图 3–1），弧弦距 / 弦长 =3/10 为中分叶，弧弦距 / 弦长＜ 2/10 为浅分叶（图 3–2）。深分叶对周围型肺癌诊断意义较大，但对各类型肺癌鉴别意义不大。

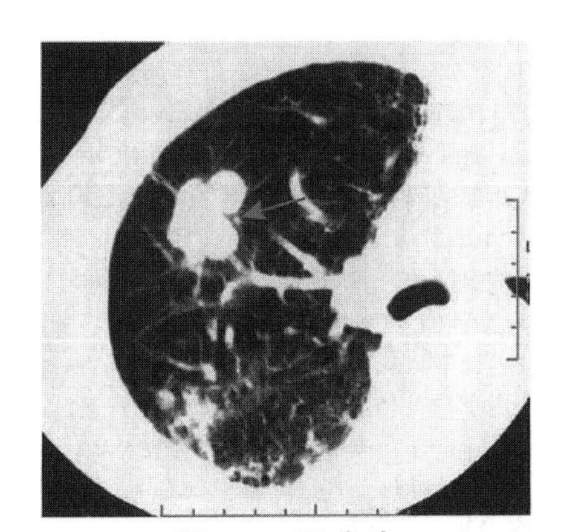

图 3–1　深分叶

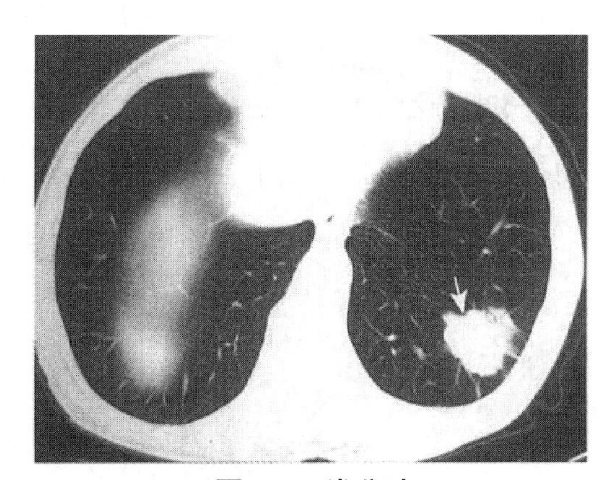

图 3–2　浅分叶

（二）毛刺征

典型的毛刺征表现为肿瘤周围呈放射状排列的无分支的细短毛刺（图 3–3），周围可见到不同程度的气肿。小于 5 mm 的毛刺称为短毛刺，大于 5 mm 的毛刺称为长毛刺。病理基础可能为肿瘤细胞沿肺泡、腺泡或小叶间隔向各个方向浸润性生长、蔓延，或肿瘤刺激引起周围结缔组织增生及肿瘤周围的毛细淋巴管炎。也有学者认为，毛刺征是肿瘤内部纤维化（上皮间质转化）对周围肺组织牵拉所致。肺腺癌的毛刺发生率极高，为多发、长短不一、粗细不均的毛刺，这与腺癌恶性度高、收缩力强有关。鳞癌毛刺征少见，小细胞肺癌罕见。毛刺征不与胸膜相连，相连则定义为胸膜凹陷征；呈放射状分布，借此与血管影相区别。炎性病变一般是长毛刺，较柔软，由增生的结缔组织组成。

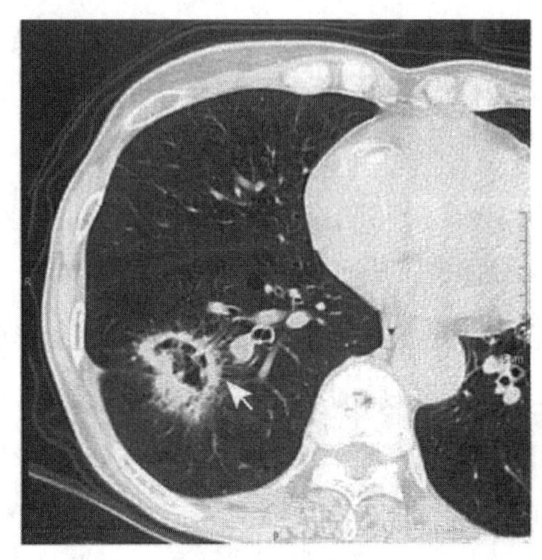

图 3–3　毛刺征

（三）棘突征

影像上是指介于分叶与毛刺之间的一种较粗大而钝的结构，呈杵状，也可以呈锯齿状、尖角状、三角形，是一种特殊的分叶（图 3–4）。病理为肿瘤细胞的浸润，是在分叶的基础上部分分化程度低、生长更快的肿瘤细胞亚群沿血管支气管周围的结缔组织浸润或沿淋巴管蔓延形成。

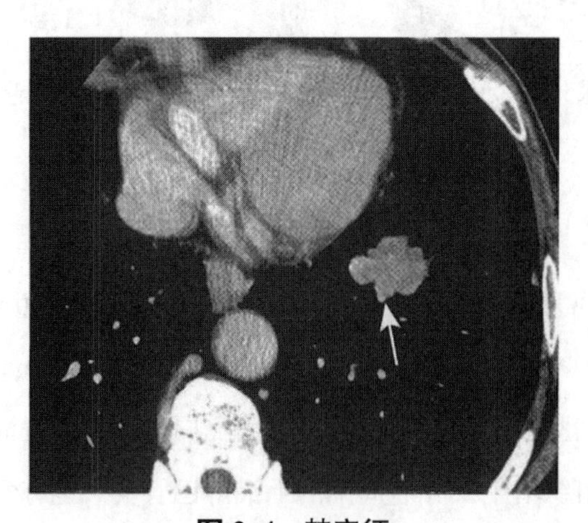

图 3–4　棘突征

（四）胸膜凹陷征

典型的胸膜凹陷征是近脏胸膜面见小三角形影或喇叭口状阴影（图 3–5），三角形的底部在胸壁，尖指向结节，结节与三角形影之间可为线状影相连。胸膜凹陷征的主要病理基础是肿瘤方向的牵拉和局部胸膜无增厚粘连。肿瘤牵拉的动力来自腺癌组织内部炭末沉积和胶原纤维增生引起的瘢痕收缩，通过肺的纤维支架结构传导到游离的脏胸膜而引起凹陷。三角形影内的密度为水样密度。由于肿瘤的牵拉，邻近脏胸膜内凹，与壁胸膜间形成负压空间，吸引生理性液体向该处积聚，线状影为凹入的脏胸膜相粘形成。病灶近叶间胸膜时也可致叶间胸膜凹陷，仅表现为局部向病灶侧移位，无喇叭口状阴影形成。胸膜凹陷征为周围型肺癌的常见影像学征象之一，典型的胸膜凹陷征对周围型肺癌有重要的诊断价值。

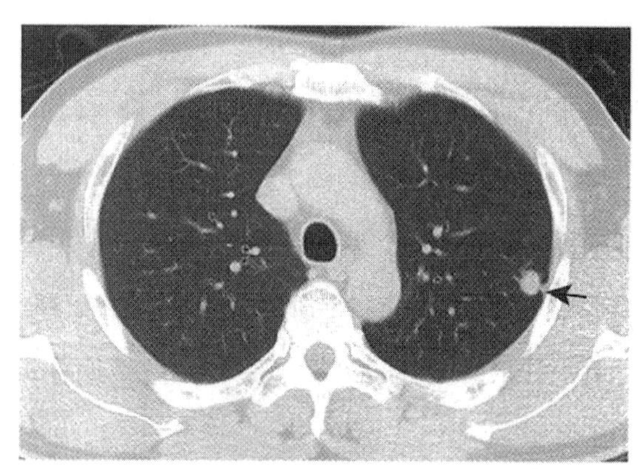

图 3–5 胸膜凹陷征（喇叭口状影）

（五）血管集束征

指肺内病灶周围可见 1 支或多支（图 3–6）血管结构，受病灶的牵拉向病灶方向集中，或通过病灶，或在病灶边缘截断，主要由肺动脉和（或）肺静脉构成。当血管出现扭曲、僵直，或增多、增粗时，高度提示肺腺癌可能。其中，近肺门侧的血管集束多由血管或血管、支气管构成，血管多为扩张的小动脉，血管壁增厚，说明肺癌供血丰富；远肺门侧的血管集束则由扩张小静脉组成，可能与静脉回流受阻有关。血管集束征并非肿瘤的供血血管或肿瘤血管，胸膜凹陷征（小三角形影）增生破坏致使肺支架结构塌陷皱缩，对周围血管牵拉，或肿瘤对穿过血管的包绕。对于良性和浸润前病变，血管多在其内穿行或在其旁边绕行，不伴有形态学改变。

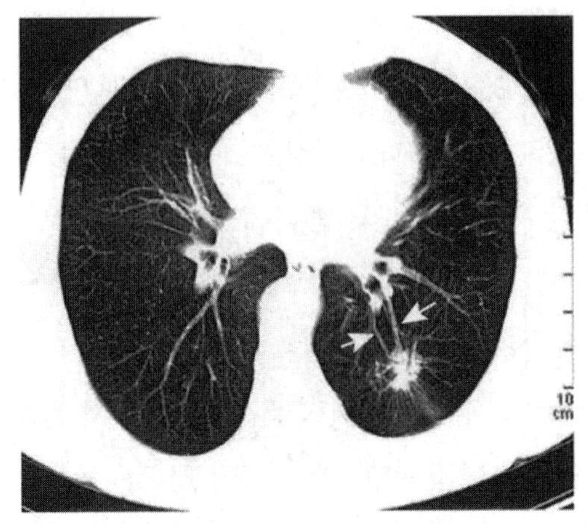

图 3–6 血管集束征（多支）

（六）空泡征

在肿瘤性病变内常可见含气小空泡（图 3–7），直径＜ 5 mm，其形成原因可能为：①未被肿瘤组织充填的正常含气肺组织；②未完全闭合或扩张的小支气管；③被肿瘤组织溶解、破坏及扩大的肺泡腔。2 cm 以下的小肺癌，空泡征出现概率达到 25%~50%，有些报道达到 50%~60%。早期肺腺癌空泡征发生率更高，估计在 50% 左右。炎性病变出现空泡征的概率约为 5%，因此空泡征对于肺腺癌有较高的特异性。空泡周围是早期腺癌组织，以贴壁生长方式为主，多认为Ⅰa 期肺腺癌中的空泡征或囊样透亮影与肿瘤细胞的高分化及缓慢生长有关。

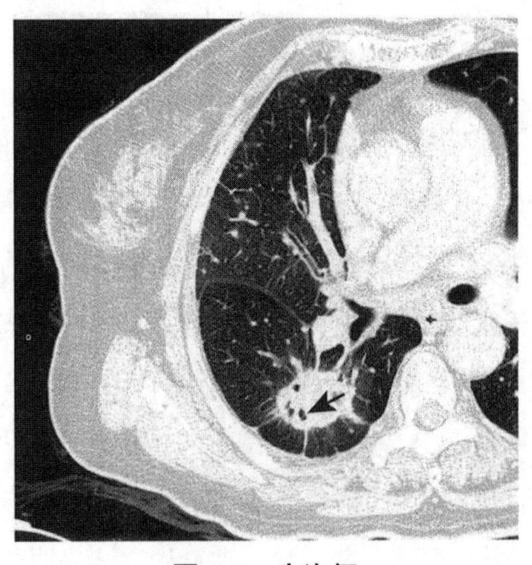

图 3–7 空泡征

（七）支气管充气征

提示病灶近端的气道通畅、无阻塞，病变区肺泡内的空气被替代（炎性渗出或肿瘤组织）或肺泡塌陷（肺不张）。该征象主要见于肺炎、肺水肿和非阻塞性肺不张，但在少数病例中，也可见于肺腺癌和淋巴瘤。肿瘤病变内的支气管充气征指支气管管壁不规则增厚，凹凸不平，支气管管腔普遍性狭窄、僵硬扭曲，累及多级支气管，主要显示较大的支气管，呈枯树枝状，也称支气管枯树枝征（图 3–8）。病理上为肿瘤灶内残留的未被肿瘤侵袭的肺支架结构，如肺泡、扩张扭曲的细支气管及含黏液的腺腔组织等。在高分辨率 CT（high resolution CT，HRCT）上见细支气管管壁增厚、僵硬、表面不光滑，或呈轻度扩张。＜ 2 cm 肺结节出现支气管充气征高度提示病变为恶性。

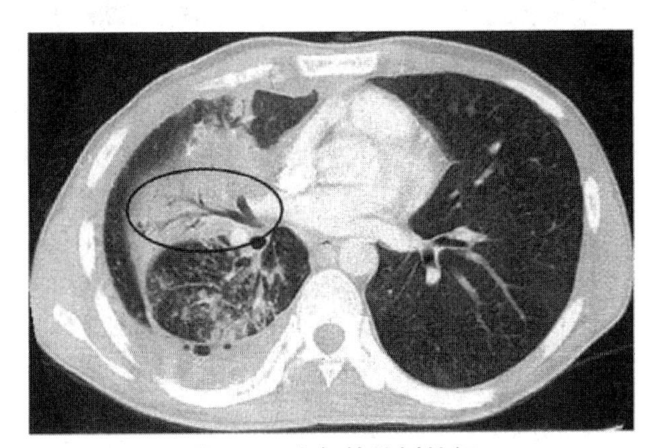

图 3–8　支气管枯树枝征

（八）磨玻璃影

磨玻璃影（ground glass opacity，GGO）分为纯磨玻璃密度影（pure ground glass opacity，pGGO）和伴有实性成分的混合磨玻璃密度影（mixed ground glass opacity，mGGO），是指 HRCT 上呈模糊样密度增高影，在其内仍能见到肺血管和支气管结构，纵隔窗上病灶往往不能显示或仅能显示磨玻璃结节病灶中实性成分。pGGO 整个病灶密度浅淡，内见血管和支气管壁，完全无实性成分，仅肺窗可见（图 3–9）；mGGO 表现为磨玻璃结节影中伴有结节状、片条状、点状软组织密度影，其内部分血管或气管被遮盖，实性病变部分于纵隔窗可见。GGO 按部位也可分为局灶性和广泛性。GGO 病理上是由于肺泡腔内含气量减少，为液体充填所替代，肺泡上表皮细胞增生，细胞数量增多，肺泡间质增厚和终末气管部分充填等所致。GGO 常为肺部疾病，特别是肺腺癌的早期表现。

肺腺癌 GGO 的病理基础为肿瘤细胞沿肺泡间隔生长，肺泡壁增厚，但肺泡腔未完全闭塞，内可有少量黏液或脱落的肿瘤细胞。

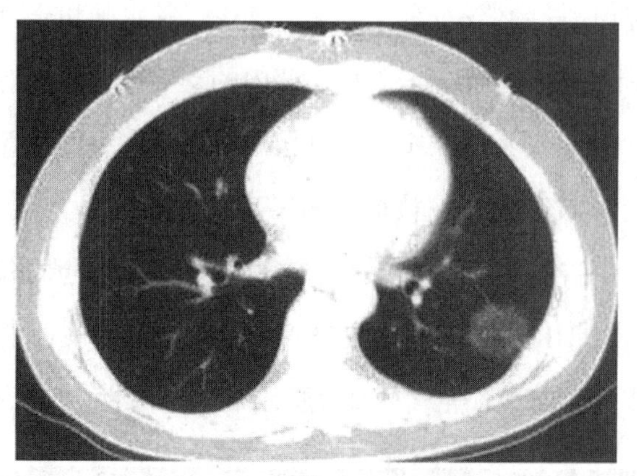

图 3–9　纯磨玻璃密度影

磨玻璃影是形态性异常的平均容积太小，不能在 HRCT 上清晰对比的结果。它反映“间隔”或肺泡间质轻度增厚，肺泡壁增厚，间质炎症，浸润或纤维化，或有细胞或液体充盈部分肺泡。当肺泡内有少量液体，像发生在气腔充盈性病变的早期，液体倾向于在肺泡壁成层，在 HRCT 上不能与肺泡壁增厚区别。在一项 22 例经活检证实的磨玻璃影者的 HRCT 和肺活检的比较中，14% 的病变主要累及气腔，32% 有气腔和间质混合异常，54% 主要为间质异常。部分肺泡萎陷也导致肺衰减增加，形成磨玻璃影。

术语“磨玻璃影”可用于指毛细血管血容量增加导致的肺密度增高，如果肺衰减异常的原因已知或可疑时，“马赛克灌注”一词则更为合适。

如磨玻璃影很轻微或弥散分布，程度一致地累及全肺，则辨认困难。但磨玻璃影几乎总是呈片状分布，累及有些肺区，而不累及其他肺区。这种肺实质的“地图样”表现很容易检出和诊断。在有些病例中，整个肺小叶表现为异常致密，而邻近肺小叶正常。另一些病例的磨玻璃影呈小叶中心性和支气管周围分布，形成边缘不清的小叶中心性结节。磨玻璃影可累及个别肺段和肺叶，也可累及不按肺段的肺区，或是弥散的。在肺区内出现表现“过黑”的含气支气管也是有磨玻璃影的线索，这种黑色支气管表现本质上是空气支气管征。

磨玻璃影有重要意义，因为它常说明有进行性、活动性及潜在的可治疗的病变。在有急性症状的病例中，有磨玻璃影很可能伴有活动性病变。

（九）血管造影征

增强 CT 上，肺动静脉的走行清晰显示在低密度实变影的背景下，后者的密度通常低于胸壁肌肉组织。其病理基础为充满黏液或部分黏液的肺泡密度较低，而血管的密度相对较高，形成一种较为特异的征象，增强后可见均匀一致的低密度区内树枝状血管增强影。血管造影征最初被认为是肺腺癌的特异性征象，也可出现在其他肺部良恶性病变中，包括肺炎、肺水肿、肺淋巴瘤和胃肠道转移癌。

（十）蜂窝征

表现为病灶近外带大小不等的透亮区，呈圆形及多边形，多＜ 0.5 cm，蜂窝状分布，其内密度不均匀。该征象多见于中高分化的肺腺癌，其病理基础可能为肿瘤细胞沿肺泡壁生长，但不破坏其基本结构，故气体在肺泡腔内不同程度地存在；或是由于腺癌有较多的纤维组织增生，瘢痕组织收缩而使得被包裹的细支气管扭曲、扩张，并可以导致病灶周围局限性肺气肿的出现。这种征象并不是肺腺癌的特有征象，也可见于大叶性或干酪性肺炎。

（十一）钙化

见于大多数良性病变如肉芽肿、结核球、错构瘤等，钙化多呈弥散性、同心圆状、爆米花样（图 3–10），CT 值较高，即使用普通 X 线也可清晰显示。而肺癌典型钙化多呈细砂砾状，无定型，分布弥散，CT 值偏低，普通 X 线不易发现。如果 X 线片没有发现肿瘤钙化而 CT 检查时显示，常提示恶性可能性大，且钙化越小，恶性倾向越大。病灶出现偏心性钙化且数量甚少时要考虑恶性可能，针尖状钙化则被认为是肺腺癌的一个重要征象。

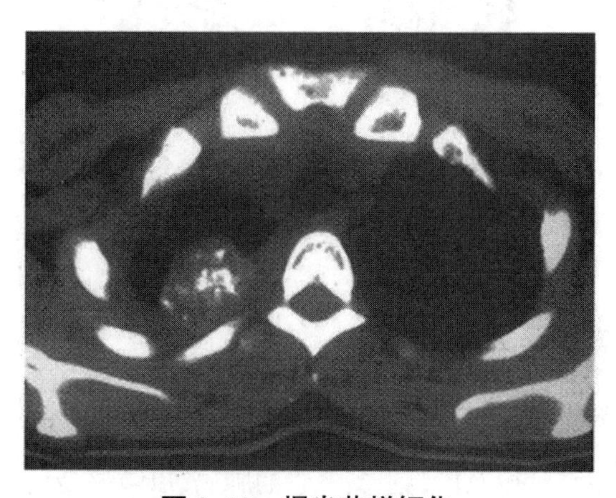

图 3–10 爆米花样钙化

（十二）腺泡样结节

密度、大小、分布均匀，在外围肺野表现较明显，多簇状分布，病理基础主要为肿瘤气道播散所致肺腺泡实变（图 3–11）。

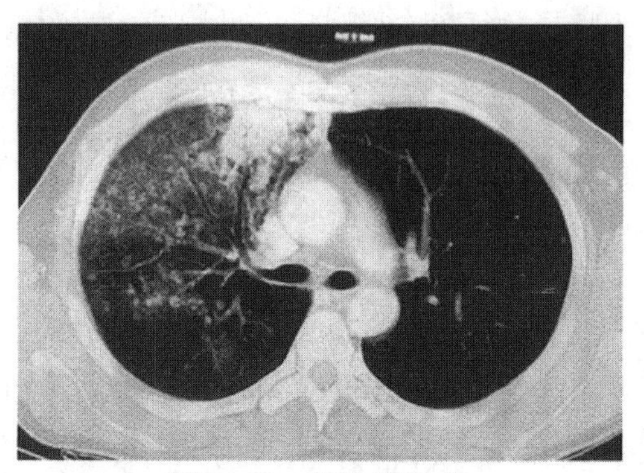

图 3–11　腺泡样结节

（十三）叶间胸膜受累征象

是肺癌的一个重要特点。为肿瘤细胞沿肺泡间隔生长，延伸至叶间裂，使叶间裂受累牵拉，并且由于肿瘤组织的占位效应引发叶间裂的膨隆（图 3–12），接着肿瘤细胞在叶间裂上生长形成小结节灶，最后肿瘤细胞继续生长使结节灶连接成片，导致受累区域的叶间裂僵硬固定。

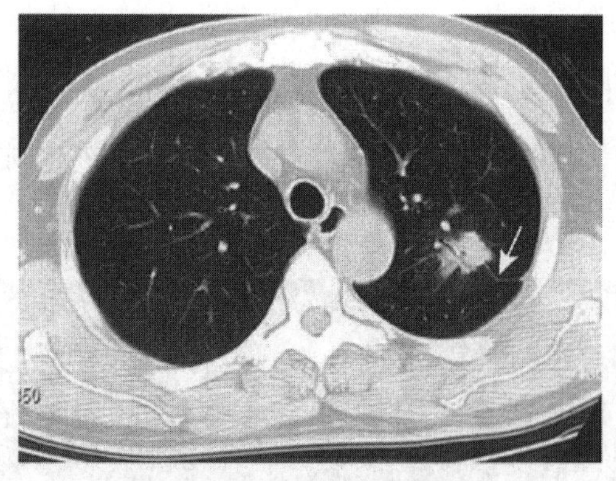

图 3–12　叶间胸膜牵拉

三、中央型肺癌影像学要点

（一）病理

中央型肺癌指发生在肺段及段以上支气管的肺癌，以鳞癌多见。其生长方式有管内型、管壁型和管外型。肿瘤的生长使支气管狭窄或阻塞，可引起“三阻征”，即阻塞型肺气肿、阻塞型肺炎和阻塞型肺不张。

（二）影像学检查方案

胸部 X 线检查经济简便，临床应用广泛，常常作为中央型肺癌的初筛方法，但其敏感性较低，早期中央型肺癌的漏诊率高，断层摄片可以提高病变发现率。目前，胸部 CT 仍然是中央型肺癌的首选检查方法，有助于显示肿瘤的范围、继发改变、肺门、纵隔淋巴结有无肿大以及外侵和转移情况。多层螺旋 CT 扫描（MSCT）可以大大降低扫描时间，减少造影剂用量，并进行多种后处理重建，进一步提高中央型肺癌特别是早期中央型肺癌的检出率。MPR、minIP 及 VR 可以从支气管长轴方向显示肿瘤的部位、范围、程度，病变向管外生长的形态和狭窄远端的情况，以及支气管与管腔外肿块的空间关系，CTVB 有助于显示管腔狭窄及支气管腔内病变的形态。MRI 是中央型肺癌重要的辅助检查手段，由于 MRI 可直接行冠状、矢状及横断面成像，对确定肺门部肿块与支气管的关系以及纵隔结构受累等更为直观。另外，对于碘剂过敏的患者，MRI 平扫即可识别肺门、纵隔淋巴结增大。PET 可以显示代谢信息，有助于对良、恶性淋巴结进行鉴别，特别是对于正常大小淋巴结的评价价值优于 CT。Brim 等报道 PET 检测纵隔淋巴结的敏感性为 66%~100%、特异性为 81%~100%，而 CT 的敏感性和特异性分别为 59% 和 78%。与 PET 相比，PET–CT 对于判断纵隔淋巴结转移更有优势。另外，PET–CT 对原发肿瘤的定性也有一定价值，但存在一定的假阳性和假阴性。

（三）影像学检查

1. X 线检查

早期癌组织局限于黏膜，X 线片上往往无异常改变。当肿瘤向腔内、外生长，则可发生下述一系列 X 线表现。①管内型在支气管体层片上可表现为管腔内息肉状或半球形软组织阴影，瘤体完全堵塞支气管时可表现为支气管截断，支气管造影可显示管腔内充盈缺损或管腔梗阻；管壁型在支气管体层片上表现为支气管壁增厚及管腔狭窄或梗阻，在支气管造影片上也可见支气管管腔狭窄或梗阻；管外型在胸部 X 线片和支气管体层片上表现为围绕支气管的软组织肿块阴影，肿块可呈球形、椭圆形或不规则形状，在支气管造影片上表现为支气管狭窄；管内外混合型腺瘤在支气管体层片和支气管造影片上可兼有管内型和管外型 2 种表现。②支气管阻塞引起的肺内表现：肺内表现的范围及轻重取决于肿瘤发生部位和瘤体大小。支气管腺瘤较小时，胸部X线片可表现为正常；肿瘤较大引起支气管狭窄或梗阻时，可引起阻塞性肺炎、肺不张、肺气肿及支气管扩张。中央型支气管腺瘤因支气管狭窄或阻塞出现肺内表现者占该型的85%。

①癌瘤局限于黏膜，未构成支气管狭窄及阻塞者，X线上可无阳性表现。②癌瘤致支气管狭窄，可出现一侧或叶的肺气肿。深呼气位照片易于显示。③癌瘤致支气管狭窄，造成分泌物引流不畅，则出现阻塞性肺炎。④癌瘤主要向支气管管外蔓延，在肺门区形成肿块及结节，边缘多呈分叶状或欠规则。右侧者可示肺门角消失。⑤癌瘤致支气管阻塞则出现阻塞性肺不张。另外，癌瘤向支气管外蔓延，形成肺门区肿块。右上叶肺癌可出现典型的反“S”征。⑥支气管体层示支气管壁不规则增厚，管腔局限性不规则狭窄，甚至截断，可见软组织肿块。

2. CT 检查

①支气管壁的增厚、管腔狭窄和病变范围的大小可无直接显示。②肺门肿块是进展期中央型肺癌最直接、最主要的影像学表现，呈结节状，边缘不规则，也可有分叶征象及毛刺，同时可见阻塞性改变。③支气管阻塞征象包括阻塞性肺气肿、阻塞性肺炎、阻塞性肺不张和黏液栓塞。④肺血管改变：癌组织直接侵犯或压迫邻近血管，导致血管变形、狭窄、形态不规则，甚至中断；支气管梗阻，出现肺不张时相应肺内血管移位。⑤胸腔积液：多在患侧且不产生明显占位效应。⑥肺门和纵隔淋巴结转移：快速CT及螺旋增强CT扫描的应用，明显提高了肺癌及纵隔淋巴结转移的检出率，比常规X线优越得多。

（1）早期：中央型肺癌早期表现为支气管壁的不规则增厚、管腔狭窄或腔内结节等改变。

（2）进展期（图3–13）：肺门区肿块，形态不规则或有分叶征，可见不规则空洞或钙化灶，边缘不规则，常有相邻肺门区淋巴结肿大，需增强扫描以助鉴别。支气管腔内或壁外肿块，管壁不规则和管腔呈鼠尾状狭窄或杯口状截断。

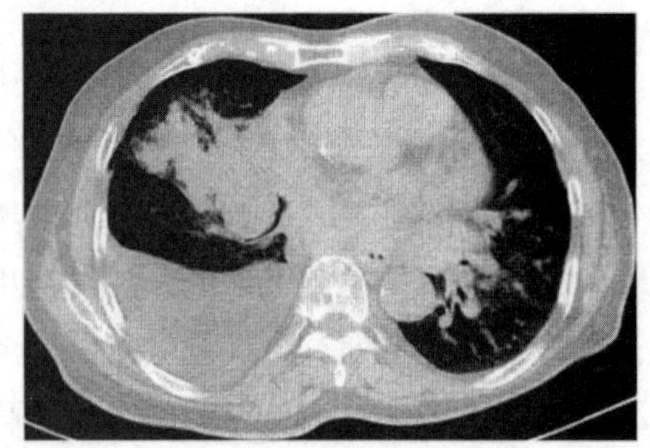

图3–13　中央型肺癌
右肺门占位，右肺中叶阻塞性炎症并癌性淋巴管炎

支气管阻塞征：阻塞性肺炎表现为受累支气管远侧肺组织实变，多为散在分布。

平扫肿块常与肺不张无分界，增强扫描可见肿块影，可有多种强化形式。

另外，CT 检查显示中央型肺癌侵犯纵隔结构，纵隔、肺门淋巴结转移等征象尤为明显。

3. MRI 检查

受累支气管呈鼠尾状或管状狭窄，甚至完全闭塞。正常肺门区支气管和肺血管无信号且肺组织也无信号，因而易发现肺门区肿块。肿块常呈分叶状，T_1WI 信号略高于肌肉，而 T_2WI 上肿块常为非均质高信号（图 3 14）。肿块内发生坏死时，坏死区组织的 T_1 和 T_2 值均延长。肿瘤阻塞支气管可造成阻塞性肺炎或肺不张，在周围无信号肺组织衬托下得以显示。肿块与阻塞性肺炎及肺不张信号强度不一，两者可以鉴别。当肿瘤直接侵犯纵隔时，由于肿瘤与纵隔血管和脂肪间有明显信号差，且能横断面、冠状面、矢状面多方位显示，因此 MRI 对纵隔受累的显示常优于 CT。

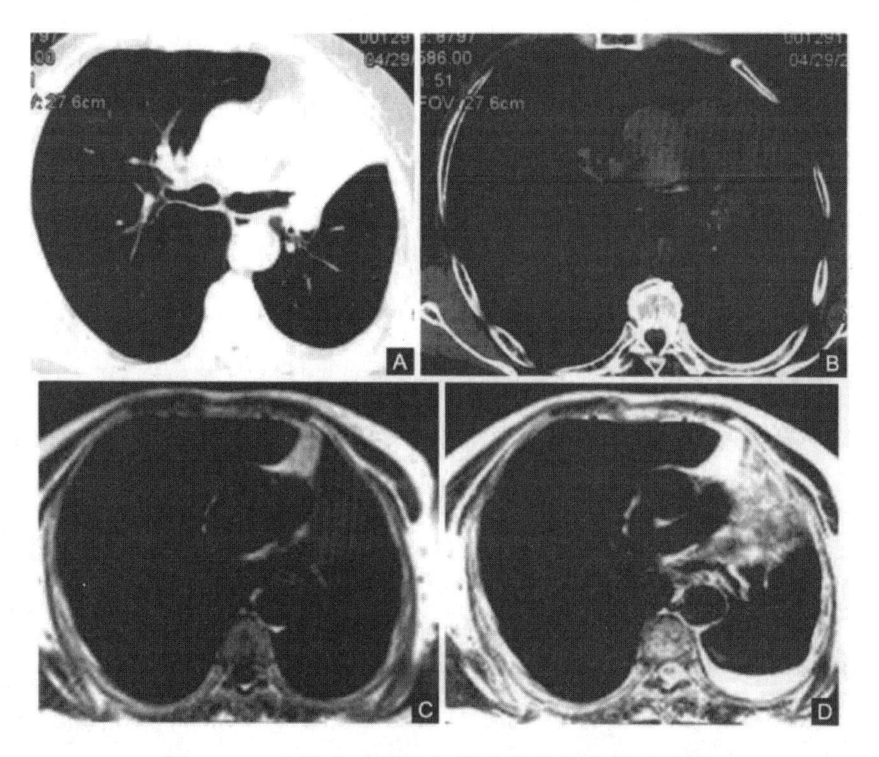

图 3–14　左肺中央型支气管肺癌伴阻塞性肺不张

CT 肺窗（A）及纵隔窗（B）示左主支气管截断阻塞，左侧斜裂前移，左肺上叶密实，不张的肺后缘与肺门肿块形成“S”征。T_1WI（C）及 T_2WI（D）示不张的肺呈均匀 T_1 等信号，不均质 T_2 高信号；胸腔积液呈稍低 T_1、高 T_2 信号

MRI 检查易发现纵隔淋巴结转移，特别是冠状面成像清楚地显示隆突下、主－肺动脉窗等处肿大淋巴结。与 CT 相同，MRI 判断淋巴结增大的标准为＞ 5 cm，同样也不能鉴别转移或炎性淋巴结增大。

积液成分不同，MRI 信号差异很大，与 CT 相比，MRI 更容易显示这些差异。

4. PET–CT 表现

PET 不同于 CT 或 MRI，它是通过细胞对于各种放射性核素标记的脱氧葡萄糖的不同代谢水平判断肿块性质，即所谓的生物学影像技术。有报道称，PET 对于肺内单发结节的敏感度、特异度分别为 83%~100%（平均为 95.9%）和 52%~100%（平均为 74.1%），阳性预测值、阴性预测值以及准确性平均为 92.6%、87% 和 91.3%，明显优于 CT 或 MRI。有学者对照 CT 和 PET 结果发现，CT 的敏感度即使可以达到 100%，特异度却只有 52%，而 PET 虽然敏感度略低（90%），特异度却可以达到 83%。PET 除了可以通过肿块影像的特点判断肿瘤的良恶性，还可以根据中央型支气管肺癌肺门肿块对 ^{18}F– 脱氧葡萄糖（^{18}F–FDG）的标准摄取值（Standardized Uptake Value，SUV）判定肿瘤的性质及其恶性程度。通常认为 SUV ＞ 2.5（2~3）者可以诊断为恶性肿瘤。

肿瘤细胞的恶性程度越高，倍增时间越短，肿瘤细胞生长越活跃，SUV 值越高。但是也有人报道不少良性病灶的 SUV 值也可以超过 3，甚至可以达到 10。Goo 等分析了 10 例肺结核患者，结果显示，如果采用 SUV 值 2~3 为标准，假阳性率高达 90%。Dermira 等采用延迟扫描的方法，即注射 FDG 后 1 h 和 3 h 分别进行 PET 扫描，发现恶性肿瘤 3 h 的 SUV 值明显增高（$P < 0.0001$），而良性病灶则呈下降趋势（P=0.0007），该方法可以明显提高 PET 诊断的敏感度、特异度及准确性。目前，PET 已经被英国胸科协会推荐为基本的支气管肺癌分期手段（图 3–15）。

PET–CT 上中央型肺癌一般呈以肺门或邻近肺门为中心的明显团块状放射性高浓聚，内部坏死区呈低代谢，表现为环形放射性高浓聚，与周围组织放射性分布界限清晰，标准化摄取值 [SUV，肿瘤组织浓度（Bq/g）/ 注射剂量（Bq/g）] 一般高于 2.5，当肺癌伴阻塞性肺不张或肺炎时可见“彗星尾征”，即明显放射性浓聚的肿块伴阻塞性肺炎有放射性摄取但程度远低于肿瘤，可见转移性淋巴结在 PET–CT 上表现为病灶部分或全部放射性浓聚，并可见转移淋巴结呈单发结节状或融合成团块高放射性浓聚。

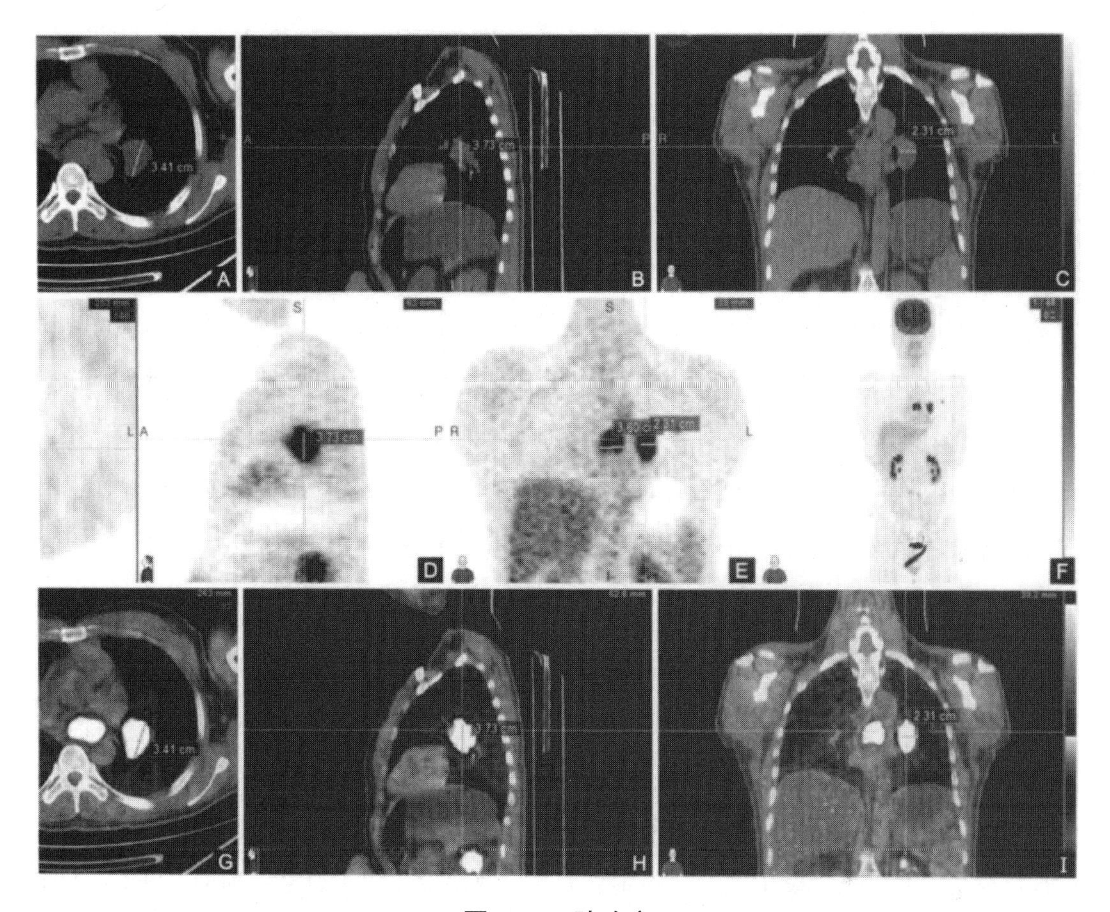

图 3–15　肺腺癌

A~C. 左肺上叶后段椭圆形软组织影，密度均匀，可见细毛刺，与邻近胸膜粘连。D~I. 该病变核素异常浓集，SUV 6.3；左肺门及隆突下均见肿大淋巴结影，核素异常浓集，分别为 SUV 12.1、SUV 13.2；左肺上叶及下叶支气管分支轻度受压

四、周围型肺癌影像学要点

（一）病理

周围型肺癌指发生于肺段支气管以下、细支气管以上的肺癌，以腺癌多见，常为肺内结节或肿块。发生在肺尖部的周围型肺癌称为肺上沟瘤，又称肺尖瘤。

（二）影像学检查方案

周围型肺癌的影像学检查方法包括 X 线、CT、MRI 和 PET–CT。胸部 X 线摄影在肺癌的诊断中发挥着基础性作用，可发现部分早期周围型肺癌，但由于 X 线摄影密度分辨率低、胸内结构相互重叠，加上其提供的是二维图像，直径＜ 1 cm 的肺癌往往容易被遗漏，特别是心脏后方、脊柱旁、膈附近等部位的小肺癌更是如此。根据经验和国外的报道，如果没有 CT 的对照，亚临床小肺癌 60% 左右在普通胸部 X 线片上会被漏诊。近年来 CT 技术发展迅速，其检测肺结节的敏感性进一步提高，临床发现的毫米级肺癌越来越多，使得肺癌的早期诊断率明显提高。高分辨率 CT（HRCT）及螺旋 CT 薄层靶扫描或靶重建，结合增强扫描和后处理重建技术（MPR、MIP、VR 等），有助于早期肺癌征象的显示，并可明确肿瘤对胸膜、胸壁、纵隔大血管的侵犯和转移，有助于肺癌的临床分期。另外，选择合适的重建算法，多种窗宽、窗位技术的应用对于磨玻璃样肺癌的征象评价尤为重要。MRI 对周围型肺癌，特别是早期周围型肺癌形态学征象，如分叶、毛刺、空泡征等的显示价值有限。但是 MRI 可直接三维成像，对肺尖、颈胸交界处、膈周围等部位肿瘤与邻近脏器结构的关系显示有优势。另外，MRI 对胸壁软组织、纵隔淋巴结及心脏大血管等结构的侵犯或转移显示优于 CT。因此，MRI 对中晚期周围型肺癌的临床分期起到重要的补充作用。PET 或 PET–CT 可以提供肿瘤的代谢信息，有助于良、恶性肺肿瘤的鉴别，特别是对于肺门、纵隔淋巴结的转移有很高的敏感性和特异性。但其较高的假阳性率（如活动性炎症、结核、炎性假瘤、肉芽肿）、部分领域的假阴性（肺泡细胞癌、肾脏透明细胞癌等）、比较低的空间分辨率以及昂贵的检查费用，限制了它的广泛应用，目前其主要价值在于临床分期、疗效评价和随访。尽管 MRI、PET–CT 在周围型肺癌的诊断中发挥着重要作用，但目前 X 线片仍为最常用的检查手段，CT 仍然是首选和应用最广泛的方法。

（三）影像学检查

1. X 线检查

①早期 X 线表现：早期直径一般在 2 cm 以内，此时癌组织尚夹杂着正常的肺组织，即所谓“小泡征”。X 线片上一般表现为结节状阴影，密度较淡，轮廓较模糊。另一种早期周围型肺癌发生于中等大小的支气管，癌组织沿支气管壁蔓延，并可侵及其分支，在 X 线片上显示密度较淡、边缘模糊的小片状阴影。②肿块阴影是周围型肺癌的直接征象，常为圆形或椭圆形，较典型者呈分叶状，为周围型肺癌的重要征象。另一重要征象为脐样切迹，在肺癌肿的肺门方向局部凹陷形成切迹，实际上也是分叶征象的成因之一。癌肿的晚期肿块较大，一般为 3~5 cm 或更大，多数肿块的轮廓比较清楚，但其边缘常有较细小的毛刺状阴影，是因癌组织浸润所致；有的轮廓清楚光滑呈球形，是因为瘤体的

增长压迫，使周围肺组织萎陷，形成假包膜。极少数瘤体内部可出现钙化现象。③癌性空洞：癌组织坏死、液化经支气管排出后形成空洞。癌性空洞常为单发、壁厚、偏心性，内壁凹凸不平，无明显液平面。④癌肿邻近肺野及胸膜的改变。癌肿阻塞小支气管，引起小节段肺炎、肺不张及纤维索条样病变，使癌肿近胸膜侧边缘模糊，由于癌性淋巴管炎，出现肿块至肺门的条索状影。当瘤体位于胸膜下，牵拉邻近胸膜出现“V”字形及星状阴影，称为胸膜凹陷征。局部胸膜改变出现兔耳状阴影时，称兔耳征。⑤肿块增大速度较快。

2. CT 表现

周围型肺癌平扫及增强扫描，特别是 HRCT 较 X 线片更易显示肿瘤形态、密度、内部结构、边缘、分界、向周围侵袭情况及转移征象，可见残存支气管征、边缘短毛刺征、分叶征或脐凹征、胸膜凹陷证以及肿瘤所致周围血管集束征等，增强扫描肿块常呈均匀或不均匀强化，动态增强的时间 – 密度曲线呈逐渐上升趋势（图 3–16）。此外，CT 检查对纵隔、胸廓骨质的转移均易显示。

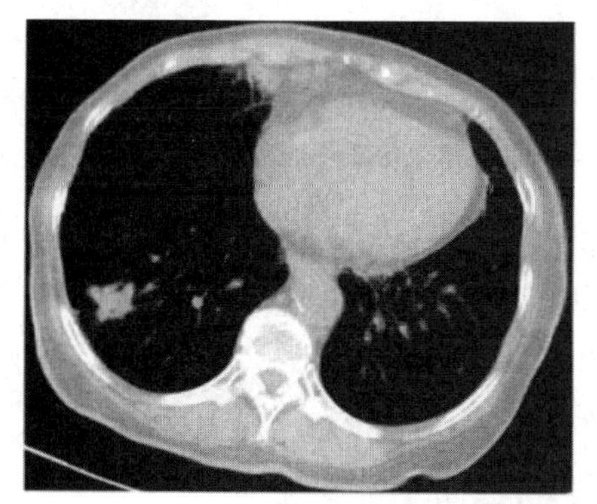
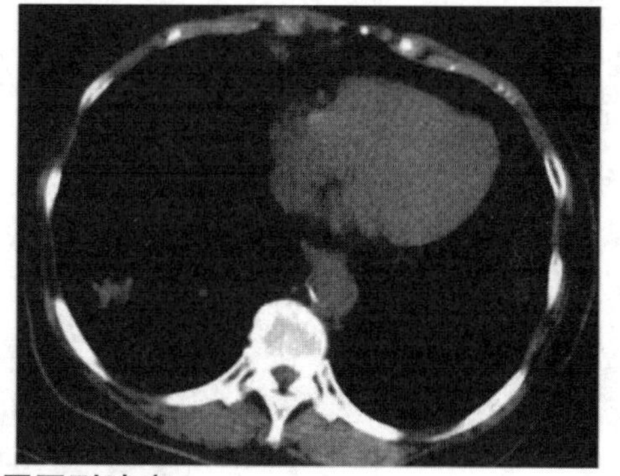

图 3–16 周围型肺癌

①空泡征：肿瘤直径＜ 3 cm 的周围型小肺癌多见，常见于瘤体中央，少数近边缘，直径多为 1~3 mm，1 个或多个，多者呈蜂窝状。②支气管充气征：也多见于小肺癌，瘤体内管状低密度影，长短不一，有的可见分支。③钙化：表现为细沙状，分布弥散或偏瘤体一侧。④空洞：典型者为厚壁或厚薄不均，内壁凹凸不平，或呈结节状，外壁呈波浪状或分叶，多数为中心性，少数为偏心发生，大小不一。⑤毛刺征：表现为自病灶边缘向周围肺伸展，呈放射状，无分支的细、短线条影，近瘤体处略粗。⑥分叶征：表现为肿瘤边缘凹凸不平，呈花瓣状突出。⑦胸膜凹陷征：指脏层胸膜被瘤体内纤维瘢痕组

织收缩拉向瘤体，凹入处与壁层胸膜间构成空隙被生理性液体充填。⑧增强扫描：瘤体呈均匀、不均匀或外周性强化。

3. MRI 检查

MRI 检查对肺内小结节的显示不及 CT，仅能发现直径约 1 cm 以上的结节。较大周围型支气管肺癌常呈分叶状肿块，T_1WI 为中等信号，强度等于或略高于肌肉，而在 T_2WI 和质子密度像上，信号强度增加，且内部信号常不均匀。较大肿瘤中心常有坏死、液化，其 T_1 和 T_2 值均延长。对于肿块边缘毛刺、棘状突起、胸膜凹陷征、细支气管征等细节的显示，MRI 检查不及 CT。此外，由于叶裂、段确定困难，故 MRI 对于肿块的定位诊断也不如 CT。肺门和纵隔淋巴结转移时，MRI 检查易发现肺门、纵隔淋巴结增大。当肿瘤侵犯胸壁时，尽管 MRI 检查对肋骨破坏显示有一定限度，但由于肿块、肌肉、脂肪信号不同而易发现胸壁受侵（图 3–17）。

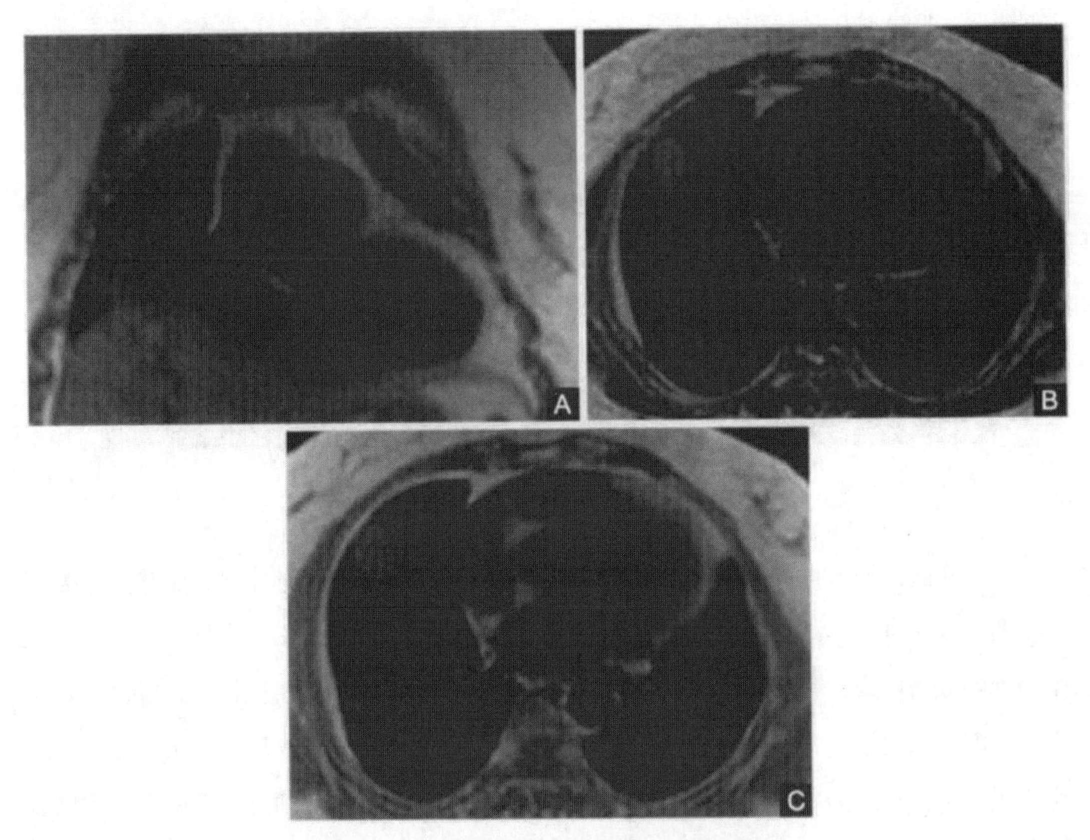

图 3–17　右肺中叶周围型支气管肺癌

冠状位 T_1WI（A）、轴位 T_2WI（B）、轴位 T_1WI（C）显示结节位于右肺中叶，与胸壁肌肉及心肌相比呈等 T_1 稍高 T_2 信号，结节与胸壁和右侧膈肌粘连

4. PET–CT 表现

周围型肺癌多数表现为肺外周的放射性浓聚灶，呈点状、结节状、圆形或类圆形，较为均匀，内部较少有坏死（图 3–18）。较早发生肺内、纵隔淋巴结及远处转移，PET–CT 呈高代谢灶，肿瘤侵犯胸膜时胸膜上可见结节状放射性浓聚灶伴大量胸腔积液，双时相显像显示，延迟显像肺癌及转移性淋巴结的 SUV 值逐渐升高。直径在 0.5~1 cm 的周围型肺癌病灶，放射性核素可以不浓聚或轻度浓聚，在 PET–CT 上出现假阴性。因此，对于< 1 cm 的病灶，须结合病史，是否吸烟、年龄等其他临床指征和放射影像学表现，如不规则的边界，来确定是否恶性。PET 对< 1 cm 结节的诊断作用，目前少有论述，一般认为其特异度较高，但对恶性病变的敏感度较低。目前，PET 扫描仪的分辨率为 5~6 mm，对< 5 mm 的结节，PET 就很难提供有用的信息。对 CT 难以确认的那些 5~10 mm 的病灶，通过 PET 或许能获得重要的信息，但其作用仍有待确认。即使将来 PET 技术不断改进，指望 PET 在< 1 cm 结节的诊断上起主要作用仍是不太可能的。

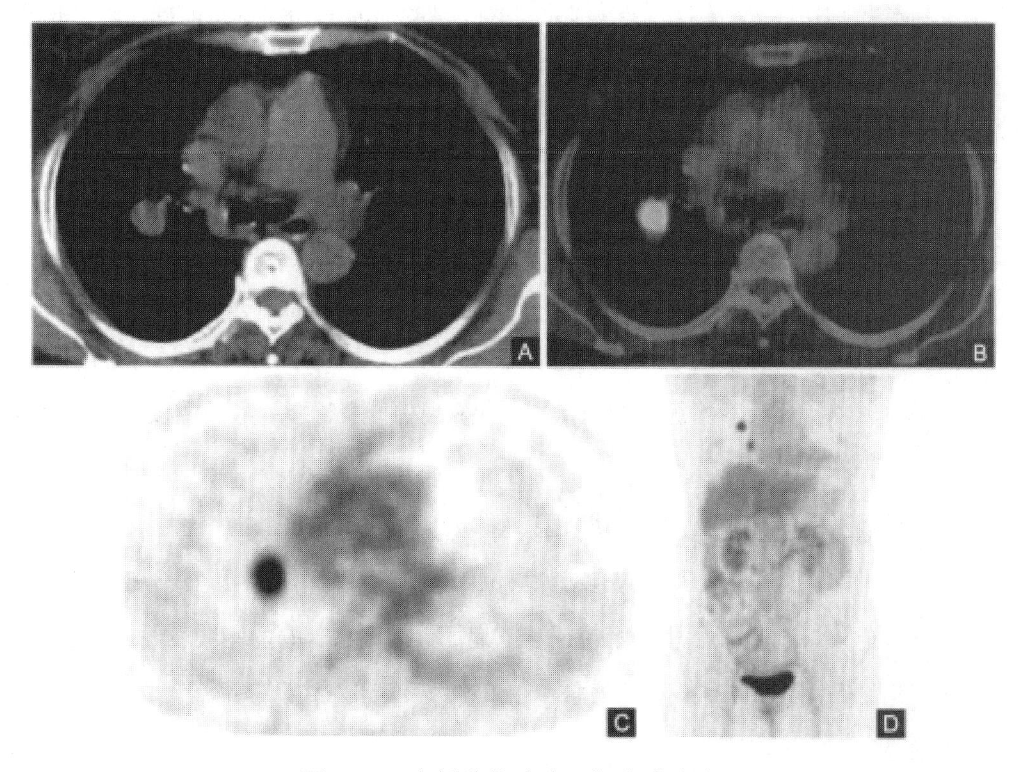

图 3–18　中低分化腺癌、部分肺泡癌

A. 右肺上叶结节，密度均；B~D. 病变放射性摄取增高，最大 SUV 值为 7.0，右肺门见肿大淋巴结，放射性摄取增高，最大 SUV 值为 5.0，手术后病理右侧肺门淋巴结 0/2，病理无转移，为假阳性

5. 血管造影表现

支气管肺癌的血管造影检查主要为支气管动脉造影，肺周边部位的支气管肺癌可以有体动脉参与供血。因此，必要时可行其他体动脉造影及肺动脉造影。血管造影可有如下的表现：①供应肿瘤的支气管动脉扩张，迂曲。②肿瘤区域内血管增多，表现为紊乱、走向不定、大小不一的新生血管。③毛细血管期肿瘤区域可以“染色”，这种染色可能勾画出肿瘤的整个轮廓，也可为部分区域染色。④出现支气管动脉、肺动脉分流。⑤肺动脉可以出现受压、包绕等征象。

血管造影虽然具有一定的特征，有时仍难以同炎症等病变鉴别。因此，血管造影不是支气管肺癌的主要诊断手段，而多用于肿瘤的灌注化疗。

（四）鉴别诊断

周围型肺癌应与炎性假瘤、结核球及肺错构瘤鉴别，炎性假瘤一般边缘光滑，无或有分叶；结核球形态较规则，边缘清楚，肿块内可有环状或斑片状钙化，病变周围常有卫星灶；肺错构瘤边缘光滑锐利，无毛刺，若有骨骼或脂肪成分，则可明确诊断。此外，肺癌尚有倍增时间（病灶直径增大 1.25 倍则体积增大 1 倍，时间为 2~3 个月），可资鉴别。

五、肺泡细支气管癌影像学要点

（一）X 线表现

细支气管肺泡癌有结节型及弥散型 2 种类型的表现。结节型与周围型肺癌的病灶不易区别。弥散型者为两肺大小不等的结节状播散病灶，边界清楚，密度较深，随病情发展逐渐增多和增大，常伴有增深的网织状阴影，表现颇似血行播散型肺结核，应予鉴别。

（二）CT 表现

CT 表现分为孤立结节型、多发结节型、弥散实变型。

（1）孤立结节型主要表现为结节或肿块位于胸膜下或肺外围，形态不规则，密度不均匀，具有毛刺征、分叶征、胸膜牵拉征、空泡征等周围型肺癌的一般表现。

（2）多发结节型两肺中、下叶为泵粒结节样改变，部分结节有融合、实变趋势，类似亚急性血型播散型肺结核。

（3）弥散实变型有单叶 / 段实变或者多叶 / 段实变。CT 表现相对特异性征象较多，可以见到支气管枯树枝征、蜂窝征、毛玻璃征，小叶间隔增厚、叶间胸膜膨出等。

（三）PET–CT 表现

PET 显像可以从分子水平检测和识别活体内不同状态下先于组织器官结构变化而发生的代谢改变。对于细支气管肺泡癌，CT 可能对诊断更有帮助。因为 PET 对支气管肺泡癌的诊断作用较差，在支气管肺泡癌中常显示为假阴性。

PET 与肺穿刺细胞学检查相比较也有较高的准确性，PET 与 CT 2 种影像技术的密切结合是影像学的发展趋势。相信随着 PET 与 CT 图像融合技术在临床的广泛应用及新的示踪剂的出现，必将为肺泡细胞癌的诊断和治疗带来新的生机和希望。

六、多原发肺癌影像学要点

多原发肺癌分为同时性癌和异时性癌，以双原发癌最常见，有时也可有 3 个或更多的癌。

（一）同时性癌

可表现为周围型 – 周围型、周围型 – 中央型和中央型 – 中央型。

周围型 – 周围型：每个肿瘤通常都具有孤立性周围型肺癌的特征，如分叶、毛刺、清楚毛糙的界面、棘状突起、空泡征、胸膜凹陷征等（图 3–19）。目前，磨玻璃密度（GGO）结节的检出率逐步提高，GGO 分为单纯性磨玻璃密度（pGGO）和混合型磨玻璃密度（mGGO）2 大类。多原发肺癌的 MDCT 常表现为 GGO，长征医院影像科对 82 例良恶性 GGO 病变的 MDCT 征象研究表明：分叶、清楚毛糙界面和胸膜凹陷征的出现强烈提示恶性。

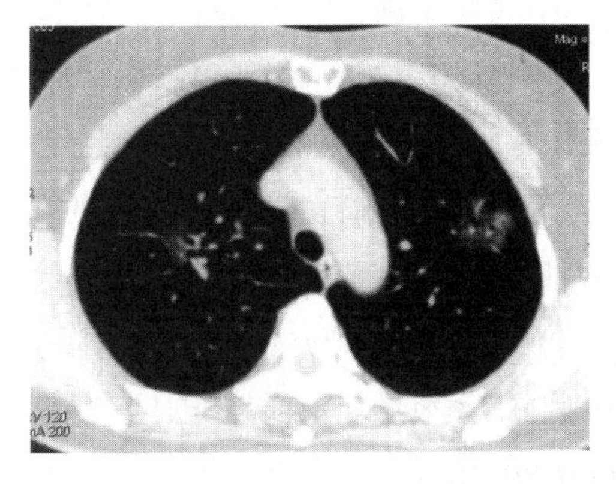

图 3–19　同时性双原发肺癌，右肺上叶 BAC，左肺上叶腺癌

CT 示双肺上叶的磨玻璃结节，边界清楚，有分叶、空泡征

周围型－中央型：周围型肿瘤具有孤立性周围型肺癌的特征。中央型肺癌常表现为支气管管壁增厚、管腔狭窄、肺门肿块和继发性的“三阻征”表现。

中央型－中央型：常表现为多发的段以上支气管的管壁增厚、管腔狭窄或肺门肿块，但需除外肿瘤沿支气管壁的直接蔓延浸润。

（二）异时性癌

异时性癌诊断的基本时间间隔是首发肿瘤完全切除术后2年以上，再次发生肿瘤时在除外复发和转移后方可诊断。可表现为首发周围型，再发周围型；首发中央型，再发中央型；首发周围型，再发中央型；首发中央型，再发周围型。异时性癌再发周围型肺癌的CT表现常为分叶、毛刺、清楚毛糙的界面、棘状突起、空泡征、胸膜凹陷征等。异时性癌再发中央型肺癌的CT表现为支气管管壁增厚、管腔狭窄、肺门肿块和继发性“三阻征”表现。

七、肺癌的筛查

用CT对肺癌进行筛查的争论仍在继续，一些人主张立即开始筛选，另一些人却认为这样做的好处没有得到证实。世界医学会议和一些著作讨论了CT筛查肺癌的利弊，关于肺癌CT筛查的有效性，既让人乐观，又让人质疑本文内容，包括肺癌筛查的背景、理论基础和以前的筛查试验结果，还包括关于CT对肺癌筛查潜在的好处和风险的争论。有了这些信息，读者可以决定支持或者反对CT筛查。

（一）筛查条件

有效地筛查一种特定的疾病，必须满足许多条件。2个主要条件是在疾病的无症状阶段能够被发现，出现早期症状时能实施有效的干预，从而改变疾病的最终结局。

肺癌筛查的目的，是因为大多数Ⅰ期肺癌是无症状的，据估计，大多数Ⅰ期肺癌在确诊时已经至少存在了4年。根据这些推测，肺癌满足筛查的第1个条件。

关于第2个条件，先前的Ⅰ期肺癌术后生存率研究显示：生存率在62%~82%之间变化。此外，对未进行手术的Ⅰ期肺癌的研究表明：生存率只有4%。这些研究似乎将支持第2个条件，即早期干预可以有效降低病死率，但是生存率与病死率是不等价项，并且第2个条件没有得到确凿的证实。

（二）CT 筛查

由于胸部 X 线片未能有效地筛查肺癌，研究人员开始把低剂量 CT 作为潜在的筛查工具。在一项由 Kaneko 和他的同事们开创的研究中，3457 例进行了低剂量螺旋 CT 扫描，其中 1369 例是 50 岁或其以上的、每年大于 20 包吸烟史的男性。每个试验者都进行了胸部 X 线片和胸部低剂量 CT 扫描检查，低剂量 CT 扫描检测到 15 个肺癌患者。在 CT 检测发现的 15 例肺癌患者中，只有 4 例能在胸部 X 线片上被发现。CT 也同样能检出较小的肿瘤。CT 检查发现的肿瘤的平均直径为 16 mm，而胸部 X 线检查发现的肿瘤平均直径是 30 mm。总之，研究表明 CT 发现的 93% 的癌症属于Ⅰ期，远远高于以前 20%~25% 有可能手术切除的癌症患者的百分比，这对低剂量 CT 作为肺癌筛查手段起到了进一步推动作用。

第 2 个重要的早期研究是早期肺癌行动计划（ELCAP），它提供了令人鼓舞的关于低剂量 CT 肺癌筛查的前景。该研究纳入了 1000 名 60 岁或其以上且至少有每年 10 包吸烟史的试验者。试验者均进行了胸部 X 线片和低剂量螺旋 CT 扫描的影像检查。在这项研究中，27 例肺癌患者在低剂量 CT 检查中被发现，7 人在胸部 X 线片中被发现。27 例在 CT 上发现的癌症患者中 85% 为Ⅰ期癌症。这些早期研究的事实表明，CT 比胸部 X 线片能发现更多的癌症和比较早期阶段的癌，说明 CT 是肺癌筛查的可用的有效方法。

随后，一个使用低剂量胸部 CT 筛查肺癌 5 年的前瞻性研究结果公布了。梅约医院收集了 1520 名 50 岁或其以上并且至少有每年 20 包吸烟史的试验者。5 年 CT 筛查研究表明，在试验者中 3356 个不确定的结节中确定了 1118 个（占 75%）。被发现结节的大小如下：2038 个（61%）是＜ 4 mm，1034 个（31%）为 4~7 mm，286 个（8%）＞ 8 mm。在 4 年发病率筛选中，1683 个结节被检出。被检出的结节，在回顾性分析中，847 个结节在以前的扫描中是不存在的，836 个结节在以前的扫描中是存在的。回顾性结节分析意味着 25%（3356 个中的 836 个）的结节在初次诊断中被漏诊了。

在 66 例试验者中检出了 68 个原发性肺癌，其中 31 例为已患肺癌，34 例为新发肺癌，3 例两者兼而有之。34 例新发肺癌中的 29 例（85%）是非小细胞癌，17 例（66%）是Ⅰ期肿瘤。被发现的 68 个肺癌结节占总发现结节的 2%，同时 66 例试验者占试验者总人数的 4.5%。全部结节中，结节为肺癌的可能性为 1.2%（2509 个中占 31 个），新发结节为肺癌的可能性为 4%（847 个中占 34 个）。尽管此项研究再次表明Ⅰ期肺癌检出增多，同时也指出了一些存在的问题，即在所有被检出的结节中大量的假阳性病灶，以及在高风险人群中较低的恶性病变患病率。

最近以来，Henschke 和同事报告了一些大的协作研究结果。这些结果表明，Ⅰ期肺癌有很高的发病率（85%）。此外，临床Ⅰ期肺癌试验者有一个预计为 88% 的 10 年生存率。生存率的提高是令人鼓舞的，但因为研究的重点不是病死率，所以这种争论并没有结束。回顾这些和其他研究的结果，一幅既包含肯定又有对低剂量 CT 用于肺癌筛查质疑的图像展现出来了。

（三）存在的益处和问题

以前的研究已经表明，与胸部 X 线片相比，CT 可以发现更多的、较小的肿瘤，而且在较早的阶段可以检测到它们，希望通过有效的干预，早期发现以使肺癌病死率降低。

由于 CT 筛查检测到大量的结节，能锁定最有可能产生阳性结果的靶结节比阳性数量更为重要。我们能够锁准适当的目标人群是另一个乐观的理由：以前的研究已经确定了一种目标人群，主要根据年龄和长期吸烟史，然而一些研究为了对肺癌目标人群进行更好的筛查，已经发现并正在血、痰、尿中寻找生物标志物。一项研究观察了呼出气冷凝液对肺癌的检测，如果这最终被证明是有效的，它将被纳入肺活量的测量中。随着筛查人群具有更有效的靶向目标，降低假阳性检查的数量是可行的。

另一个乐观的理由是可以对结节及它们恶性度的风险进行分层。亨施克和他的同事，以及米德休恩博士和他的同事的研究已经表明，结节＜ 5 mm，恶性的可能性较小，即使在高危人群中也极少超过 1%。此外，即使这些小结节被证明是肺癌，大多数仍然是Ⅰ期癌症。虽然结节仍然需要随访，但不太积极的随访是可行的。

更好的工具可用来评估较大的不确定性结节手术切除的范围。这些工具在降低发病率和与手术相关的病死率上是重要的。CT 结节增强检查和正电子发射断层扫描（positron emission tomography，PET）可以用来评估这些结节。CT 增强的研究表明，在造影前和造影图像增强最大对比度可用来判断病灶良恶性，当一个结节增强小于 15 Hu，结节是良性的可能性有 98%。对良恶性结节的诊断，以往的 PET 研究显示出高灵敏度（约 90%）和特异性（约 85%）。结节增强 CT 和 PET 已被证明在降低良性活检标本的数量上是有效的。肿块质谱分析和其他工具正处于研究中，它们也有望降低良性活检标本的出现。

在筛查图像上也可能有意外的发现，它们也能降低病死率。在梅约医院 CT 筛查研究中，13 例肺外恶性肿瘤和 138 例腹主动脉瘤被发现。腹主动脉瘤筛查已被发现是有效的，并希望通过肺癌 CT 筛查中的意外发现降低整体病死率。

最后，还有公众对肺癌筛查的需求。一项调查表明，公众对肺癌筛查的积极性并没有因假阳性结果或可能导致不必要的治疗而减弱。在知情同意的前提下，如果公众知道筛查手段的局限性而仍然希望继续，难道应该拒绝他们筛查吗？

以前的研究已经表明，CT 有能力检测出更多的肺癌症和较小的肺癌，并且与胸部 X 线片相比较能在癌症早期就检测到。问题是，CT 与胸部 X 线片相比是否在降低肺癌病死率上也有所提高。由长谷川和同事研究的 61 例 CT 已检出肺癌中，19 例（31%）被发现是高分化腺癌。所有这 19 例癌均为 I 期，并且这些癌症的平均倍增时间为 813 d 或约 2.25 年。以这个速率倍增，约经过 16 年，它将会从一个 3 mm 的肿瘤达到 15 mm 大小。由于 CT 检出肿瘤的最小直径是 3 mm，对于可以存活 16 年的吸烟者，高分化腺癌生长到 15 mm 的可能性是什么？根据国家健康访问调查，平均预期寿命在 75 岁的男性吸烟者，由于吸烟的并发症如慢性阻塞性肺病、血管疾病和食管癌等使其平均寿命比预期至少减少 5 年，而不是因为肺癌减少寿命。对于这样的缓慢生长的肿瘤提出的问题是，患者是因为这些癌症而致死亡，还是其他因素而致死亡，这还不清楚。

在另一个由 Sone 和他的同事们进行的研究中，使用移动的 CT 扫描仪筛查吸烟者和不吸烟人群，肺癌的发病率分别为吸烟者 0.52% 和非吸烟者 0.46%。这些相似的发病率引发的问题是，从不吸烟者和吸烟者中检出的癌症类型是否相同，而且结果相似。换句话说，这些是被过度诊断的癌症吗？这个问题最近在相关的研究中被提出，这表明吸烟者和不吸烟者之间癌症发病率相似，但在死亡组中其细胞类型和分期有一个显著的差异。与吸烟者相比，非吸烟者支气管肺泡癌和高分化腺癌占很高的比例，并且更多的是 I 期癌症。吸烟者的病死率和不吸烟者是相似的吗？如果不是，这将是过度诊断。

另一种方式解释：如果过度诊断是存在的，将有希望看到被发现的 I 期癌症患者数量增加，癌症患者可切除率增加、生存率增加，癌症患者总人数增加。由于过度诊断，会有相同数量的晚期癌症被查出，所以并没有降低肺癌总的病死率。这些发现在梅约 20 世纪 70 年代评价胸部 X 线片筛查的肺部项目参与者的随访中也有显示。这项研究中可能存在过度诊断，虽然 CT 筛查的研究数据比较有限，但有研究结果显示了这些 CT 筛查可能存在过度诊断。

虽然研究结果已经表明，CT 检测出的癌症均较小且总体而言在早期阶段，仍然存在一个问题：侵袭性癌症的子灶能否早期就被发现而进行有效的干预。根据德维塔和他同事们的估计，肺癌患者的平均"寿命"为 10.5 年。在 5 年内，一个典型的肺癌的直径约为 0.4 mm，仍低于 CT 图像的识别能力。经过 7.5 年后，肿瘤的直径约为 4 mm，CT 检查能够显示它，此时，肿瘤到达其预期寿命的 3/4，但在疾病的发展过程中可能由于发现太晚而不能改变较恶性的肿瘤的最终结果。虽然 CT 能检测出 4 mm 的结节，但大多数研究表明，CT 筛查检测出肺癌大小接近 10 mm。根据德维塔和其同事的数据，这对应于约 8.5 年的肿瘤年龄。

八、肺癌中 PET/CT 检查的应用

（一）肺癌 PET/CT 显像技术

1. ^{18}F–FDG PET/CT 早期显像

患者检查前需禁食 4~6 h，禁饮含糖饮料，糖尿病患者可继续服降糖药，显像前 2 h 患者口服 1.5%~2.0% 低浓度含碘水溶液 800 mL，扫描前 120 min 再口服 1.5%~2.0% 低浓度含碘水溶液 200 mL。在平静状态下经三通管于患者外周静脉注射 ^{18}F–FDG 296~560 MBq（0.12~0.15 mCi/kg），患者在暗室静卧 50~60 min，排尿后进行胸部或全身 PET/CT 显像。PET/CT（以 GE Discovery LS 为例）显像包括 CT 透射扫描和 PET 发射扫描，CT 透射扫描电压为 120 kV，电流为 80~200 mA，螺距为 0.75，每环旋转时间 0.8 s；PET 发射扫描 3~5 min/ 床位，图像重建采用有序子集最大期望值迭代法（Ordered Subsets Expectation Maximization，OSEM），具体技术参数因机器不同而变化。全身扫描范围为大腿上段至颅顶，胸部为胸锁关节至上腹部。PET 和 CT 采集的图像传送到 Xeleris 工作站进行图像融合、图像分析；放射性浓聚灶感兴趣区（region of interest，ROI）由计算机计算标准摄取值（SUV）、L/B 比值，以此作为半定量诊断分析参考。

2. ^{18}F–FDG PET/CT 延迟显像

注射 ^{18}F–FDG 显像剂 2~4 h 后，对放射性浓聚灶进行局部 PET/CT 延迟显像，显像参数和图像融合及判断与早期显像一致。可计算滞留指数 =（延迟显像 ROI 的最大 SUV– 早期显像 ROI 的最大 SUV）+ 早期显像 ROI 的最大 SUV × 100%。以此作为半定

量诊断分析参考。

3. 高分辨率 CT 扫描（HRCT）

^{18}F–FDG PET/CT 显像后，对难判断肺部病灶（＜ 3 cm）进行感兴趣区单一 MSCT 薄层（1.5 mm 或 2.0 mm）扫描和利用高 – 空间 – 频率（骨）算法重建图像的技术方法，并采用 MPR 或 3D 等多种后处理技术的应用。高分辨率扫描的主要作用在于优化地显示肺内细微结构（肺小叶气道、血管及小叶间隔、肺间隔、肺间质及毫米级的肺内小结节内部结构等）。

4. CT 增强扫描及 CT 动态增强扫描

是在 ^{18}F–FDG PET/CT 显像后，为诊断做佐证或了解胸部大血管的解剖和确定血管是否受侵而进行的检查。增强扫描是从外周静脉注入含碘对比剂后再做胸部连续扫描的方法，通常分为二期扫描：血管浸润期（或称动静脉期）及实质浸润期（或称平衡期）。前者一般在注射 1 min 内扫描，后者在注射后 2~5 min 内扫描。动态增强扫描是指以高速率（2~4 mL/s）注射含碘对比剂（约 100 mL）后，在 30~50 s 内注完。在注射开始后 30 s 起，每隔 30~60 s，在病灶同一层面连续扫描，连续扫描达注射对比剂后 7 min。增强的目的是明确病灶的性质（血管性或非血管性）、病灶灌注的动态 CT 值的变化，观察病灶的涉及范围，以及胸部大血管的解剖。

（二）肺癌 PET/CT 检查适应证

（1）肺癌的诊断与鉴别诊断。

（2）肺癌治疗前的分期与治疗后的再分期。

（3）指导肺癌治疗方案的制订与修改以及肺癌放疗生物靶区的勾画。

（4）评价肺癌的疗效和预后，监测肺癌术后残余与复发。

（5）远处转移灶及肺癌原发灶的寻找。

（6）穿刺活检定位。

（三）在弥散型肺癌中应用

（1）PET 表现：病灶表现为整个肺叶或整个肺段呈明显放射性弥散性浓聚，或多个小结节状浓聚灶弥散地占据 1 个或 1 个以上肺段，甚至 1 个肺叶。病灶 SUV ＞ 2.5，有的结节病灶呈低代谢或不代谢，表现为假阴性。

（2）CT 表现：为两肺多发病灶及肺段、肺叶的实变影像。两肺多发病灶为结节或斑片状影像，结节大小不等，其密度相似，以两肺中下部较多，HRCT 有助于病变形态、分布的显示。肺叶、肺实变的密度不均，合并有小结节影像，有的可见空气、支气管像，为肺泡实变而支气管内仍有气体。含气的支气管不规则狭窄、扭曲及具有僵硬感，细小分支消失截断。CT 增强检查时在肺叶及肺段实变病变中出现血管强化的影像，称为“血管造影征”。

（四）在肺癌转移诊疗中的应用

1. 胸部转移

（1）PET 表现：肺癌淋巴结转移可见肺内、肺门、纵隔单个或多个、较大的、同侧性或不规则分布、结节形或团块形放射性异常浓聚，放射性浓聚明显高于正常纵隔的血池。病灶直径＞ 7 mm，SUV ＞ 2.5；病灶直径＜ 7 mm，SUV 可 2.5，或无放射性异常浓聚。肺内血行、淋巴转移病灶可表现高代谢结节病灶或不能显示粟粒样病灶和癌性淋巴管炎。胸膜转移可见条片状、整个胸膜状或结节状放射性异常浓聚，较小转移灶可无放射性异常浓聚。纵隔炎症增生性淋巴结可表现轻度放射性浓聚，延迟显像，病灶代谢可增高或减低，通常病灶多发，分布规则对称，需与淋巴结转移鉴别。

（2）CT 表现：胸内淋巴结转移引起肺门及纵隔淋巴结肿大。淋巴结短径＞ 1.0 cm。可发生于任何一组淋巴结，以气管分支下、主动脉弓旁、上腔静脉后、主肺动脉窗、气管旁及两肺门多见。可为 1 组或多组淋巴结肿大。增大的淋巴结可为单发，或数个淋巴结融合成较大肿块。增强检查淋巴结强化不如血管明显，可与血管鉴别。肿瘤在肺内血行转移形成多发结节，结节边缘光滑，或呈粟粒状。肿瘤经淋巴结转移形成癌性淋巴管炎，表现为支气管血管束增粗，有小结节及细线、网状影。胸膜转移的 CT 表现为胸膜结节和胸腔积液，胸膜结节为多发性，可发生于胸膜各个部位，胸腔积液以中等及大量积液多见。肺上沟瘤易引起胸椎及肋骨破坏。CT 血管造影（computed tomography angiography，CTA）可显示肿瘤对血管的侵犯，如肺静脉、上腔静脉及肺动脉受侵。

2. 胸外转移

（1）骨转移瘤。① PET 表现：^{18}F–FDG PET/CT 显像显示溶骨性转移松质骨和皮质可呈 ^{18}F–FDG 异常浓聚，坏死缺损区呈放射性低代谢或代谢缺损。成骨型转移通常低代谢或不代谢，少数表现 ^{18}F–FDG 高代谢。溶骨型转移病灶放射性异常浓聚高于成骨型转移病灶。混合型则呈 ^{18}F–FDG 异常浓聚介于上述 2 型之间多见。肺癌以溶骨型和混合型多见。肺癌患者经造血生长因子治疗后或化疗后，特别是使用粒细胞生成因子后，骨髓代谢可明显增高。注意与 ^{18}F 离子致骨显像，或肿瘤广泛转移致"超级骨髓显像"表现鉴别。② CT 表现：CT 扫描见溶骨性转移表现为松质骨或皮质骨的低密度缺损区，边缘较清楚，无硬化，常伴不大的软组织肿块。成骨型转移为松质骨内斑点状、片状、绵团状或结节状边缘模糊的高密度灶，一般无软组织肿块，少数有骨膜反应。混合型则兼有上述 2 型病灶的表现。

（2）脑转移瘤。① PET 表现，^{18}F FDG PET 显像脑转移灶可以表现为高、低代谢活性或与正常脑皮质活性相同。病灶中央坏死呈代谢缺损区，可表现为环状高代谢灶。病灶周围水肿表现为低代谢或代谢缺损，可多发或单发。较小的脑转移灶（< 5 mm）和部分病例呈等代谢或低代谢的转移灶，^{18}F–FDG 显像难以显示，应用胆碱、^{11}C– 蛋氨酸显像剂进行 PET/CT 脑显像，有助于脑转移瘤的显像。② CT 表现：CT 平扫肿瘤密度不等，高、等、低或混杂密度均有。60%~70% 的病例多发，也可呈单发。肿瘤小者为实性结节，大者中间多有坏死，呈不规则环状。87% 的病例有脑水肿，很小的肿瘤却有很大的水肿。CT 增强扫描，94.4% 的病例有强化，多为环形强化。坏死、出血病灶不强化。

（3）肾上腺转移瘤。① PET 表现：^{18}F–FDG PET/CT 显像表现双侧或单侧肾上腺肿块状、结节状、类圆形、椭圆形或分叶状 ^{18}F–FDG 异常浓聚，病灶 SUV > 2.5，转移病灶代谢高于肝代谢。② CT 表现：CT 平扫表现为双侧或单侧肾上腺肿块，呈类圆形、椭圆形或分叶状，大小为 2~5 cm，也可较大。密度均一，类似肾；肿瘤内有坏死呈低密度区。CT 增强扫描，肿块呈均一或不均强化。

（五）18F–FDG PET/CT 在小细胞肺癌中的应用

1. 诊断与分期

^{18}F–FDG PET 在非小细胞肺癌中的临床诊断价值已经毋庸置疑。Gambhir 等总结了 1993—2001 年间发表的 23 篇 ^{18}F–FDG PET 在肺癌诊断方面的研究资料，共计 1255 例患者。^{18}F–FDG PET 诊断肺癌的灵敏度可达到 96%，特异度 73%，准确性 91%，阳性预测率和阴性预测率均达到 90%。

Gould 等包括 40 份研究 1474 个肺占位荟萃分析的结果肯定了其价值。他们通过 SROC 曲线分析，PET 诊断非小细胞肺癌的敏感度和特异性的截止点均为 91.2%（95% 可信区间为 89.1%~92.9%），^{18}F–FDG PET 诊断肺部结节的灵敏度和特异性为 96.8% 和

77.8%。Barger 等汇总报道双时相 ^{18}F–FDG PET 在非孤立性结节的诊断效率。总计 10 篇文章，816 例患者，890 个肺结节。双时相 ^{18}F–FDG PET 诊断非孤立性结节总的灵敏度 85%（95% 可信区间为 82%~89%）、特异度 77%（95% 可信区间为 72%~81%），阳性似然比 2.7（95% 可信区间为 1.4~5.2），阴性似然比为 0.26（95% 可信区间为 0.14~0.49），诊断比值比为 11（95% 可信区间为 3.8~32.2）。标准摄取值（SUV）是 ^{18}F–FDG PET 图像中肿瘤组织糖酵解水平的一个半定量分析参数，其定义肿瘤组织中的 ^{18}F–FDG 摄取活性与全部注入机体内 ^{18}F–FDG 活性的比值。Bryant 等分析了 585 例术前进行 ^{18}F–FDG PET/CT 显像的肺部孤立性结节患者，其中 496 例患者被确诊为恶性结节，SUV_{max} 中位值为 8.5（范围 0~36），良性结节 89 例，SUV_{max} 中位值为 4.9（范围 0~28，$P < 0.001$）。当 SUV_{max} 在 0~2.5 时，恶性结节发生率为 24%；当 SUV_{max} 在 2.6~4.0 时，恶性结节的发生率为 80%；当 $SUV_{max} > 4.1$ 时，恶性结节的发生率为 96%。Grgic 也分析了 140 例进行 ^{18}F–FDG PET/CT 显像的肺部孤立性结节患者。结果发现，恶性结节的发生率为 57%。恶性结节的 FDG 摄取值明显高于良性结节患者，分别为 SUV（9.7 ± 5.5）和 SUV（2.6 ± 2.5）（$P < 0.01$）。当 $SUV < 2.0$ 时，90% 以上的结节为良性，其敏感度、特异度和阴性预测值分别为 96%、55% 和 92%。当 SUV 为 4.0 时，诊断恶性结节的敏感度、特异性和准确度为 85%。目前一般认为，^{18}F FDG 标准摄取值大于 2.5 时可以很好地鉴别良性和恶性结节。

非小细胞肺癌的临床分期是临床治疗决策和预后评估的直接依据。Lardinois 等对 50 例非小细胞肺癌患者术前分别进行 ^{18}F–FDG PET/CT 显像，参照 TNM 分期比较了 ^{18}F–FDG PET/CT 在 NSCLS 临床分期的价值。发现 ^{18}F–FDG PET/CT 改变了 20/49（24%）例患者的临床分期，^{18}F–FDG PET/CT 对 NSCLC 临床分期的准确性明显高于单独 CT、单独 PET。Birim 等也通过荟萃分析系统比较了 PET 和 CT 在探测纵隔淋巴结转移中的价值。共收集 17 份研究，通过 SROC 曲线分析 PET 探测淋巴结转移的最大联合敏感性和特异性为 90%（95% 可信区间为 86%~95%），准确性明显高于 CT 显像，研究也验证了 ^{18}F–FDG PET/CT 在 NSCLS 临床分期的优势。包括 570 例肺癌患者，^{18}F–FDG PET/CT 对分期的准确性为 88%，而 CT 的准确性仅为 67%；^{18}F–FDG PET/CT 和 CT 的风险比（OR）为 3.91，意味着 ^{18}F–FDG PET/CT 对临床分期的准确性是 CT 的 3.91 倍；两者 NNT 为 5，意味着使用 5 次 ^{18}F–FDG PET/CT 可以增加 1 次临床分期准确性。基于 ^{18}F–

FDG PET 在肺癌临床分期中的肯定价值，非小细胞肺癌临床实践指南（NCCN）已经将 ^{18}F–FDG PET/CT 显像作为肺癌临床分期检查非创伤性检查方法之一，认为 ^{18}F–FDG PET/CT 显像可以对非小细胞肺癌进行更准确的分期（包括Ⅰa 期病例）。国内卫健委颁发的肺癌治疗临床路径也将 ^{18}F–FDG PET/CT 检查列为肺癌术前评估的可选择项目之一。

2. 预后评估

基于非小细胞肺癌在 ^{18}F–FDG PET/CT 显像中呈现的高摄取特征的普遍性，许多研究者对于 NSCLS 细胞高摄取 ^{18}F–FDG 的临床意义也极为关注，并认为非小细胞肺癌的高摄取特征既是鉴别肿块良恶性的影像标志物，也是预测非小细胞肺癌潜在转移能力、生存时间的预测标志物。

Wang 等系统分析了 10 篇研究共计 1122 例Ⅰ期（$T_{1\sim2}N_0$）非小细胞肺癌患者，^{18}F–FDG PET/CT 显像预测隐匿性淋巴结转移的危险度。他们发现，在 T_1 患者中，^{18}F–FDG PET/CT 预测纵隔淋巴结转移的阴性预测值是 0.94，T_2 患者中是 0.89；总的阴性预测值（包括 T_1 和 T_2）是 0.93，所有淋巴结转移的阴性预测值是 0.87。原发灶高 SUV 值与隐匿性淋巴结转移发生的危险度具有明显相关性。Lee 分析了 160 例病理证实为 T_1 期的非小细胞肺癌患者，^{18}F–FDG PET/CT 显像中 SUV_{max} 和 CT 诊断和预测局部淋巴结转移的关系。160 例患者中 9 例患者出现淋巴结转移，^{18}F–FDG PET/CT 诊断淋巴结分期的灵敏度、特异性和精确性分别为 11.1%、86.1% 和 81.9%，而 CT 分别为 11.1%、96.7% 和 91.9%。实性成分 $<$ 50% 的患者没有发现淋巴结转移。在实性成分 $>$ 50% 的患者中，具有淋巴结转移的患者中 SUV_{max}、实性成分大小、比例及病灶位置与无淋巴结转移患者明显不同。多参数分析结果显示，原发灶较高的 SUV 值、较大的实性成分比例以及中央型位置均可以独立预测淋巴结转移。

Kim 等研究了 76 例临床Ⅰ、Ⅱ期非小细胞肺癌患者 SUV 值的预后价值。发现，$SUV_{max} \leq 6.7$ 的中位总的生存率为 48.9 个月，明显长于 $SUV_{max} > 6.7$（P=0.0001）者；$SUV_{max} \leq 5.9$ 的 DFS 是 31.7 个月（P=0.0001）。高 FDG 摄取可以很好地预测总生存率和无病生存率。Goodgame 等报道，136 例行根治性手术切除的早期 NSCLC 患者，随访中位时间为 46 个月。术前 ^{18}F–FDG PET 显像的 $SUV_{max} > 5.5$（所有患者的中位值）的患者 5 年估计复发率为 53%，而 $\leq$ 5.5 的患者 5 年估计复发率为 14%；2 组的 5 年生存率则分别为 53% 和 74%。高 SUV_{max} 具有独立的复发和死亡预测率（SUV=5.5）。

Tsutani等研究了176例患者，其中鳞癌132例，腺癌44例。腺癌的SUV中位值为2.60，鳞癌为6.95（$P < 0.001$）。应用ROC曲线分析统计发现，当SUV为3.7，可以较好地预测腺癌的复发，而对鳞癌的复发并没有价值。在鳞癌患者中，SUV < 6.95的2年无病生存率为70.2%，SUV > 6.95的患者为59.3%（P=0.83）；在腺癌患者中，SUV < 3.7的2年无病生存率为93.5%，SUV > 3.7的患者为52.4%（$P < 0.0001$）；进一步进行分组，临床Ⅰ期肺癌患者的2年无病生存率为100%和57.2%（$P < 0.0001$）。有研究者认为，腺癌的SUV值是独立预测非小细胞肺癌的预后因子，而在鳞癌中并不能对其进行预测。Casali分析了119例非小细胞肺癌的显像结果也显示，SUV_{max}与病理类型、病理分级以及病理分期均存在明显的相关性（$P < 0.001$）。SUV_{max}预测预后的优化截止值为6.7（P=0.029）。$SUV_{max} < 6.7$的患者2年疾病特异性生存率（DSS）为91%，$SUV_{max} > 6.7$的患者组为55%（$P < 0.001$）。在临床分期为ⅠB期的患者中，SUV_{max}仍具有较好的预测效率，$SUV_{max} < 6.7$，2年DSS为100%；$SUV_{max} > 6.7$，为51%（P=0.016）。在腺癌患者中，SUV_{max}预测预后的优化截止点为5（P=0.027），而非腺癌患者预后的优化截止点为10.7（P=0.010）。这些组化特异性的截止点分组与存活率有明显的相关性。有研究者认为，在可手术切除的非小细胞肺癌患者中，SUV_{max}是一个独立的预测因子，但在不同的组织病理类型中有一定差别。分期并不影响SUV_{max}在独立预后中的作用。

3. 疗效监测

在肿瘤治疗中，组织病理反应仍是目前评价治疗疗效的最有效指标。

^{18}F–FDG PET可以通过代谢区分出具有活性的肿瘤残余组织，与组织病理反应具有良好的相关性。Choi等对肿瘤残余中葡萄糖代谢率与组织病理反应的关系进行了探讨。30个病灶中有14个获得完全治疗病理反应。最大葡萄糖代谢率在放化疗后2周从（0.333 ± 0.087）μmol/（min · g）（样本量n=16）下降到（0.0957 ± 0.059）μmol/（min · g）。残余病灶中的MRg1c与pTCP呈负的剂量反应关系。残余灶中MRg1c=0.076 μmol/（min · g）和MRg1c < 0.040 μmol/（min · g），分别提示肿瘤pTCP为50%和pTCP > 95%。提示在肺癌放化疗中，残余病灶的MRg1c可很好地反映肿瘤组织反应。

Robert等对SUV变化与组织病理学反应的关系也进行了探讨。56例患者均在治疗前和治疗结束后进行FDG PET显像。SUV_{max}的变化与切除肿块中无活性细胞的百分比存在密切线性关系，其相关性显著高于CT测量的组织大小。SUV_{max}减少超过80%预测完全病理反应的敏感性、特异性和准确性分别为90%、100%和96%。重要的是，FDG PET最大SUV减少百分比的曲线下面积显著高于CT预测的完全病理反应的变化百分比。Yamamoto等研究也发现，26例患者中18例有病理反应、8例病理无反应。有反应组早期显像（注射后1 h）与延迟显像（2 h后）的SUV均明显低于无反应组。有反应组早期显像和延迟显像之间的变化程度也明显高于无反应组。

虽然各个研究定义反应的标准不一致，但 ^{18}F–FDG PET/CT在放化疗后的代谢反应与生存期之间相关性比较明确。

为进一步观察确定应用 ^{18}F–FDG PET预测治疗疗效的时机，许多研究认为，有效治疗方案在化疗的第1个周期就可以见到 ^{18}F–FDG摄取的减低。如Weber报道，57例分期为Ⅲ B和Ⅳ期的非小细胞肺癌患者分别在化疗前后第1周期化疗后进行显像。以 $\Delta SUV > 20\%$ 为代谢反应标准。代谢反应与基于RECIST能达到的最好反应之间有密切联系（$P < 0.0001$），预测的敏感性和特异性分别可达到95%和74%，代谢反应组的无病生存期（P=0.0003）与总体生存期（P=0.0005）都显著长于无反应组（分别为163 d和54 d，252 d和151 d）。Lee等报道，31例Ⅲ B和Ⅳ期患者在化疗前和第1周期化疗后接受PET检查，发现早期PET预测疗效反应的阳性预测值为71.4%，阴性预测值为100%，提示第1周期化疗后PET可以较常规影像学标准更早地预测疾病进展，避免无效的治疗方案。Nahmias等将16例患者根据存活时间小于6个月分为2组，所有患者在化疗开始后均接受7个时间点的PET检查，每周1次，发现在化疗开始后1~3周内SUV减少0.5可以区分出存活时间大于6个月的患者，也即是对于化疗有反应的患者。然而，对于 ^{18}F–FDG摄取下降的程度至今仍未取得一致意见。基于 ^{18}F–FDG PET显像在未治疗肿瘤中可重复性地研究，测定错误一般不可能导致 $> 20\%$ 的偏差，因此有研究建议以ASUV $> 20\%$ 为代谢反应标准。

（六）肺癌PET/CT显像与其他影像学的比较

1. 胸部X射线片

优质的胸部正、侧位X线片仍是肺癌患者或肺癌筛查中最基本、最常见的方法。高千伏摄片及数字化摄片（DR、CR）能取得很好对比的胸部X线片，但由于肋骨遮挡肺野或结节边缘模糊，易引起肺部小病灶的漏诊，肺门、纵隔淋巴结转移的诊断不如CT、MRI、PET/CT敏感，特异性也低。胸外转移的诊断受到很大限制。胸部X线片强调观察肺部病变的前后比较，尤其是对原发病灶的倍增时间、纵隔和肺门淋巴结变化的观察。

2. CT

单独CT扫描已成为肺良性与恶性结节的诊断、肺癌分期、肺癌治疗后随诊最主要和常用的方法。通过高分辨率扫描及后处理技术的应用，可以精确地显示周围结节的边缘、邻近肺改变及部分支气管充气征、空泡征、病灶密度、钙化等。增强CT扫描可以量化病灶的强化程度，灌注扫描利用病灶增强后的时间–密度曲线有助于良恶性结节（或肿物）的诊断与鉴别诊断。多层螺旋CT的应用，使肺部球形病灶的诊断准确性从以往的36%~58%增加到70%~80%。螺旋CT的后处理技术的应用，除轴位扫描外，还可多平面重建（multi-planar reconstruction，MPR），容积再现技术（volume rendering technique，VRT）、支气管透明像、支气管仿真内镜（CTVE）、CT血管成像（CTA）等方法评价中央型肺癌对中央气道和大血管的侵犯更有重要意义，有助于判断肿瘤的可切性。研究显示，肺癌对气管、支气管的肿瘤侵犯，MPR+VRT的敏感性、特异性和准确性（93%、90.3%、92.4%）均高于轴位图像（82%、83.9%、92.4%）；在大血管侵犯方面，CTA的灵敏度、特异性和准确性（97.3%、91.1%、94.7%）均高于轴位图像（84%、83.9%、86.3%）；胸以外的增强扫描，对肾上腺、脑、肝转移的诊断有一定意义。随着MSCT的应用，软件的改进，后处理技术的完善，MSCT有可能成为肺癌术前术后的常规检查。

3. MRI

由于肺内含空气、信号少，MRI不是肺部病变的首选检查方法。然而，MRI的多方位扫描及较高的软组织分辨率可获得常规X线及CT无法得到的信息，是判断胸壁受侵和肿瘤与膈肌关系的可靠方法，尤其是能很好地显示肺上沟癌与臂丛神经及血管的关系；对于中央型肺癌MRI更易发现肺门肿块和远处的肺实变并加以鉴别。MRI对周围型肺癌的诊断仍主要依据病灶的形态学改变，如肿块分叶征、毛刺征及胸膜凹陷征，以及肿瘤内部的变化如坏死液化、空洞征等。MRI不能分辨某些CT可见到的小的肺结节，甚至还可漏诊对侧肺的转移灶。对禁忌注射碘对比剂的患者，MRI是观察纵隔肺门、腹内实质性器官和淋巴结的首选方法，但是MRI无法显示钙化的缺点，有时可将完全钙化的淋巴结误诊为增大的恶性淋巴结。因此，对于淋巴结转移CT与MRI诊断的准确度都不如PET或PET/CT高。MRI对脑、脊髓、脑脊膜转移以及肾上腺转移与腺瘤的鉴别应做首选；肺癌骨转移首先发生在骨髓，然后才累及骨小梁和骨皮质，MRI可先于X线片和CT检出骨髓内的病灶，但特异性还较低。MRI 对于肺癌放疗后纤维化与肿瘤复发均有重要价值，但需待放疗后 6~12 个月纤维成熟后才能比较准确地与肿瘤复发鉴别。相信随着全身 MRI、MMRI、弥散成像、灌注成像、MRI 波谱分析及增强剂的研究，MRI 定会对肺癌的诊断作出更多的贡献。

4. SPECT

^{99m}Tc–MIBI 显像对肺癌诊断的灵敏度为 85%~90%，特异性为 70%~85%，准确性为 80%~85%。此外，^{67}Ga 肺显像也可诊断肺癌，并发现纵隔淋巴结转移。^{99m}Tc 标记的亚甲基双膦酸盐骨显像是肺癌术前的常规检查，对术后早期的骨转移灶可比 X 线片提早 3~6 个月确诊。骨核素显像灵敏度高，为 90%，但缺乏特异性，如外伤、代谢性骨病、骨质疏松、关节病、关节炎等均可出现骨显像的假阳性。文献资料显示，^{18}F–FDG PET 诊断肺癌骨转移的灵敏度与骨显像相似，但其特异性更高，可达 98%。

5. PET/CT 或 PET

作为现代医学的最新影像诊断工具，PET/CT 既能显示肿瘤组织代谢，又具有明确的解剖定位，克服了单独 PET 定位不明确的缺点，在肺癌的诊断和鉴别诊断、肺癌的分期与再分期、肺癌治疗的决策、疗效与预后的评价、肿瘤残余或复发的监测以及肺癌放射治疗等方面有独特的作用。目前，^{18}F–FDG PET/CT 显像已成为肺癌诊断的重要方法之一，对肺癌诊断的敏感性及特异性均在 90% 以上。但是结核、炎症、结节病、霉菌球感染等良性病变引起的 ^{18}F–FDG 代谢增高，可造成 PET 假阳性判断。另外，细支气管肺泡癌（结节型）、类癌或小于 7 mm 的小病灶等引起 ^{18}F–FDG 代谢减低或因容积效应，可造成 PET 的假阴性判断。此时，MSCT 高分辨扫描、CT 增强扫描及 CT 灌注扫描等技术的应用，均有助于肺部良、恶性肿瘤的鉴别。研究表明，联合应用 CT、MRI、PET 的肺癌诊断的准确性相当高，其敏感性、特异性、准确性、阳性预测值和阴性预测值分别为 97.7%、90.5%、95.4%、95.6% 和 95%。当然，实践中可能没有这么理想化，但这说明了多种影像学手段互补后，其诊断的准确性有可能会得到很大的提高。PET/CT 全身显像是发现 NSCLC 胸外转移的一种很有效的方法，在识别肾上腺、肝转移、胸膜腔转移上优于单独 CT 扫描，探测骨转移优于 ^{99m}Tc–MDP 骨显像，脑转移不如 MRI 敏感性和特异性高。对于脑转移 ^{18}F–FDG PET/CT 脑显像代谢不高的患者，UC– 胆碱、UC– 蛋氨酸 PET/CT 脑 3D 显像有助于脑转移的诊断。Marom 等对 20 个月内新诊断的 100 例肺癌以病理学分期做对照，比较 ^{18}F–FDG PET 和胸部 CT、骨扫描、对比剂增强脑 CT 或 MRI 等常规影像学手段对肺癌全面分期的准确性，PET 为 83%，常规手段为 65%；对纵隔淋巴结分期的准确性，PET 为 85%，CT 为 58%；对骨转移的灵敏度，PET 为 92%，骨扫描为 50%。

第四章　肺癌外科治疗

第一节　肺癌外科治疗总论

外科治疗是肺癌综合治疗的重要环节。从传统开胸手术到电视辅助胸腔镜手术（video-assisted thoracic surgery，VATS），从多孔到单孔，手术方式和手术切口向着更加微创化的方向发展。器械与技术的进步以及手术操作的成熟和规范，使肺癌手术治疗适应证不断扩大。随着精准医疗的提出和临床试验数据的不断完善，对于不同分期的肺癌患者选择不同的手术方式、切除范围和淋巴结清扫，是外科治疗的重要内容与研究方向。目前，外科手术切除仍然是根治肺癌的唯一可能方法，也是可切除肺癌的首先治疗手段。可以预计，在相当长的时间内，外科治疗在肺癌的治疗中将占有重要地位。

一、外科手术治疗原则

在任一非急症手术治疗前，应根据诊断要求完成必要的影像学和心肺肾功能等辅助检查，并对肺癌进行 c–TNM 分期，以便于制订全面、合理和个体化的治疗方案。

应由以胸外科手术为主要专业的外科医师决定手术切除的可能性、制订手术方案，尽量做到完全性切除肿瘤和区域淋巴结，同时尽量保留有功能的肺组织。

如身体状况允许，行解剖性肺切除（肺叶切除、全肺切除）。

如患者的肿瘤能手术切除且无肿瘤学及胸部手术原则的限制，可以选择电视辅助胸腔镜外科手术（VATS），但其对设备条件要求高，技术难度及风险大，对有需要的患者应转三级综合医院或肿瘤医院进行手术。

如身体状况不允许，可以行局限性切除：肺段切除（首选）或楔形切除，此时也可选择 VATS 术式。

肺癌完全性切除手术应常规进行肺门和纵隔各组淋巴结（N_1 和 N_2 淋巴结）切除并

标明位置送病理学检查，最少对 3 个纵隔引流区（N_2 站）的淋巴结进行取样或行淋巴结清扫。

如肿瘤的解剖位置合适且能够保证切缘阴性，尽可能行保留更多肺功能的袖状肺叶切除术，其术后生活质量优于全肺切除术。

如肿瘤侵及心包外肺动脉，临床上定义为 T_2，鼓励技术成熟的医院开展肺动脉成形术以免于全肺切除。对侵犯隆突部位肿瘤可行全肺切除及隆突切除成形或重建术（图 4–1）的病例，应转三级综合医院或肿瘤医院进行手术。

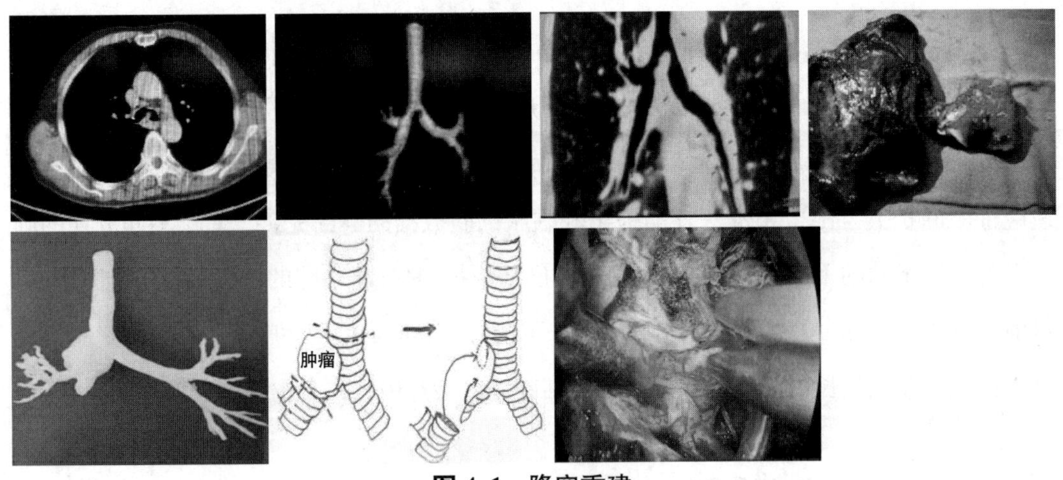

图 4–1　隆突重建

对肺癌完全性切除术后 6 个月复发或孤立性肺转移者，排除远处转移情况下，可行余肺切除或病肺切除。

Ⅰ期和Ⅱ期的患者如经胸外科医师评估认为不能手术，可改行根治性放疗、全身化疗、射频消融等治疗。

肺癌手术数量是影响肺癌术后并发症和病死率的重要因素，接受胸外科专科医师培训的医师进行肺癌切除，肺癌患者术后病死率低，5 年生存率提高。

二、手术适应证和禁忌证

（一）适应证

（1）Ⅰ、Ⅱ期和部分Ⅲ a 期（$T_3N_{1\sim2}M_0$、$T_{1\sim2}N_2M_0$、$T_4N_{0\sim1}M_0$ 可完全性切除）非小细胞肺癌和部分小细胞肺癌（$T_{1\sim2}N_{0\sim1}M_0$）。

（2）经新辅助治疗（化疗或化疗加放疗）后有效的 N_2 非小细胞肺癌。

（3）部分Ⅲ b 期非小细胞肺癌（$T_4N_{0\sim1}M_0$）如能局部完全切除肿瘤者，包括侵犯上腔静脉、其他毗邻大血管、心房、隆凸等。

（4）部分Ⅳ期非小细胞肺癌，有单发脑或肾上腺转移者。

（5）临床高度怀疑肺癌，经各种检查无法定性诊断，建议转上级医院进一步诊治（临床判断可完全性切除者，可考虑手术探查。术中发现胸膜广泛转移者，可行病灶切除或肺叶切除，不建议全肺切除）。

（二）禁忌证

（1）绝大部分临床诊断明确的Ⅳ期、大部分Ⅲ b 期和部分Ⅲ a 期非小细胞肺癌，及分期晚于 $T_{1\sim2}N_{0\sim1}M_0$ 期小细胞肺癌患者。

（2）重度肺功能障碍者，FEV1 < 1 L，$PCO_2 > 5.7$ kPa。

（3）反复心绞痛发作，尤其是近 3 个月内频繁发作或发生心肌梗死者。

（4）近 3 个月内有脑血管意外病史者。

（5）有麻醉禁忌或其他手术禁忌者。

（6）严重恶病质或有其他重要器官功能损害不能耐受手术者。

三、手术的分类

根据手术的彻底程度和性质，肺癌的手术可分为完全性切除、不完全性切除、不确定切除和剖胸探查 4 种。完全性切除代号为 R_0，镜下癌残留的手术为 R_1，肉眼癌残留的手术为 R_2。

（一）完全性切除

2005 年国际肺癌研究会分期委员会将肺癌的完全性切除定义为：①所有切缘包括支气管、动脉、静脉、支气管周围组织和肿瘤附近的组织；②行系统性或叶系统性淋巴结清扫，必须包括 6 组淋巴结，其中 3 组来自肺内（叶、叶间或段）和肺门淋巴结，3 组来自包括隆突下淋巴结在内的纵隔淋巴结；③分别切除的纵隔淋巴结或切除肺叶的边缘淋巴结不能有结外侵犯；④最高淋巴结必须切除而且是镜下阴性。只有同时满足这 4 个条件才能被列为完全性切除。这一定义除了满足原来规定的将肺原发癌及肺门纵隔淋巴结完全切除干净，无肉眼或显微镜下癌残留的手术条件之外，还排除了可疑的不彻底，也将淋巴结的评价标准化。

（二）不完全性切除

不完全性切除要求：①切缘肿瘤残留；②纵隔淋巴结或切除肺叶的边缘淋巴结结外侵犯；③淋巴结阳性但不能切除（R_2）；④胸膜腔或心包腔积液癌细胞阳性。

（三）不确定切除

“不确定切除的手术”是指所有切缘镜下阴性，但出现下述 4 种情况之一者：①淋巴结清扫没有达到上述要求；②最高纵隔淋巴结阳性但已切除；③支气管切缘为原位癌；④胸膜腔冲洗液细胞学阳性。可以看出，不确定切除指的是没有肿瘤残留的证据但手术达不到完全性切除标准的情况。

（四）剖胸探查术

剖胸探查术指的是仅切开胸廓但没有切除肿瘤的手术或仅行活检的手术。

四、围术期处置

对影像学、支气管镜或痰细胞学等检查诊断为肺癌或高度疑为肺癌，初步判断可接受手术治疗，若患者接受医师的建议，即可开始进入围术期的术前准备阶段。

（一）术前处置

（1）肺癌患者的术前评价，应综合评价其全身状态，包括体质、营养状况、既往病史以及有无伴随其他系统性疾病等。

（2）围术期的并发症随患者年龄的增加而增加。没有合并其他伴随病时，高龄并非手术的禁忌证。70 岁以上的Ⅰ、Ⅱ期肺癌患者，80 岁以上的Ⅰ期肺癌患者可安全地接受肺叶切除或楔形切除，但全肺切除则要十分慎重。

（3）呼吸道准备：对有长期吸烟史，合并有程度不等的慢性支气管炎、肺气肿的患者，首先应劝其戒烟；对反复咳黄痰或脓痰，胸部 X 线片显示肺部有阻塞性炎性改变或肺不张时，应给予有效抗生素积极进行抗感染治疗（有条件时应做痰细菌培养+药敏实验，以指导用药），力争在手术前使肺内炎症得到有效控制；也可应用抗生素或其他药物雾化吸入局部治疗对肺部病变不能除外肺结核或可能有肺癌并存肺结核者，应在术前给予 10~15 d 保护性的足量正规抗结核治疗，以免术后机体免疫功能降低时造成较严重的结核复燃或播散。鼓励指导患者进行有规律的循序渐进的呼吸循环功能训练，如深呼吸、咳嗽和爬楼梯等。

（4）心血管准备：对有高血压、冠心病、心律失常（频发房性期前收缩或室性期前收缩）、陈旧性心肌梗死、束支传导阻滞等病史的患者，应视不同情况给予适当的对症处置，以降低手术风险。肺癌术后最常见的并发症为心脏并发症，心肌梗死是肺切除围术期死亡的第二常见原因。肺癌患者术前均应进行心电图检查。

1）有心脏杂音的肺癌患者术前应行超声心动图检查。

2）6周内发生的心肌梗死不宜行肺切除术。

3）6个月内的心肌梗死可考虑肺切除术，但应仔细评价心功能情况。

4）冠状动脉旁路手术后的患者并非肺切除的禁忌证，但应仔细评价心功能情况。

5）冠状动脉造影如果发现有意义的病变，肺切除前应先行冠状动脉旁路手术。

以前没有心脏病病史的无症状患者，心肌梗死的发生率为0.1%。肺癌伴有冠心病和高血压患者，虽非手术绝对禁忌证，但应谨慎对待。可与心血管医师协作进行术前治疗，对不稳定心绞痛患者必须进行控制。有心肌梗死史者须经治疗控制3个月以上，心电图显示除梗死区外无严重心肌缺血表现、心功能良好时，方可考虑施行手术治疗。伴有完全房室传导阻滞或来自心肌病的多源性心律不齐以及多发性室性期前收缩者，一般不能耐受手术。高血压病患者需经规范治疗使血压接近正常范围时方能考虑手术。

（5）对合并有其他重要器官疾病者，如糖尿病、甲亢、肝肾功能异常等，应积极控制，使其基本达到手术条件后，方可施行手术。

（6）肺功能测定：肺功能测定对于施行肺部手术是一项重要的必不可少的检查，它对估计患者术前肺功能的实际状况，判断该患者可否承受开胸手术，预计可能接受肺组织切除的最大范围，以及决定合理的手术方式（肺叶切除、袖式切除、肺段切除或全肺切除等）有重要的意义。

（二）术中监测

对于开胸手术的患者均应给予术中心电、心律、呼吸、血压、血氧饱和度以及血二氧化碳含量等基本指标的监测。有条件的还可行桡动脉插管监测动脉血压和血氧饱和度等，以及中心静脉插管监测中心静脉压等。对有糖尿病的患者术中须监测尿糖和血糖。术中出现心律不齐、期前收缩、血压不稳、血氧饱和度下降等情况时应及时处理，必要时请心内科医师协助处理，以保证手术能正常进行和术中安全。

（三）术后护理

肺切除术后的患者应送入加强治疗病房（intensive care unit，ICU）治疗和护理。尤其是对高龄患者，有心肺功能不全、心律不齐、高血压、冠心病等较严重并发症的患者。部分低肺功能患者术后自主呼吸不能达到正常血氧饱和度范围时，尚需呼吸机辅助呼吸。一般术后使用有效抗生素 5~7 d；持续低流量吸氧或间断吸氧 3~5 d；注意加强呼吸道护理，术后第 1~3 d 应给予雾化吸入，鼓励患者咳嗽咳痰，必要时可用支气管镜吸痰。注意观察胸腔引流管是否通畅、引流液的颜色和每日量。一旦发现胸腔积液颜色较深或量多时（一般术后胸腔积液在最初 24 h 不超过 300~500 mL），要密切观察每小时流量，同时检查血及胸腔积液的血红蛋白含量，拍床旁胸部 X 线片等，一旦诊断为胸内出血，视其情况及时处理，必要时开胸止血。胸腔积液颜色和量正常时，可在术后 48~72 h 后拔管。大多数患者在术后第 2 d 即可下床活动。

五、肺癌外科治疗的基本手术方式

（一）开胸手术

1. 手术切口的选择

小细胞肺癌外科治疗与非小细胞肺癌手术治疗的切口是一样的，常见手术切口有：①后外侧切口；②前外侧切口；③腋部小切口；④保留侧胸壁肌肉的切口；⑤胸骨正中切口及其演变；⑥横断胸骨的开胸切口（双肺病灶的切除）。

进胸的最佳入路取决于如下几个因素：①骨骼解剖；②病灶的位置及范围；③肺门的位置；④手术目的。

（1）后外侧开胸术：经后外侧开胸术是胸科最常用的开胸入路。采用这种切口可以完成任何一种肺切除术，因此被广泛采用。患者为侧卧位，切口的定位标志包括脊柱和肩胛骨。自肩胛骨内侧和脊柱连线的中点经肩胛下角下方一横指至腋前线作弧线切口线，根据习惯及手术难易决定切口长度的选择。切开皮肤和皮下组织，断开背阔肌。切口前端，一般保留前锯肌、游离胸壁、前锯肌和背阔肌之间的深肌膜；要沿胸壁斜行分离，避免切断前锯肌纤维。后端取决于切口长度，可能需要断开斜方肌和菱形肌。行胸壁手术或后入路行肺尖肿瘤切除术，尤其注意要将肩胛骨从胸壁提起。用直角拉钩将肩胛骨提起，用手触摸数清肋骨。

（2）经腋下开胸术（保留胸肌）：大部分的肺切除术，都可以选择经腋下切口取代后外侧切口。这一切口有如下优点：①大部分胸肌得以完整保留；②开关胸更简单快速；③相对更美观。此切口采用双开胸器，切口暴露充分，术野良好，不离断胸背部肌肉，术侧上肢活动多无影响，术后卧位时不压切口，易愈合，一般将其作为胸外科手术的常规切口。患者取侧卧位，以支架固定，将肘向头端拉，展开腋窝。身体向后倾斜，以更好地显露前外侧胸壁。此入路皮肤切口无论垂直或斜行均可沿腋前线指向髂前上棘切开5～7 cm，一般切口中点选在男性平乳水平或第4、第5肋间。分离皮下组织后，剥离胸大肌，显露前锯肌的前缘。一般还要处理胸小肌以显露前锯肌的肌齿。

（3）前外侧切口：由于早期小细胞肺癌分期较早，手术难度不大，有些医院多采用此切口。此切口也是沿着外侧切口线在肩胛骨前确立切口长度，多经肋间进胸腔，进行手术操作。

2. 手术术式的选择

小细胞肺癌的手术仍以肺叶切除，纵隔淋巴结清扫为主。肺叶切除仍然是标准切除方法，它是解剖性切除并确保了叶支气管周围淋巴结的清扫，提供了准确分期依据并达到局部防治的目的。

（1）右肺上叶切除：右上叶肺动脉寻找的标志为奇静脉。切开奇静脉下的纵隔胸膜，显露尖前段动脉，予以游离、结扎、切断。将右肺上叶推向后方，解剖上肺静脉，将其尖前、后支切断。注意另一分支为中叶静脉，不能损伤。暴露斜裂，在横裂根部剪开脏层胸膜，解剖出由肺动脉主干发出上行的后支动脉，并离断之。托起右肺上叶，将上叶支气管离断，分离时须防止损伤邻近的中、下叶动脉。右上叶支气管较短，注意勿损及右主支气管。

（2）右肺中叶切除：在斜裂和横裂交界处暴露右肺动脉，其向内发出的2个分支即为中叶内外段动脉，予以结扎、切断、缝扎。将中叶向上翻转90°，处理中叶静脉，防止损伤上叶的分支。分离中间支气管附近的淋巴结，切断和缝合中叶支气管。因它与背段支气管发自同一水平，缝合时不能过于靠近中叶开口部分。如肺裂不全，可将切断后的支气管作牵引，麻醉机加压使余肺膨胀，在叶间隙显示清楚后再予分离。

（3）右肺下叶切除术：分离斜裂胸膜，暴露肺动脉。背段动脉位于背段支气管的前上方，并与中叶动脉相对，将其切断、结扎。基底段动脉位于基底段支气管的外前方，它的总干较短，宜在远端暴露其 4 个基底段分支，分别切断、结扎，要注意防止损伤中叶肺动脉。暴露肺动脉，将下叶推向前方，游离下肺韧带，暴露下肺静脉，并予切断、结扎。若下肺静脉较短，可在总干结扎后再将远端分支予以切断、缝扎。将肺裂充分切开，解剖支气管到中叶支气管开口平面，先将背段支气管切断、缝合，然后在中叶开口水平下切断基底段支气管。也可在对中叶支气管的良好保护下，将下叶支气管一起切断、缝合。

（4）左肺上叶切除术：将左肺上叶拉向前下方，切开主动脉弓下的纵隔胸膜，暴露左肺门上方的肺动脉。肺动脉到上叶的分支有 4~7 支，最上方为尖后支，予以切断。再将肺叶推向前上方，分别游离切断前支及舌段支将肺向后上方牵拉，暴露肺门的前方，处理上肺静脉。为便于在切断上叶支气管时能窥见肺动脉主干，处理宜在肺门后方进行。用手指挡住肺动脉主干后，在上叶段支气管水平近侧切断、缝合上叶支气管，防止损伤下叶支气管。

（5）左肺下叶切除：切开肺门后方胸膜，解剖斜裂，暴露下叶背段及基底段动脉，分别予以切断、结扎。将下叶推向前方，分离下肺韧带，暴露下肺静脉，将其切断结扎。切断下叶支气管时，同样要防止损伤上叶支气管。较安全的方法是先切断、缝合背段支气管，然后处理基底段支气管。

3. 肺段切除术与肺楔形切除术

解剖性肺段切除术或肺楔形切除术的指征为：①患者高龄或低肺功能，或有行肺叶切除术的主要风险；② CT 提示肺内周围型病变（指位于肺实质外侧 1/3），病变直径≤ 2 cm，并具备以下 1 个特征：病理证实为腺癌；CT 随诊 1 年以上高度可疑癌，CT 扫描提示磨玻璃样影中实性成分≤ 50%；③切除肺组织切缘距离病变边缘≥ 2 cm 或切缘距离≥病变直径，术中快速病理为切缘阴性；④在决定亚肺叶切除术之前，应对肺门和纵隔淋巴结进行系统采样。

（1）肺段切除术：对局限于一个肺段的病变，可行肺段切除。其优点是可最大限度地保留健康肺组织，肺功能损失小，手术创伤小。其缺点是操作复杂，若病例选择不当，操作不熟练，术后并发症多，结果反不如肺叶切除术。故可行肺段切除，又可行肺叶切除者，多采用肺叶切除。肺段切除术对初学者来说宜取慎重态度。

肺段切除术，是依据每个肺段均有其固有的支气管、肺动脉、肺静脉，因而是组成肺叶的一个解剖单位。肺段切除术，是将肺段动脉、静脉及支气管解剖切断，将肺段钝性加锐性剥脱。除右下叶背段的段间静脉需一并切除外，其他肺段切除术应将段间静脉保留于所留的肺段的段面上。目前，常用的是下叶背段、左上叶尖后前段、左上叶舌段切除术。

（2）肺楔形切除术：在肺轻度充气或萎陷的情况下，用长钳按楔形钳夹距肿块1 cm区域的肺组织。在每侧2把长钳之间，用电刀或刀切除肿块及其邻近肺组织，残端切面采用交叉褥式缝合缝闭之。待肺充气扩张时，观察切缘有无漏气或渗血，并给予相应的处理。也可采用支气管缝闭器呈楔形夹住并切除病变肺组织。

（二）淋巴结清扫

根据肺癌淋巴结清扫方式与范围的不同，目前常将肺癌淋巴结清扫分为以下类型：系统性淋巴结清扫、选择性淋巴结活检、系统性采样、肺叶特异性系统性淋巴结清扫、采样、扩大性淋巴结清扫。研究表明，对于术中采样确定无纵隔淋巴结转移的 T_1、T_2 期肺癌患者，行纵隔淋巴结清扫与纵隔淋巴结采样远期生存效果相似。

研究发现，不同位置肺叶肺段的肿瘤存在不同的淋巴结转移途径，进而提出了根据肿瘤位置特异性行肺叶特异性淋巴结清扫。有临床研究表明，肺叶特异性淋巴结清扫术后局部复发率与系统性淋巴结清扫类似。此外，使用淋巴结示踪技术确定可能转移、需要清扫的淋巴结，可以优化清扫范围，实现清扫的精准化。目前，常用的方法主要包括术前 ^{99m}Tc 标记硫胶体、锡胶体淋巴结闪烁判定法，以及术中使用生物活性染料，如吲哚菁绿、放射性核素法和近红外线法。但上述方法准确性尚低，且程序复杂、费用高昂，限制了大规模的应用。

（三）VATS

大量研究表明，与传统开胸手术相比，VATS手术可明显减少对患者胸壁结构的创伤，减轻术后疼痛，从而明显降低疼痛引起的心肺功能负担，利于患者术后恢复。随着VATS成像系统的不断改良，可旋转镜头的出现，胸腔镜不仅可以放大操作术区，更给术者提供了更加广阔的手术视野，更加清晰地显示气管、血管、神经、淋巴结及其比邻关系，从而使手术更加精细、安全。VATS手术在清扫淋巴结效果上不亚于开胸手术，甚至优于开胸手术。VATS手术创伤小、恢复快，长期生存效果与开放手术相似，目前已成为早期肺癌的标准外科手术方式。

1. 手术切口

胸腔镜肺叶切除术因切口数量的不同，主要分为 3 孔 VATS、单操作孔 VATS（SUP–VATS）、单孔 VATS（SP–VATS）及多孔 VATS（4 孔及以上），所有操作均在胸腔镜下完成，不撑开肋骨，实施解剖性肺叶切除和淋巴结清扫或采样。VATS 切口设计一方面要求能够探查、处理整个胸腔；另一方面还要避免手术器械之间的相互干扰，便于操作。

3 孔 VATS 作为经典胸腔镜设计方案，更符合 VATS 特点，操作简便易掌握，目前应用最为广泛：腔镜孔多选在腋中线偏前第 7 肋间（1.5 cm）；主操作孔以腋前线为中心，上、中叶切除在第 3 肋间，下叶在第 4 肋间（3 cm）；副操作孔多在腋后线偏后第 8、第 9 肋间（1.5 cm）。

SUP–VATS 又称 2 孔 VATS，一个为腔镜孔（同 3 孔 VATS），另一个为操作孔，多选在腋前线与腋中线间第 4、第 5 肋间（3~5 cm），所有操作均在操作孔下完成。SUP–VATS 可用于肺下叶周围型肺癌且肺裂发育好的患者，肺良性肿瘤为最佳选择。优点：①灵活应用腔镜孔与操作孔可以解决实际操作中切割缝合器因角度而操作困难等问题；②使用可旋转的内镜切割缝合器、双关节钳及交替长短、弯曲度不同的器械，能减少器械之间的干扰；③观察孔大小以能紧密固定住 Trocar 为宜，可避免操作过程中反复旋转对肋间神经的损伤；④使用超声刀完成淋巴结清扫，可避免电凝损伤支气管动脉及烟雾对术野的干扰。

SP–VATS 只有 1 个手术切口，多选在腋前线与腋中线间第 4~6 肋间（3~5 cm），所有器械均经此孔完成操作。SP–VATS 早期主要用于胸外伤、气胸、脓胸、手汗症等的治疗及高危患者的手术活检和分期。由于 SP–VATS 难度大，目前缺乏前瞻性随机多中心临床研究，其推广仍面临许多问题，如器械之间的相互干扰、靠近背侧或膈肌附近病灶显露差、隆突下淋巴结清扫较困难、电刀或电凝产生的烟雾不能排出等。

2. 手术方式

解剖性肺叶切除是目前 VATS 肺叶切除的公认标准。由于不同术者操作习惯的不同，具体手术方式也各具特色。一种为经肺裂操作模式：先打开肺裂，经肺裂间肺实质显露肺血管，随即处理肺动脉、静脉，最后处理支气管，完成解剖性肺叶切除。但该术式并不适用于多数尤其是肺裂发育不良的患者，且术中出血及术后肺漏气发生率高。另一种是避开肺裂操作模式：先避开发育不全的肺裂处理肺门结构，最后再处理发育不全的肺裂。

刘伦旭等在此基础上创立了单项式肺叶切除术，即在胸腔镜下首先处理肺门组织及肺门的血管和支气管，单一方向层次推进，下叶切除由下向上推进，上叶和中叶切除由前向后推进。此种术式易于学习和掌握，目前广泛使用。还有一种融合以上手术方式的杂交式操作模式：在术中根据病灶解剖情况采取最安全合适的手术方法，多用于局部晚期病变较复杂的患者。

肺段切除术多适用于不能耐受肺叶切除术者，如高龄、心肺功能较差、合并心血管系统疾病等，部分早期周围型肺结节可考虑肺段切除，但肺段切除操作比肺叶切除更复杂，VATS 术前精确定位仍是需要解决的难题。

支气管袖式成形术一直被认为是一项高难度、高风险，对术者要求极高的手术方式，VATS 用于支气管袖式成形甚至是不可能的，多数医疗中心多选择常规开胸术式。但随着腔镜设备、手术器械的改进及腔镜下吻合技巧的改良，越来越多的医疗单位开始尝试与探索 VATS 支气管袖式成形术。

（四）达芬奇机器人辅助胸外科手术

达芬奇机器人辅助胸外科手术（robot-assisted thoracic surgery，RATS）可谓精细微创外科的极致，其双目成像系统可以给术者提供一个高清裸眼三维图像，图像放大倍数可达 10~15 倍；机械臂固定镜头后，由术者操作镜头移动、变焦，成像稳定性强。手术机械臂末端关节具有 7 个自由度及转腕功能，器械拥有特殊设计的腕关节，可以如同人手一样做出屈伸和旋转动作，旋转范围可达 540°，是人手的 3 倍，利于在狭小空间的操作；机械臂可以完全滤除人手的抖动，对分离气管、血管与处理血管周围比邻组织、清扫淋巴结更加便利。RATS 在手术出血量、操作时间方面均可与 VATS 手术类似，部分甚至优于 VATS 手术，同时淋巴结清扫范围也可以达到开放手术的效果。新一代达芬奇机器人支持单孔技术、FireFly 荧光显影，并将超声、CT 等影像信息融合于手术操作中，未来 RATS 将进一步融合全息投影、三维目镜、语音声控及 AI 辅助等最新人类科技成果，在肺癌的外科治疗方面更加便捷和微创化。

六、术后并发症

（一）支气管残端瘘

支气管残端瘘是一种比较常见的并发症，典型的临床表现是咳巧克力色痰，尤其是患者侧卧位患侧向上时明显，发生的原因主要是支气管残端有炎症或肿瘤，导致愈合不良，或关闭残端时有缺陷，尤其是两角处。预防措施：术前及术后加强抗感染治疗；术中尽可能在正常黏膜处切断支气管；缝合残端均匀可靠，两角处可从侧面加针，必要时可用胸膜或肺组织包埋残端。支气管残端瘘一旦发生，愈合常较困难，尤其是全肺切除后发生的，也常引起胸腔感染。一经诊断成立，应立即行胸腔闭式引流术。有人使用生物胶黏堵瘘口，但较大的瘘口难以成功。

（二）血气胸

多在术后当天或 24~48 h 发生。主要表现为血压下降，心搏加快，胸腔积液量大、色深红，若胸腔积液超过 300~400 mL/h，连续 3 h 以上，胸腔积液血红蛋白检查接近血液血红蛋白水平，应立即开胸止血；有时血块堵塞胸管，胸管液面无波动，但临床观察有失血性休克的表现，查血红蛋白，拍床旁胸部 X 线片等证实有较大量的胸内出血时，也应立即开胸止血和清除血凝块，不可贻误治疗时机造成不可挽回的损失。对术后早期发生的较大的支气管残端瘘或肺大疱破裂引起的气胸，估计保守治疗难于控制时，也应考虑及时开胸重新缝合支气管残端或结扎肺大疱。一般的气胸只要在第 2 前肋间放置胸腔闭式引流管即可排气控制气胸。对于较小的胸内出血应积极给予支持治疗，对症处理，密切观察，直至患者病情完全稳定。

（三）肺炎

肺炎是肺部手术后最常发生的并发症，是引起术后 30 d 内死亡的主要原因之一。产生的原因有术前已有肺部感染未得到有效控制，术后机体免疫功能低下、呼吸道排痰不畅等。尤其是老年患者，有长期肺部慢性炎症病史者，容易发生严重的支气管肺炎，导致心肺功能障碍或感染性休克等。预防措施：术前加强抗感染治疗和呼吸道准备，术后加强呼吸道护理，必要时反复用支气管镜吸痰，鼓励患者咳痰等。根据痰培养 + 药敏实验，选择有效抗生素。

（四）低肺功能状态

部分全肺切除的患者，和术前心肺功能不全者，尤其是高龄患者，术后可能出现低肺功能状态。较轻者，静息时无明显缺氧表现，轻微活动后感呼吸、心搏加快，全身出冷汗等；严重者平静时也有明显的缺氧表现，需长期吸氧，部分患者甚至依靠呼吸机辅助呼吸方可维持机体用氧，进一步发展可导致呼吸衰竭。预防措施：严格掌握手术适应证，决不可盲目追求手术切除率而随意扩大手术适应证和不遵循全肺切除的基本原则。

（五）心律失常和心功能不全

可表现为心律不齐，房性或室性期前收缩，心房纤颤等。一些患者并发肺炎或（和）低肺功能，造成心肌缺氧，严重时可突发心肌梗死。预防措施：加强心电监测，选用适当的抗心律失常药，长期低流量吸氧，预防性使用扩血管药物和营养心肌的药物，如复方丹参注射液、能量合剂等。

（六）乳糜胸

较食管癌、贲门癌术后少见。发生的原因可能是术中分离病变组织或纵隔淋巴结（4R区淋巴结）时损伤胸导管，也可能是术后自发性胸导管破裂所致。

（七）肺动脉栓塞

术后突然出现的剧烈胸痛伴有严重的呼吸困难、发绀。多为下肢静脉血栓形成，脱落后进入心脏造成肺动脉栓塞，这类并发症病死率极高。预防措施：术后早日活动，避免用下肢静脉输液，对高血脂等患者可在术前和术后使用抗凝药。一旦发生肺动脉栓塞时应尽早尽快使用大剂量尿激酶等溶栓药物治疗。

第二节　胸腔镜下肺叶切除术

肺叶切除术是治疗肺部疾病最常用的手术方法之一，但由于传统的开胸手术创伤大、术后疼痛重，并发症发生率较高，往往会对患者术后康复和生活质量造成较严重的影响。胸腔镜手术作为一种成熟的微创手术技术，在肺癌的诊断和姑息治疗方面的价值已经得到公认，取得了与传统开胸手术相同的结果。因此，胸外科医师逐渐尝试将胸腔镜技术应用于肺叶切除治疗早期非小细胞肺癌。临床研究发现，全胸腔镜下肺叶切除治疗早期非小细胞肺癌在彻底性和有效性方面可以达到与开胸手术相同的效果，同时是一种安全的手术方式，并且具有创伤小的特点。美国国家综合癌症网络（NCCN）非小细胞肺癌诊疗指南自2007版开始，已正式将全胸腔镜肺叶切除手术列为早期非小细胞肺癌治疗的标准术式之一。

一、手术适应证

（一）肺部恶性肿瘤

1. 原发性肺癌

（1）早期非小细胞肺癌，$T_{1\sim3}N_{0\sim1}M_0$，或孤立的单站 N_2 淋巴结肿大的Ⅲ A 期患者。新辅助化疗或放化疗后，也可试行胸腔镜手术。

（2）随着腔镜手术技术的提高，以往的一些相对手术禁忌证逐渐成为手术适应证：①直径超过 5 cm 的肿瘤，以往是手术禁忌，现已证实完全可以安全地在胸腔镜下完成。②肿瘤侵犯叶支气管，需要进行袖式支气管成形手术的，部分患者可以尝试在镜下完成。③以往认为化疗后是胸腔镜手术的禁忌证，现有资料证实，胸腔镜下可以完成完全切除。④肿瘤侵犯部分心包，未侵及心脏的，可以在镜下切除部分心包，同时用人工织物补片修补缺损的心包。⑤ N_2 淋巴结转移，以往认为是胸腔镜手术的绝对禁忌证，但越来越多的文献证实，胸腔镜下完全可以达到同开胸手术相同的淋巴结清扫效果。因此，对于单发或单站 N_2 淋巴结肿大，淋巴结与周围重要的血管支气管存在间隙，淋巴结之间彼此无融合，可以尝试在胸腔镜下完成。⑥胸壁局部侵犯：肿瘤侵犯胸壁曾一度被认为是胸腔镜手术的禁忌证。有人发现，肿瘤侵犯局部胸壁，未侵透肋间肌，切除后胸壁缺损不大，无须进行胸壁重建的患者，可以试行胸腔镜下肺叶切除合并部分胸壁切除手术。

2. 肺转移瘤

原发灶控制良好，没有肺外转移，病变局限于 1 个肺叶内或一侧肺内，手术能够切除所有病灶，但无法通过有限的肺切除，如楔形切除等完成时，可以通过胸腔镜肺叶切除完成。

3. 其他肺部恶性肿瘤

类癌、肺母细胞瘤、平滑肌肉瘤、脂肪肉瘤等。

（二）肺部良性疾病

支气管扩张症，肺囊肿，肺脓肿，肺部真菌病，肺结核或其他分枝杆菌感染，肺隔离症，肺大疱导致的毁损肺，先天性动静脉瘘，肺硬化性血管瘤等。

二、术前准备

与常规开胸肺切除手术基本相同，注意事项如下。

（一）胸部CT检查

胸部CT可以明确肺部病变情况，包括肿瘤部位、大小、边界、质地，与周围组织的关系，肺内有无多发病灶，周围脏器有无受侵，如胸壁、膈肌、纵隔、大血管、膈神经、喉返神经等，以及纵隔有无肿大淋巴结，有无纵隔淋巴结结核、淋巴结钙化等增加手术难度的因素。

胸部CT对于胸腔镜肺叶切除手术安全性评估至关重要。①胸部CT平扫：可了解纵隔尤其是肺门淋巴结有无钙化，如CT发现钙化淋巴结，预示手术难度增大，术中出血等发生率可能增加，中转开胸概率升高；②胸部增强CT：可以了解肿瘤与周围血管的关系及有无异常发育血管等，也是评估手术安全性的重要检查之一。

（二）高龄患者的术前准备

高龄患者合并肺门淋巴结增生性改变发生率高，而这正是胸腔镜肺叶切除手术最主要的难点之一。因此，更应重视高龄患者术前平扫及增强CT检查的结果，充分评估手术风险。另外，高龄患者常合并糖尿病、冠心病、血栓栓塞性疾病等增加术后心脑肺肾并发症的高危因素，因此术前应根据患者身体状况、既往疾病等增加超声心动图、下肢血管多普勒超声等相关检查。同时积极控制基础疾病，并加以合理训练指导，以达到最佳的心肺功能和心理状态。

三、手术步骤

（一）右肺上叶切除术

1. 体位和切口选择

（1）体位：患者采取左侧卧位，肩下垫枕。

（2）观察口：右侧第7肋间腋中线，长度1.5 cm。

（3）操作口：右侧第4肋间腋前线，长度4 cm。

（4）辅助操作口：右侧第7肋间肩胛下角线，长度1.5 cm。

2. 手术步骤

（1）将右肺下叶牵向头端，切断下肺韧带。

（2）将肺组织牵向前方，自下向上打开肺门后方纵隔胸膜至奇静脉弓下缘，切断伴行支气管上、下缘的支气管动脉。

（3）清扫隆突下淋巴结：提起食管表面纵隔胸膜，首先游离隆突下淋巴结食管侧，切断供应淋巴结的小血管，直至显露左主支气管侧壁，然后提起隆突下淋巴结，钝性结合锐性游离淋巴结，自下肺静脉开始，向前经心包后方，向上到达支气管下缘清除全部淋巴结。

（4）将肺组织牵向后方，打开肺门前方纵隔胸膜。

（5）打开上肺静脉外膜，先游离上肺静脉和中叶静脉之间的间隙至肺动脉表面，再游离上肺静脉与右肺动脉主干间的间隙。

（6）将右肺上叶牵向后下方，游离右肺上叶尖前段动脉及右肺动脉主干，用长弯钳掏过尖前段动脉，用装有白色钉仓的内镜直线型缝合切开器切断前尖段动脉。

（7）将右肺上叶向头端牵起，打开后方斜裂，游离后升支动脉，用装有白色钉仓的内镜直线型缝合切开器切断右肺上叶后升支动脉。

（8）用装有白色钉仓的内镜直线型缝合切开器切断上肺静脉。

（9）游离右肺上叶支气管，用装有绿色钉仓的内镜直线型缝合切开器切断支气管。

（10）用装有蓝色钉仓的内镜直线型缝合切开器切开分化不全的水平裂，将右肺上叶完整切除。

（11）将切除的肺叶装入标本袋或无菌手套内取出。

（12）清扫上纵隔淋巴结，沿迷走神经前方、奇静脉上缘和上腔静脉后缘做三角形切口，打开上纵隔胸膜，先从后方开始游离，清晰显露气管侧壁，达到骨骼化；然后将上纵隔淋巴结和周围脂肪组织向后牵开，游离上腔静脉后方；再从奇静脉弓上钩起气管支气管分叉处纤维结缔组织，将整块组织从气管支气管分叉处游离起来。将整块组织提起向头端游离直至迷走神经与右侧锁骨下动脉交角处，完整清除上纵隔淋巴结及脂肪组织。

（13）自膈神经前方打开前纵隔胸膜，清扫 3A 组淋巴结。

（二）右肺中叶切除术

1. 体位和切口选择

（1）体位：患者采取左侧卧位，肩下垫枕。

（2）观察口：右侧第 8 肋间腋中线，长度 1.5 cm。

（3）操作口：右侧第 5 肋间腋前线，长度 4 cm。

（4）辅助操作口：右侧第 8 肋间肩胛下角线，长度 1.5 cm。

2. 手术步骤

（1）将右肺下叶牵向头端，切断下肺韧带，直至下肺静脉下缘。同时完整摘除第 9 组淋巴结。

（2）将肺组织牵向前方，充分打开肺门后方纵隔胸膜，切断伴行支气管下缘的支气管动脉。继续向上打开肺门后方纵隔胸膜至奇静脉弓下，放置纱布压迫止血。

（3）用卵圆钳将肺组织牵向后方，显露肺门前方，在肺静脉与膈神经之间以电凝钩打开肺门周围胸膜，充分打开肺门前方纵隔胸膜。

（4）从下方开始打开斜裂，中叶支气管和中叶肺动脉与下叶基底段动脉的夹角之间有一组固定的淋巴结，游离后才能显露中叶动脉和中叶支气管。该淋巴结多与血管鞘紧密粘连，打开动脉鞘后易于剔除。切除中叶动脉与下叶基底段动脉夹角间的淋巴结，清晰显露右肺中叶动脉外侧支及右肺中叶支气管下壁。

（5）游离右肺中叶外侧段动脉，用装有白色钉仓的内镜直线型缝合切开器切断右肺中叶外侧段动脉。

（6）将肺组织牵向后方，打开肺静脉周围纵隔胸膜。先从上叶静脉和中叶静脉之间的间隙内游离中叶静脉上缘。打开右肺中叶静脉外鞘，尽可能显露足够长度。然后将右肺中叶提起，游离中叶肺静脉下缘。清晰显露中叶静脉全貌，以直角钳掏过中叶静脉后壁，用装有白色钉仓的内镜直线型缝合切开器切断中叶静脉。

（7）将右肺中叶提起，游离右肺中叶支气管周围，以直角钳掏过中叶支气管后壁，用装有绿色钉仓的内镜直线型缝合切开器切断右肺中叶支气管。

（8）将右肺中叶向头端提起，游离右肺中叶动脉内侧段分支。用直角钳掏过动脉后壁，用装有白色钉仓的内镜直线型缝合切开器切断中叶动脉内侧段分支。

（9）用装有蓝色钉仓的内镜直线型缝合切开器切开分化不全的水平裂。

（10）将切除的肺叶装入无菌手套内取出。

（11）清扫隆突下淋巴结，将右肺下叶牵向前方，提起食管表面纵隔胸膜，首先游离隆突下淋巴结食管侧，切断供应淋巴结的小血管，直至显露左主支气管侧壁；然后提起隆突下淋巴结，钝性结合锐性游离淋巴结，自下肺静脉开始，向前经心包后方，向上到达支气管下缘清除全部淋巴结。

（12）清扫上纵隔淋巴结，沿迷走神经前方、奇静脉上缘和上腔静脉后缘做三角形切口，打开上纵隔胸膜，先从后方开始游离，清晰显露气管侧壁，达到骨骼化；然后将上纵隔淋巴结和周围脂肪组织向后牵开，游离上腔静脉后方；再从奇静脉弓上钩起气管支气管分叉处纤维结缔组织，将整块组织从气管支气管分叉处游离起来。将整块组织提起，向头端游离至迷走神经与右侧锁骨下动脉交角处，完整清除上纵隔淋巴结及脂肪组织。

（13）自膈神经前方打开前纵隔胸膜，清扫 3A 组淋巴结。

（三）右肺下叶切除术

1. 体位和切口选择

（1）体位：患者采取左侧卧位，肩下垫枕。

（2）观察口：右侧第 8 肋间腋中线，长度 1.5 cm。

（3）操作口：右侧第 5 肋间腋前线，长度 4 cm。

（4）辅助操作口：右侧第 8 肋间肩胛下角线，长度 1.5 cm。

2. 手术步骤

（1）将右肺下叶牵向头端，切断下肺韧带，同时完整摘除第 9 组淋巴结。

（2）将肺组织牵向前方，充分打开肺门后方纵隔胸膜，游离并切断伴行支气管上、下缘的支气管动脉。

（3）将肺组织牵向后方，显露肺门前方，充分打开肺门前方纵隔胸膜，游离下叶静脉上缘与中叶静脉之间的间隙。

（4）将右肺下叶牵向下方，从下方开始打开斜裂。从下叶基底段动脉表面打开动脉鞘，基底段动脉和右肺中叶肺动脉的夹角之间有一组固定的淋巴结，打开动脉鞘后清扫该淋巴结，便于显露基底段动脉。继续沿下叶动脉走行方向，向后上方打开斜裂。

（5）游离右肺下叶动脉，于血管鞘内游离右肺下叶动脉与右肺下叶支气管之间的间隙，用长弯钳掏过右肺下叶动脉，带 7# 丝线牵引。用装有白色钉仓的内镜直线型缝合切开器切断下叶动脉。

（6）将肺组织牵向头端，掏过右肺下叶静脉后方，用装有白色钉仓的内镜直线型缝合切开器切断右肺下叶静脉。

（7）清扫隆突下淋巴结，将右肺下叶牵向前方，提起食管表面纵隔胸膜，首先游离隆突下淋巴结食管侧，切断供应淋巴结的小血管，直至显露左主支气管侧壁；然后提起隆突下淋巴结，钝性结合锐性游离淋巴结，自下肺静脉开始，向前经心包后方，向上到达支气管下缘清除全部淋巴结。

（8）游离右肺下叶支气管至足够长度，用装有绿色钉仓的内镜直线型缝合切开器夹闭下叶支气管，通气确认中上叶可以充分复张后切断右肺下叶支气管。

（9）将切除的肺叶装入无菌手套内取出。

（10）清扫上纵隔淋巴结，沿迷走神经前方、奇静脉上缘和上腔静脉后缘做三角形切口，打开上纵隔胸膜，先从后方开始游离，清晰显露气管侧壁，达到骨骼化，然后将上纵隔淋巴结和周围脂肪组织向后牵开，游离上腔静脉后方；再从奇静脉弓上钩起气管支气管分叉处纤维结缔组织，将整块组织从气管支气管分叉处游离起来。将整块组织提起，向头端游离至迷走神经与右侧锁骨下动脉交角处，完整清除上纵隔淋巴结及脂肪组织。

（四）左肺上叶切除术

1. 体位和切口选择

（1）体位：患者采取右侧卧位，肩下垫枕。

（2）观察口：左侧第 7 肋间腋中线，长度 1.5 cm。

（3）操作口：左侧第 4 肋间腋前线，长度 4 cm。

（4）辅助操作口：左侧第 7 肋间肩胛下角线，长度 1.5 cm。

2. 手术步骤

（1）将左肺下叶牵向头端，切断下肺韧带。

（2）将肺组织牵向前方，充分打开肺门后方纵隔胸膜。游离左主支气管上下方，切断伴行支气管上下缘的支气管动脉。打开左侧肺动脉主干动脉鞘，游离左侧肺动脉主干后壁。

（3）将左肺下叶牵向下方，打开斜裂，找到肺动脉，打开动脉鞘。

（4）从左肺下叶背段动脉前外侧缘至肺门后方建立人工隧道，用装有蓝色钉仓的内镜直线型缝合切开器经该隧道切开后方。

（5）向前游离左肺上叶舌段分支与下叶基底段分支之间区域，然后从肺门前方上下肺静脉之间用直角钳经舌段与基底段分支之间分离出隧道，用直线型缝合切开器经该隧道切开后前侧斜裂。

（6）清除舌段动脉与支气管间淋巴结，游离左肺上叶舌段动脉至足够长度。用长弯钳掏过舌段动脉后壁，再用装有白色钉仓的内镜直线型缝合切开器切断舌段动脉。

（7）用直角钳掏过肺静脉后壁，带 7# 丝线牵引血管，用装有白色钉仓的内镜直线型缝合切开器切断上肺静脉。

（8）游离左肺上叶支气管，用直角钳掏过支气管后壁，带 7# 丝线牵引，用装有绿色钉仓的内镜直线型缝合切开器切断上叶支气管。

（9）将左肺上叶向后方轻轻提起，显露并游离前尖段动脉分支，用装有白色钉仓的内镜直线型缝合切开器分别切断前尖段动脉的各个分支。

（10）将切除的肺叶装入无菌手套内取出。

（11）清扫上纵隔淋巴结，在膈神经后方打开纵隔胸膜，前方游离保护膈神经，后方游离保护迷走神经。从左肺动脉主干上缘开始游离主肺动脉窗淋巴结，自主动脉弓下缘与肺动脉主干间隙向左侧气管支气管分叉处游离，直至显露气管左侧壁，锐性结合钝性游离 L_4 淋巴结。清扫后的主肺动脉窗区域，可以看到上方为主动脉弓下缘，下方为左肺动脉主干，深面为气管左侧壁。

（12）清扫左肺动脉主干后方的第 5 组及第 10 组淋巴结。

（13）提起食管表面纵隔胸膜，首先游离隆突下淋巴结食管侧，切断供应淋巴结的小血管，直至显露右主支气管侧壁；然后提起隆突下淋巴结，钝性结合锐性游离淋巴结，自下肺静脉开始，向前经心包后方，向上到达隆突下方，清除全部淋巴结。

（14）清扫食管旁第 8 组淋巴结。

（五）左肺下叶切除术

1. 体位和切口选择

（1）体位：患者采取右侧卧位，肩下垫枕。

（2）观察口：左侧第 8 肋间腋中线，长度 1.5 cm。

（3）操作口：左侧第 5 肋间腋前线，长度 4 cm。

（4）辅助操作口：左侧第 8 肋间肩胛下角线，长度 1.5 cm。

2. 手术步骤

（1）将左肺下叶牵向头端，钝性结合锐性切断下肺韧带；再将肺组织牵向前方，充分打开肺门后方纵隔胸膜，切除下肺静脉旁淋巴结。

（2）将左肺下叶牵向后方，打开前方纵隔胸膜并游离左肺下叶静脉。

（3）将左肺下叶牵向下方，打开斜裂，找到肺动脉，打开动脉鞘，向后方打开后方斜裂。从肺门前方上下肺静脉之间，用直角钳经舌段与基底段分支之间分离出隧道，用直线型缝合切开器经该隧道切开前侧斜裂。

（4）用长血管钳分离基底段动脉后缘，用装有白色钉仓的内镜直线型缝合切开器切断基底段动脉。用长弯钳游离背段动脉，用装有白色钉仓的内镜直线型缝合切开器切断背段动脉。

（5）将左肺下叶牵向头端，用装有白色钉仓的内镜直线型缝合切开器切断下肺静脉。

（6）清扫隆突下淋巴结，提起食管表面纵隔胸膜，首先游离隆突下淋巴结食管侧，切断供应淋巴结的小血管，直至显露右主支气管侧壁；然后提起隆突下淋巴结，钝性结合锐性游离淋巴结，自下肺静脉开始，向前经心包后方，向上到达隆突下方，清除全部淋巴结。

（7）游离左肺下叶支气管至足够长度，用装有绿色钉仓的内镜直线型缝合切开器夹闭下叶支气管，通气确认上叶可充分复张后，切断下叶支气管，完成左肺下叶切除。

（8）将切除的肺叶装入无菌手套内取出。

（9）清扫上纵隔淋巴结，在膈神经后方打开纵隔胸膜，注意保护迷走神经。从左肺动脉主干上缘开始游离主肺动脉窗淋巴结，自主动脉弓下缘与肺动脉主干间隙向左侧气管支气管分叉处游离，直至显露气管左侧壁，锐性结合钝性游离 L_4 淋巴结。

四、术中注意事项

1. 困难淋巴结的处理

淋巴结主要分布在肺动脉分支处，静脉基本不受影响。淋巴结可能会和血管鞘粘连十分紧密，但是多数情况不累及血管鞘内，因此打开血管鞘处理血管是有效规避淋巴结粘连最有效的方法。如果淋巴结已经累及血管鞘内，打开血管鞘仍不能充分游离血管时，可以尝试镜下利用传统开胸器械进行锐性分离，必要时可以用血管阻断钳阻断患侧肺动脉主干，锐性分离后修补血管或远端切断。支气管周围粘连紧密的淋巴结可以先取冰冻病理，如排除肿瘤转移，可去除淋巴结的硬化核心，再锐性分离残余的大部分淋巴结组织，最后仅保留粘连最紧密部位的淋巴结外膜于气管壁上。淋巴结外膜质地很软，不会影响内镜直线缝合切开器的钉合和切开，这时可以直接放置内镜直线缝合切开器，将支气管与残余淋巴结一同切开。

2. 术中出血的处理

肺血管意外通常是由于分离血管时电凝钩直接损伤血管，或过度牵拉血管分叉处撕裂，导致出血。

（1）出血量不多时，可以用花生米或者小纱布球压迫出血部位 5 min，如出血控制，可继续进行操作；如出血仍比较明显，可以阻断近端血管控制出血，再进行游离。

（2）需切除的肺动脉远端分支的出血，可以在有效压迫后用缝扎、钛夹夹闭、超声刀等方法切断出血的动脉分支。如出血部位在近端血管分叉处，则常常需要阻断近端血管或同侧肺动脉主干，吸净积血，寻找血管破损处，根据情况酌情处理：需切除的血管，可自破损处向近心端游离足够长度后使用内镜直线型缝合切开器切断该血管；需保留的血管，可使用不可吸收缝线缝合修补血管。

（3）出血速度较快，花生米压迫不能控制出血时，则应该在纱布压迫减缓出血速度的前提下，迅速中转开胸，直视下进行止血。

3. 叶间裂发育不全

叶间裂分化不全是胸腔镜肺叶切除手术开展初期很多作者讨论的热点问题，也曾经一度被认为是中转开胸的原因之一。叶间裂融合或分化极差的情况在中国人手术中更为多见。中国人大多数叶间裂发育并不完全或既往有炎症导致叶间裂粘连，在镜下很难直接打开叶间裂显露肺动脉分支。在这种情况下可以适当改变手术顺序，把血管和支气管处理完毕后再切开叶间裂，避免中转开胸。

4. 中转开胸

中转开胸是指胸腔镜下经探查后已经开始分离血管等的操作后遭遇特殊情况，镜下操作无法继续，需延长切口开胸，转而直视进行操作。简单探查后发现肿瘤范围超过预期（如跨叶间裂）或肺门游离困难而直接开胸者不属中转开胸的范畴。根据术中遇到的特殊情况，可将中转开胸分为主动中转和被动中转 2 大类。

（1）主动中转开胸指手术过程中遇到诸如淋巴结致密粘连、肿瘤巨大显露困难等原因导致的胸腔镜下操作困难，勉强操作可能造成大出血，肿瘤破裂，手术时间过于拖延等问题，因而术者主动放弃胸腔镜下操作，转为开胸直视操作或直视配合胸腔镜操作。常见原因：①淋巴结的影响。淋巴结的干扰在欧美文献中并不是中转开胸最主要的原因，但是中国人既往发生慢性阻塞性肺病或肺结核者较多，多数患者血管或支气管旁有不同程度的淋巴结肿大和钙化粘连，明显增加了手术难度，因此淋巴结的因素是中国人全胸腔镜肺叶切除中转开胸的一个重要原因。②肿瘤原因。文献报道，第 2 位常见的中转开胸的原因是肿瘤。最常见的肿瘤影响因素包括肿瘤侵犯周围器官，如重要的纵隔大血管和心脏、胸壁等。

（2）被动中转开胸是指手术中遇到血管破裂出血、支气管膜部撕裂等急迫或严重术中并发症，胸腔镜下处理困难，因而被动放弃胸腔镜下操作，而转为开胸直视操作或直视配合胸腔镜操作。常见原因有：①出血。处理方法参见术中出血的处理。②切开缝合器使用不当。文献报道，多例内镜切开缝合器错击发或不顺利导致中转开胸的情况。切开缝合器击发后可能会有针孔的少量渗血，无须紧张，用纱布轻轻压迫后出血即可自止，无须开胸。但如果碰到放置切开缝合器过程中撕裂血管后壁出血或缝合切开器无法打开取出时，镜下一般都无法处理，必须开胸才能解决，甚至需要开胸后阻断肺门，方能处理。

五、术后处理

术后处理与开胸肺叶切除手术相同。

1. 术后早期处理

（1）术后返回复苏室或监护室，密切观察呼吸循环，待恢复稳定后拔除气管插管再运送回普通病房。

（2）患者回病房后取平卧位，未完全清醒者将头偏向一侧，检查各项生命指征，给予吸氧并行心电监护和（或）血流动力学监测，适当补液。

（3）待病情平稳和神志清楚后改 30° 斜坡卧位，注意观察胸腔引流量、色泽及引流气体情况。

（4）若患者伴有高血压、哮喘、糖尿病等慢性疾患，应给予相应的处理或预防性治疗。

（5）需要注意的是，现代胸腔镜手术麻醉时间通常很短（常在 2 h 以内），术后支气管吸痰、拔除气管插管和搬运患者等强刺激虽可使患者暂时清醒，但残留在患者体内的麻醉药物有一定的半衰期，当患者返回病房安静后，其体内的麻醉药物仍有可能再次造成呼吸抑制，尤其是年老体弱患者。因此，对胸腔镜手术后患者更应强调密切观察呼吸和神志的重要性。

2. 拔除胸引管

胸腔镜手术出血少，术后引流通常较少，拔除引流管的指征同开胸手术。一般可手术后 2~5 d 内拔管。

3. 术后止痛

胸腔镜手术的主要优点是痛苦小，患者多可于手术后 24 h 内停用麻醉类止痛药物。

六、术后并发症处理

胸腔镜手术常见并发症的种类基本同开胸手术，但也有其特殊性。着重介绍几种有特殊性的胸腔镜术中并发症及其处理方法。

（一）麻醉并发症

（1）插管损伤：由于现代胸腔镜手术需要双腔支气管插管和单肺通气。在气管插管时若双腔气管插管较细，则易插入支气管深部，气囊充气时易损伤支气管，造成支气管膜部撕裂等并发症。所以麻醉中应根据患者的身高、性别等选用合适型号的双腔管，根据气囊压力充入适量气体。插管后用支气管镜检查插管位置，能确保插管质量，避免上述并发症。

（2）单肺通气并发症：单肺通气可能导致低氧血症，并导致一系列的心肺血流动力学并发症。另外，长时间单肺通气可能产生复张性肺水肿。选用开放性胸壁套管和间断双肺通可避免此种并发症的发生。

（二）胸内充气的并发症

胸腔镜手术与腹腔镜手术的最大技术差异就是一般不用向胸腔充入 CO_2 气体。但在有些情况下，向胸内充入适量 CO_2 气体有助于患肺的萎陷和手术操作。由于正常人体血流动力学的稳定有赖于胸内负压，向胸内正压充入大量 CO_2 气体会导致系列生理变化及严重的并发症。比如，在正压下，胸内 CO_2 气体可通过受损的肺静脉进入血液，造成高碳酸血症或 CO_2 气栓引起致命的心、脑后遗症；胸内正压还会导致血压、心律的变化和纵隔移位等。所以在胸腔镜手术中一般不要充 CO_2 气体。若必须充 CO_2 气体时，要低流量缓慢充气，充气压力低于 1.33 kPa（10 mmHg），流量小于 1.5 L/min，并且密切观察患者血流动力学变化、血氧饱和度等。一旦发生充气所致的并发症，应立即排出积气，减少胸内压力，然后对症处理。

（三）手术操作并发症

1. 放置套管的并发症

常见的套管并发症有套管刺伤肺实质或其他胸内器官、套管位置不当、套管损伤肋间神经血管等。

（1）套管损伤肺实质．常发生在肺与胸壁紧密粘连时或放管时用力过猛，可能肺实质出血或漏气。其他可能损伤的胸内器官包括主动脉、心脏等，可能引起致命并发症。

（2）套管位置不当，特别是位置过低，可能放在膈肌下，刺伤肝、脾等腹腔器官引起更加严重的并发症。这种情况在小儿患者尤易发生。

（3）肋间神经、血管损伤：常常是由于放置套管动作粗暴或套管直径过粗所致。神经损伤会引起术后严重疼痛和感觉迟钝。肋间动脉和乳内动脉的损伤如不加小心可能在术后发生威胁生命的大出血。这些并发症多可在镜下处理，电凝或金属夹常可进行有效的止血。一般不需中转开胸止血。

术前根据病变部位、手术种类和胸部 X 线结果，以及侧卧位时膈肌可能的抬高程度等因素，设计胸壁套管位置。放置套管前先用手指检查切口处胸腔情况，可减少或避免发生上述并发症。放置胸壁套管的直径不要＞ 15 mm，可减少肋间神经血管损伤的机会。

2. 器械故障或使用不当

偶有内镜缝合切开器使用不当或超限度使用导致手术并发症的报道，易造成钉合不全、创面出血或切割欠佳等并发症，特别是血管钉合不满意导致的出血，处理起来十分棘手。另外，肺组织较脆，不宜使用较锐的器械或用力牵拉，否则可能造成脏层胸膜或肺实质的撕裂。

3. 术中出血和漏气

一般的出血或漏气可以通过电凝、氩气刀凝固、金属夹钳夹和缝扎等方法进行有效控制；若肺实质有很大的创伤，可以用内腔镜缝合切开器控制出血和（或）漏气。若有威胁生命的严重出血或经胸腔镜处理很困难的出血，则应及时中转开胸止血。

第三节　胸腔镜下解剖性肺段切除术

1942年，Kent和Blades提出分别处理肺门结构的技术，即解剖性肺段切除术。随后，肺叶切除术成为治疗早期NSCLC的“金标准”，而解剖性肺段切除术仅成为心肺功能差、不能耐受肺叶切除术患者的一种妥协性手术。McKenna等学者，在肺段切除术用于治疗T_{1a}期NSCLC方面进行了大量的研究和分析，结果发现：其淋巴结清扫的组数和个数、复发率和生存率均明显优于肺楔形切除术；与肺叶切除术相比，其淋巴结清扫的组数和个数、复发率和生存率均无明显差异，其优势还在于术后并发症少、病死率低，能够在彻底切除肿瘤的同时最大限度地保存正常的肺组织。

目前，VATS肺叶切除术已经成为治疗早期NSCLC的标准术式。尽管VATS解剖性肺段切除术在手术难度及复杂程度上均明显高于VATS肺叶切除术，但是其除了具备VATS肺叶切除术的优点外，还能够最大限度地保存肺功能，是手术方式微创和肺组织微创的结合，可以实现“真正的微创”。尤其适合老年，心肺功能差，有多种并发疾病，肺部多发性结节，位置深、无法行楔形切除术的良性或转移性结节，以及有肺切除史的患者。

一、手术适应证

（一）肺部良性病变

肿块较大、位置较深或局限于肺段的良性病变，如炎性假瘤、结核球、肺囊肿、硬化性血管瘤、支气管扩张、先天性囊性腺瘤样畸形等。

（二）肺部恶性病变

2013年NCCN指南（非小细胞肺癌）提出以下要求：①亚叶肺切除术，即肺段切除术或楔形切除术，应该做到切缘距肿瘤大于肿瘤的直径。②在不增加手术风险且技术允许的前提下，亚叶肺切除术应该对N_1、N_2站淋巴结适当进行采样。③肺段切除术（推荐）或楔形切除术选择性地适用于有下列原因的患者：肺功能差或有其他严重并发症，禁忌行肺叶切除术；外周结节在2 cm，且符合以下条件之一：组织学为纯原位腺癌（AIS），CT显示结节的毛玻璃成分＞50%，放射检测证实结节倍增时间＞400 d。④在不违反肿瘤学标准和胸外科手术原则的前提下，对于没有解剖学和手术禁忌证的患者，VATS是一种合理的、可以接受的手术方式。

有人推荐适应证如下。

（1）妥协性肺段切除：①患者年龄＞ 75 岁，有多种并发疾病；②心肺功能差、不能耐受肺叶切除术；③有肺切除史或肺内多发病变需同时切除；④疑为转移性结节，位置深，紧邻段血管、段支气管，无法行楔形切除术。

（2）意向性肺段切除：临床Ⅰa 期肺非小细胞肺癌（NSCLC），结节≤ 2 cm；肿瘤恶性程度低，即 GGO 成分≥ 50%；血液肿瘤指标 CEA、NSE、SCC、CYFRA 21.1 正常。

（3）对于部分结节术前难以明确诊断，而位置较深，无法行肺楔形切除时，为避免肺叶切除，可以考虑直接行肺段切除。

二、术前准备

与常规开放及胸腔镜肺叶切除手术基本相同，见胸腔镜肺叶切除术前准备，注意事项如下：

1. 胸部 CT 检查

（1）精确测量结节大小、成分：对于恶性病变意向性肺段切除合适的病变直径必须≤ 2.0 cm（直径定义：胸部 CT 肺窗前后和左右测量数值的平均值），采用超薄层 CT 扫描，横断面图像层厚 2~5 mm。如为磨玻璃结节（ground-glass nodule，GGN），分别测量肺窗和纵隔窗结节的直径，计算磨玻璃影（GGO）成分的比例。如有系统随访的胸部 CT，对比结节的变化，直径是否有增大、实性成分是否有增加。

（2）结节的肺段归属：判断结节位于哪一个肺段，是位于肺段的中央还是边缘，根据切除边缘宽度必须≥ 2 cm 或切除边缘宽度 / 肿瘤直径≥ 1 cm 的要求，决定手术行单段切除、扩大段切除、联合段切除或肺叶切除。

（3）评价淋巴结情况：测量 N_1、N_2 淋巴结的直径，如≥ 1 cm，怀疑淋巴结转移，建议行 PET/CT 检查，或者根据术中淋巴结采样快速冰冻病理结果决定手术方式。

2. 胸部 CTA 检查

对于较为复杂的肺段切除（如右上叶分段切除、左上叶固有段分段切除、基底段分段切除等），建议术前行 CTA 检查，提高手术的精确性。

（1）结节的精确肺段归属：对于普通 CT 难以确定结节处于哪个肺段，胸部 CTA

三维重建可以很直观、准确地进行肺段归属，同时可以判断结节与段血管和支气管的关系。

（2）掌握肺段解剖：肺段切除中遭遇血管、支气管变异的机会比肺叶切除明显增多，为达到精准的解剖性肺段切除，防止误伤保留动静脉及支气管，术前需要掌握靶段血管、支气管的结构、走行。胸部CTA三维重建（图4–2）可以清晰地显示靶段和保留段的血管、支气管，提前发现变异，可行模拟肺段切除。也可将重建图像存入便携式计算机，术中实时参考，结合手术探查，提高手术的精确性。

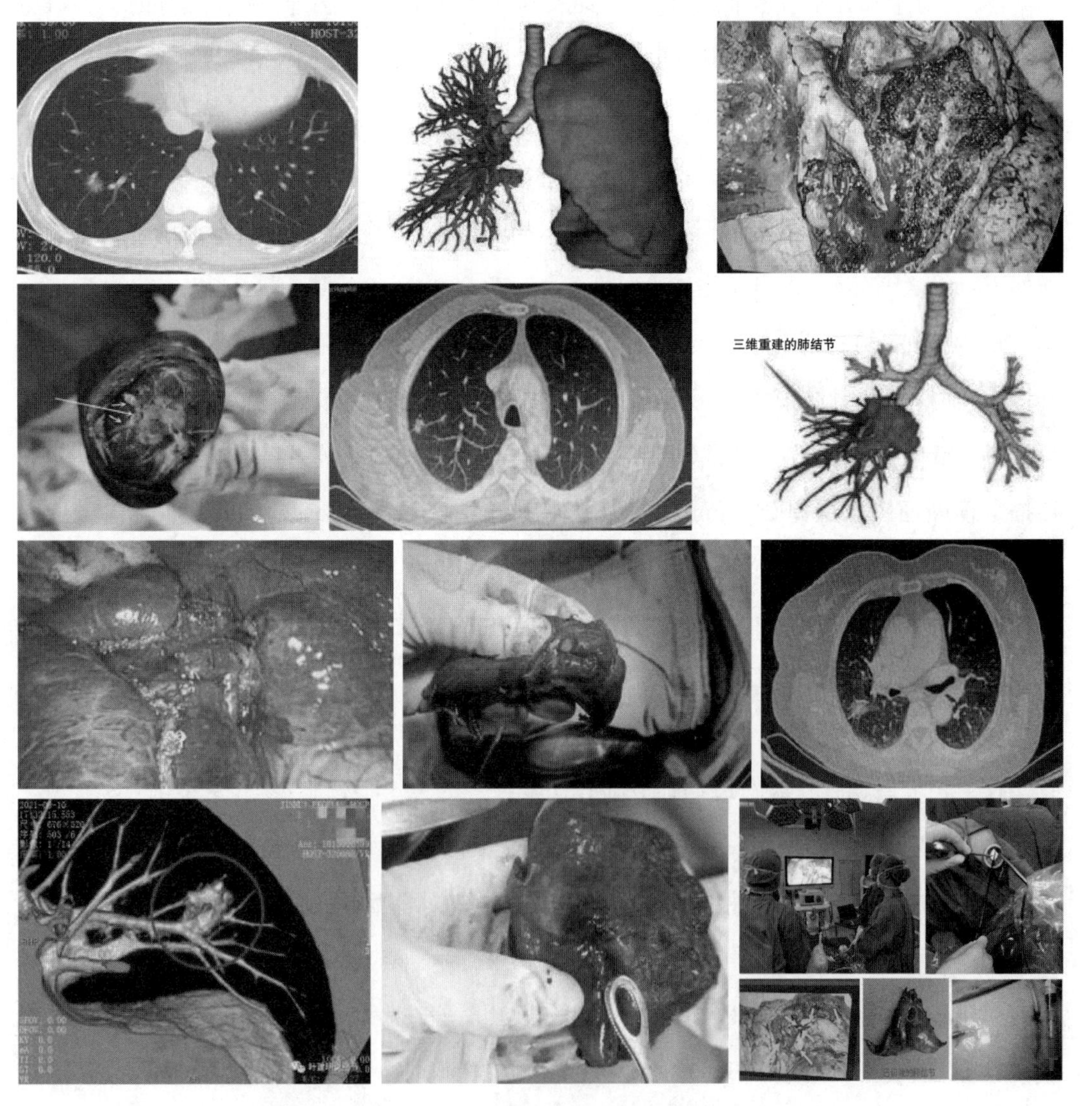

图4–2　三维重建肺段切除术

3. PET/CT 检查

对于 CT 疑癌的结节，伴有 N_1、N_2 淋巴结肿大，术前 PET/CT 检查有助于判断结节良恶性、评价淋巴结的转移情况，如提示有淋巴结转移则不适合肺段切除术。

4. 高龄及多并发症的术前准备

手术患者中高龄及伴发多种并发症的越来越多，对于不能耐受肺叶切除而行妥协性肺段切除的患者术前准备尤其重要：充分评估全身重要脏器功能，积极治疗基础疾病，提高手术的耐受性，减少术中术后并发症。

（1）肺功能评估：肺功能、动脉血气、负荷试验，判断是否耐受术中单肺通气和术后发生并发症的风险。控制肺部感染，戒烟排痰，雾化吸入，呼吸功能训练。

（2）心功能评估：合并心血管疾病者，行超声心动图、动态心电图、双源 CT 冠状动脉成像等检查，控制高血压，治疗心律失常、冠心病、心衰，评估心功能。

（3）调控糖尿病患者血糖，改善营养不良患者的营养状况，控制其他基础疾病，如肝肾功能不全、凝血异常、脑梗死、下肢静脉血栓等，行相应的检查和治疗。

三、手术步骤

1. 体位与切口

（1）患者采用全身麻醉，双腔气管内插管，术中健侧单肺通气。

（2）患者取侧卧位、折刀位。

（3）切口的设计：同全腔镜肺叶切除术类似。常规采用经典的 3 操作孔模式，也有学者开始尝试单操作孔及单孔行肺段切除（图 4–3）。上叶的肺段切除：取第 7 肋间腋中线 1 cm 切口置入 30° 胸腔镜，取腋前线和锁骨中线之间第 3 或第 4 肋间 2~4 cm 切口为前操作孔，取第 7 或第 8 肋间腋后线与肩胛下角线间 1.5~2 cm 切口为后操作孔。右上肺叶尖段切除：取第 3 肋间为前操作孔为佳。下叶的肺段切除：置镜孔可以选择第 8 肋间腋中线切口，前操作孔选择第 5 肋间腋前线和锁骨中线之间，后操作孔选择第 7 肋间腋后线与肩胛下角线间 1~1.5 cm 切口。不使用肋骨撑开器。

2. 手术中结节的定位

对于结节小、位置深或病变为肺毛玻璃样病变（GGO）患者，如不采用确切可靠的定位方法，会对手术切除的范围及寻找病变造成困难。强调在术前采用可靠的定位方法。

手术前行 CT 定位，在紧邻病变处注射亚甲蓝，置入导引钢丝，作为胸腔镜手术中定位及病理检查的标记。也可以置入弹簧圈或注入化学胶定位。

3. 淋巴结采样

对怀疑为恶性病变的患者，手术中做淋巴结采样，应该包括 N_2、第 10、第 11、第 12、第 13 组淋巴结，尤其是肺段间淋巴结采样不能忽视，送术中快速冰冻病理检查。段间、叶间、肺门、纵隔淋巴结应为阴性，一旦发现有淋巴结转移，对于拟行意向性肺段切除术的患者应该改为实施全胸腔镜下肺叶切除术。

4. 肺外周的结节

位于肺外周的结节，先行楔形切除术，术中快速冰冻病理明确为恶性后选择相应手术方式；对于病变性质不明、位置深、无法行楔形切除术者，直接行肺段切除术。

5. 肺血管、支气管的解剖顺序

（1）肺裂完全时段静脉 – 段动脉 – 段支气管 – 段间肺实质或段动脉 – 段静脉 – 段支气管 – 段间肺实质。

（2）肺裂不全时段静脉 – 段支气管 – 段动脉 – 段间肺实质。

6. 常见肺段切除术的手术流程

（1）下叶背段（S6）：①游离下肺韧带，切除第 9 组淋巴结。②在肺门后方切开纵隔胸膜，自下肺韧带至肺动脉干水平切除第 10 组淋巴结。从肺门后方向远端游离肺静脉，显露背段静脉（V6）与基底干静脉（V7~10）汇合处，向远端继续游离背段静脉至足够长度，可顺利放入直线切割缝合器。③暴露斜裂，从斜裂中心点后方解剖斜裂，暴露肺动脉叶间肺动脉干，切开斜裂的后部。④沿着肺动脉向远端游离，显露背段动脉（A6）及基底干动脉（A7~10）。⑤切断背段动脉，提起远端残端，沿下叶支气管表面向下叶方向分离，切除第 11、第 12 组淋巴结，显露背段（B6）及基底干支气管（B7~10）。⑥从肺门后方切断背段静脉，提起静脉残端，分离背段支气管。⑦试阻断背段支气管，张肺，背段肺组织不张而基底段肺组织膨胀，说明背段支气管判断正确，予以切断。⑧提起支气管，向远端充分游离。⑨张肺至下肺完全膨胀，单肺通气让肺组织塌陷，背段肺组织充气而基底段肺组织塌陷，充气与塌陷肺组织的界限即为背段与基底段的分界线，使用直线切割缝合器切开。移除标本。

如果肺裂发育不好，可以先切断背段静脉后，从肺门后方游离背段支气管并予以切断，继续向上分离背段动脉并予以切断。段间平面的确定和处理同上。

（2）左上肺舌段切除（S4+5）：①在肺门前方切开纵隔胸膜，显露上肺静脉，向远端游离上肺静脉，显露舌段静脉（V4+5），游离舌段静脉至足够长度。②暴露斜裂，从斜裂中心点偏前方解剖斜裂，暴露肺动脉叶间干，向前方游离，暴露舌段动脉（A4+5）。切开斜裂的前部。③向远端游离舌段动脉至足够长度，切断舌段动脉。④切断舌段静脉。⑤提起血管远端残端，分离暴露位于后方的舌段支气管（B4+5），切除第 11、第 12 组淋巴结。⑥试阻断舌段支气管，张肺，判断阻断的舌段支气管是否正确，予以切断。⑦提起支气管，向远端充分游离。⑧张肺至左上肺完全膨胀，单肺通气让肺组织塌陷，充气与塌陷肺组织的界限即为舌段与固有段（S1~3）的分界线，使用直线切割缝合器切开，切除舌段肺组织。移除标本。

如果肺裂发育不好，可以先切断舌段静脉后，游离舌段支气管并予以切断，再分离舌段动脉并予以切断。段间平面的确定和处理同上。

（3）下叶基底段的切除（S7+8+9+10）：①游离下肺韧带，切除第 9 组淋巴结。②在肺门后方切开纵隔胸膜，清除第 10 组淋巴结。从肺门后方向远端游离肺静脉，显露背段静脉（V6）与基底干静脉（V7+8+9+10）汇合处。③从肺门前方显露肺静脉，向远端分离肺静脉，显露下肺基底段静脉的分支。④暴露斜裂，从斜裂中解剖、暴露肺动脉叶间干，切开斜裂的前部。⑤沿着肺动脉向下叶游离，显露基底干动脉（A7+8+9+10），切断。⑥提起远端残端，沿下叶支气管表面向下叶（远端）分离，切除第 11、第 12 组淋巴结，显露背段（B6）及基底段支气管（B7+8+9+10）。⑦从肺门后方显露基底段静脉，予以切断，注意保护背段静脉。⑧分离基底段支气管，注意保护背段支气管。试阻断基底段支气管，张肺确认无误，予以切断。⑨提起支气管，向远端充分游离。⑩低潮气量高频通气张肺，至背段肺组织膨胀而基底段肺未膨胀，在肺膨胀与塌陷边界用电凝棒在肺表面标记，使用直线切割缝合器切开。移除标本。

如果肺裂发育不好，可以逆向切除。先切断基底段静脉，游离基底段支气管并予以切断，再分离基底段动脉并予以切断。段间平面的确定和处理同上。

（4）左上肺固有段的切除：①在肺门后方切开纵隔胸膜，显露肺动脉干，切除第 10 组淋巴结。②在肺门前方切开纵隔胸膜，显露上肺静脉，向远端游离上肺静脉，显露上肺静脉各属支，游离舌段静脉（V4+5）与尖后段静脉、前段静脉（V1~3）之间的间隙。游离肺动脉干及前段(A3)与上肺静脉之间的间隙。③切断尖后段静脉、前段静脉。④暴露斜裂，从斜裂后部解剖，暴露肺动脉干，向后、上方解剖后段动脉（A2），予以切断。⑤分离尖段、前段动脉（A1~3），予以切断。⑥分离暴露位于静脉后方的尖后段及前段支气管（B1+2、B3），切除第11、第12组淋巴结。⑦试阻断目标支气管，张肺，观察舌段是否膨胀良好，判断目标支气管正确后，予以切断。⑧提起支气管，向远端充分游离。⑨低潮气量高频通气张肺，至舌段肺组织膨胀而固有段肺未膨胀，在肺膨胀与塌陷边界用电凝棒在肺表面标记，使用直线切割缝合器切开。移除标本（图4–4）。

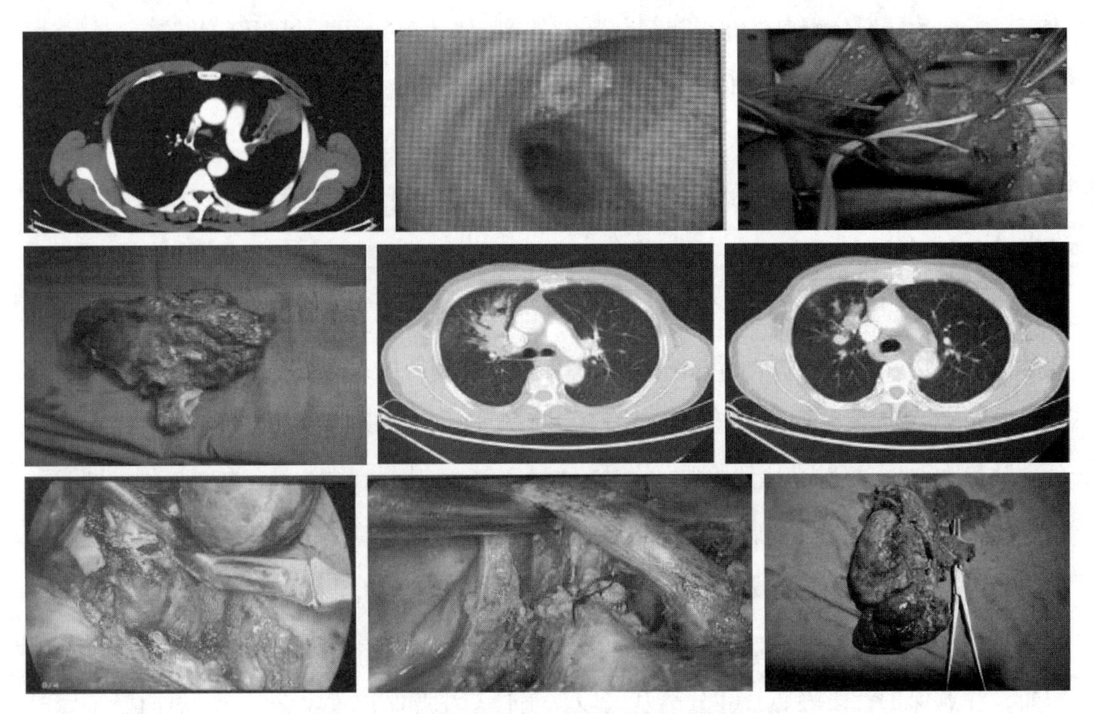

图4–4　全胸腔镜下气管袖式切除重建术

如果肺裂发育不好，可以自前向后序贯切除。先切断上肺静脉尖后段及前段分支，游离尖后段及前段支气管并予以切断，分离尖段、前段动脉并予以切断，顺肺动脉干游离处理后段动脉。段间平面的确定和处理同上。

四、术后处理

术后处理与全胸腔镜肺叶切除手术相同。

（1）观察胸腔引流液的性质、量及引流气体情况。

（2）常规术后 1~2 d 复查胸部 X 线片，观察肺复张情况。

（3）一般手术后 3~4 d 内拔除胸腔引流管。

五、术中注意事项

1. 肺段血管、支气管的辨认和处理

（1）肺段动、静脉较细小且变异较多，需要沿血管鞘尽可能向远端仔细分离、辨认；肺段支气管的变异罕见，且段动、静脉沿段支气管分布，术中可以相互参照；在无法确认靶段动、静脉分支，尤其是段静脉时，可以在确定段间平面后连同肺实质一并切断。防止损伤和误断。

（2）靶段支气管辨认困难时，需要术中进行纤维支气管镜检查，并借助其光源定位靶段支气管。

（3）肺段动、静脉较细小，可以采用结扎后切断或腔镜用直线切割缝合器切断（缝钉高度 2.0~2.5 mm），不推荐在血管远端使用锁扣夹，以防在切断段间平面时影响直线切割缝合器的使用。采用直线切割缝合器切断肺段支气管（缝钉高度 3.0~4.8 mm），采用直线切割缝合器切断段间平面（缝钉高度 3.8~4.8 mm）。日本有专家采用电刀切开的方法处理段间平面。

2. 段间平面的确定

（1）“肺膨胀 – 萎陷法”：靶段支气管夹闭后张肺，以确定未涉及其余肺段；靶段支气管切断后张肺，靶段所在肺叶膨胀后单肺通气，其余肺段肺塌陷、与充气的靶段肺之间形成界限，沿此界限切断。对于左上肺固有段、下肺基底段，夹闭支气管后低潮气量高频通气，待舌段、背段膨胀后电凝标记，切断段支气管后沿标记切开。切缘附近持续不张或过度充气的肺组织应予切除。

（2）其他确定段间平面的方法：① Okada 报道，术中利用超细纤维支气管镜进行选择性靶段支气管高频通气（40 Hz，2 kg/cm²），以确定段间平面。② Misaki 报道，在靶段动脉切断后静脉注射能青绿（ICG，3.0 mg/kg），在红外线胸腔镜下确定段间平面。③ Shiaki 报道，靶段支气管切断后，在其远端注入 ICG（25 mg 溶于 50 mL 生理盐水）以确定段间平面。

3. 淋巴结

对于非小细胞肺癌（NSCLC）患者，术中应该常规进行纵隔（N_2）、肺门（第 10 组）、叶间（第 11 组）、肺内（第 12 组）、段间（第 13 组）淋巴结采样，并送冰冻切片检查。Nomori 推荐，术中对第 12、第 13 组及肺叶特异性 N_2（最大、第二大的淋巴结）切除送检。如果发现有淋巴结转移，则应该中转改为肺叶切除术。

4. 切缘

对于非小细胞肺癌（NSCLC）患者，需要保证切缘≥ 2 cm 或切缘 / 肿瘤直径≥ 1 cm。如果切缘不能达到要求，则应该进行扩大的肺段切除或联合肺段切除，必要时改为肺叶切除术。

5. 避免靶段支气管、血管的残留

根据段间平面切除肺组织时，直线切割缝合器闭合过程中要特别小心，避免损伤需保留肺段的支气管、血管结构。在闭合时，将靶段支气管与动脉残端推开，使之位于标本的一侧并避开、远离切割缝合器，以防损伤。

6. 注意保留的肺段内有无活动性出血

由于肺段之间没有肺裂，段间平面的切断由直线切割缝合器完成，在切断段间肺组织时可能切断段间静脉，引起保留肺段肺组织出血或血肿，需要麻醉医师吸痰并确定气道有无活动性出血。如果有活动性出血，需要用 4–0 prolene 线连续加强缝合切缘，必要时改为肺叶切除术。

7. 预防肺扭转

靶段切除后，需要注意预防保留肺段的扭转，如左上叶固有段切除后保留的舌段、下叶基底段切除后保留的背段。可以采用缝合或切割缝合器固定于邻近的肺叶。

六、术后并发症处理

胸腔镜肺段手术常见并发症的种类基本同开放和胸腔镜肺叶切除手术，但也有其特殊性。

1. 咯血

咯血的主要原因为：①腔镜直线切割缝合器闭合分离段间平面时损伤段间静脉，引起保留段肺内出血或血肿。②保留段静脉的误断，导致保留段血液回流受阻，称为静脉梗死。应该说精准的解剖性肺段切除术很少引起咯血并发症，因开展初期经验不足，或血管变异辨认不清，误断保留段主要的回流静脉，或者段间平面辨认不清，损伤段间静脉。

处理方法：①少量咯血，表现为痰中带血，可口服卡络磺钠、云南白药等，或用蛇毒类止血药，一般持续 3~7 d 可愈。②大量咯血，止血药无效，须再次手术行保留段切除。

2. 漏气

用腔镜直线切割缝合器闭合分离段间平面较电刀分离的漏气概率少得多，但肺气肿患者长距离的切割线上缝合钉仍然容易漏气。

处理方法：①延长胸管引流时间。②胸腔注射粘连剂，如高糖、凝血酶、红霉素等。长期大量的漏气要注意有支气管胸膜瘘的存在，处理同支气管胸膜瘘。

3. 保留段扭转

部分保留段肺门结构薄弱（如下叶基底段切除后保留的背段、左上叶固有段切除后保留的舌段），用腔镜直线切割缝合器闭合分离段间平面后，保留段表面应力改变导致几何外形改变，容易扭转。手术结束时张肺，将该类保留段保持自然位置，或用腔镜直线切割缝合器或者手工缝合固定在相邻的肺组织上可避免扭转。

保留段扭转在手术后表现为保留段缺血不张。处理方法：保留段切除。

4. 残留过多的切除段

肺组织未正确分离段间平面，残留过多的靶段肺组织，导致该部分肺组织过度充气。

处理方法：如无症状，可随访观察；如引流不畅、反复感染，须手术切除该部分肺组织，或行保留段切除。

5. 误断保留段支气管

术中未按程序确认段支气管，误断保留段支气管，术后表现为保留段过度充气，反复感染。

处理方法：保留段切除。

第四节　胸腔镜下复合肺叶切除术

复合肺叶切除术包括右肺的双肺叶切除术和 1 个肺叶的切除加邻近肺叶的楔形切除

或肺段切除术 2 种。由于解剖上的特点，后者为切除肺叶 + 楔形切除或肺段切除术，手术步骤与单纯肺叶切除术相差无几。前者中当行中上叶切除术时，可在上肺静脉主干部位处理血管，一并结扎切断中上叶静脉，遇支气管、动脉则需分别处理，手术步骤大致为序贯切除中、上叶，与单纯肺叶切除类似；而行中下叶切除时，中下叶支气管、动脉可一并处理，中叶静脉和下叶静脉必须分别处理，与单纯肺叶切除区别较大，该术式可以在胸腔镜下完成。在复合肺叶切除术中，临床最为常用的是右肺中下叶切除术。

一、手术适应证

复合肺叶切除术与全肺切除类似，对于机体循环及呼吸功能影响较大，需要严格掌握手术适应证。

1. 病变范围

（1）肿瘤位于叶支气管内开口或浸润至邻近叶支气管开口平面，单纯肺叶切除难以保证 R_0 切除。

（2）肿瘤局限在肺叶内，但存在转移淋巴结侵犯至邻近叶支气管壁。

（3）肿瘤在肺门处形成肿块，手术无法解剖叶间裂。

（4）周围型肺癌已经直接浸润邻近肺叶，且邻近肺叶单纯楔形切除或肺段切除难以保证足够安全边界。

2. 心肺功能

拟行复合肺叶切除手术的患者术前应综合肺功能检查、运动前后血气分析、肺灌注显像等评估肺功能。一般认为患者肺功能应当满足：第 1 s 最大呼气量（FEV_1）大于 1.8 L；第 1 s 最大呼气量 / 肺活量（FEV_1/VC）大于 50%；肺灌注显像预测术后肺功能，第 1 s 最大呼气量的预测值需要大于 0.8 L。此外，患者的心脏功能至少要满足肺叶切除术对于心功能的要求，行复合肺叶切除术才是安全的。

二、术前准备

与胸腔镜下肺叶切除术术前准备基本相同，不同之处如下：

1. 手术切除术范围评估

全胸腔镜下复合肺叶切除术术前通常需要行胸部 CT 扫描确定肺部病变情况，包括肿瘤大小、部位、侵犯支气管、血管、邻近肺叶情况、与周围组织关系等，综合评估切除可行性及切除范围；由于需要行复合肺叶切除者多为中央型肺癌，常侵犯支气管黏膜，因此通过纤维支气管镜检查能够明确肿瘤的界限，如果肿瘤累及黏膜，支气管镜下可见支气管黏膜上皮光泽消失、黏膜形态改变，结合荧光检测通常可以明确病变侵犯范围。当肿瘤侵犯不明显时，则需要术前支气管镜下取病理活检以明确。

2. 术前合并肺部感染

需要行复合肺叶切除术的患者通常为中央型肺癌，此类患者术前可合并肺部感染或阻塞性肺不张。对于存在肺部感染或肺不张的患者，术前应根据痰培养等情况合理使用抗生素、促进排痰等，以预防术后并发症的发生。

三、手术步骤

1. 体位和切口选择

（1）体位：患者采取左侧卧位，肩下垫枕。

（2）观察口：右侧第 8 肋间腋中线，长度 1.5 cm。

（3）操作口：右侧第 5 肋间腋前线，长度 4 cm。

（4）辅助操作口：右侧第 8 肋间肩胛下角线，长度 1.5 cm。

2. 手术步骤

（1）将右肺下叶牵向头端，切断下肺韧带，直至下肺静脉下缘并游离之。同时完整摘除第 9 组淋巴结。

（2）将肺组织牵向前方，充分打开肺门后方纵隔胸膜，切断伴行支气管上下缘的支气管动脉。继续向上，打开肺门后方纵隔胸膜至奇静脉弓下。

（3）用卵圆钳将肺组织牵向后方，显露肺门前方，在肺静脉与膈神经之间以电凝钩打开肺门周围胸膜，充分打开肺门前方纵隔胸膜。

（4）游离肺静脉周围结缔组织。先从上叶静脉和中叶静脉之间的间隙内游离中叶静脉上缘，打开右肺中叶静脉外鞘，尽可能显露足够长度。然后将右肺中叶提起，游离中叶肺静脉下缘。

（5）将中叶、上叶肺组织牵向前方，游离叶间裂内肺动脉，显露中间段动脉，并向后打开上斜裂。

（6）游离中叶静脉、上叶静脉之间间隙至中间段动脉，建立前肺门至中间段动脉隧道，用装有蓝色钉仓的内镜直线型缝合切开器切开分化不全的水平裂。

（7）将中叶肺组织牵向下方，完全游离中间段动脉，用装有白色钉仓的内镜直线型缝合切开器切断之。

（8）将肺组织牵向头端，掏过右肺下叶静脉后方，用装有白色钉仓的内镜直线型缝合切开器切断右肺下叶静脉。

（9）清晰显露中叶静脉全貌，以直角钳掏过中叶静脉后壁，用装有白色钉仓的内镜直线型缝合切开器切断中叶静脉。

（10）清扫隆突下淋巴结，将右肺下叶牵向前方，提起食管表面纵隔胸膜，首先游离隆突下淋巴结食管侧，切断供应淋巴结的小血管，直至显露左主支气管侧壁；然后提起隆突下淋巴结，钝性结合锐性游离淋巴结，自下肺静脉开始，向前经心包后方，向上到达支气管下缘，清除全部淋巴结。

（11）将肺组织牵向头端，游离中间段支气管至足够长度，用装有绿色钉仓的内镜直线型缝合切开器夹闭中间段支气管，通气确认上叶可以充分复张后切断右肺中间段支气管。

（12）将切除的肺叶装入无菌手套内取出。

（13）清扫上纵隔淋巴结：沿迷走神经前方、奇静脉上缘和上腔静脉后缘做三角形切口，打开上纵隔胸膜，先从后方开始游离，清晰显露气管侧壁，达到骨骼化；然后将上纵隔淋巴结和周围脂肪组织向后牵开，游离上腔静脉后方；再从奇静脉弓上钩起气管支气管分叉处纤维结缔组织，将整块组织从气管支气管分叉处游离起来。将整块组织提起，向头端游离至迷走神经与右侧锁骨下动脉交角处，完整清除上纵隔淋巴结及脂肪组织。

四、术后处理

与胸腔镜下肺叶切除术术后处理基本相同。

五、术中注意事项

与胸腔镜下肺叶切除术术中注意事项基本相同，需要特别注意的项目如下：

1. 肺动脉处理

肺动脉的处理是胸腔镜复合肺叶切除术的一个重要步骤，尽量在中间段动脉水平游离并切断肺动脉，而行复合肺叶切除术的肺癌患者肿瘤多为中央型肺癌，处理中间段肺动脉存在较大难度。此时术者需要根据术中具体情况灵活选择处理方式，可分别处理下叶及中叶动脉分支，待切除离断肺叶后多可获得足够操作空间，此时为避免中间段动脉残端过长形成血液湍流继发血栓，可切除动脉残端使之塑形。

2. 残端处理要点

右肺中下叶切除后，断端承受的气流压力近似于右全肺切除术，因此支气管胸膜瘘发生的概率近似于右全肺切除术。可游离带蒂心包外脂肪组织或纵隔胸膜，加固中间段支气管断端。

六、术后并发症及处理

基本同胸腔镜肺叶切除术。

第五节　胸腔镜下全肺切除术

全肺切除术也是肺癌外科治疗中的一种重要术式。近些年来，全肺切除术式在所有肺癌外科术式中的比率基本维持在20%~25%。随着越来越多的肺癌被较早地发现以及外科手术技术的日渐成熟，全肺切除的比率在逐渐下降。研究显示：全肺切除减少的最主要原因在于，这一手术方式增加了手术并发症和手术病死率，并非降低了肺癌的长期生存率。因此，符合指征的全肺切除术在肺癌外科中仍占有重要的地位。随着胸腔镜技术的日臻完善，全肺手术逐渐成为胸腔镜手术的适应证，较胸腔镜辅助小切口手术进一步减少了创伤，并能够达到与开胸手术相同的治疗效果。尽管胸腔镜下全肺切除术尚存在技术难点，但只要术者熟练掌握胸腔镜下肺血管、支气管处理手法，对于术中粘连严重、解剖变异、出血量大等可能加大手术难度的临床情况处理得当，胸腔镜下行全肺切除术的微创优势仍是值得推广的。

一、手术适应证

全肺切除术对于机体循环及呼吸功能影响较大，因此需要严格掌握手术适应证，主要从以下 2 个方面进行考虑：

（一）病变范围

①肿瘤位于叶支气管内并且浸润至邻近叶支气管开口平面；②肿瘤局限在肺叶内，但存在转移淋巴结侵犯至邻近叶支气管壁；③肿瘤在肺门处形成肿块，手术无法解剖叶间裂；④周围型肺癌已经直接浸润至全肺。

（二）心肺功能

拟行全肺切除手术的患者术前应综合肺功能检查、运动前后血气分析、肺灌注显像等评估肺功能。一般认为患者肺功能应当满足：第 1 s 最大呼气量大于 2.0 L；第 1 s 最大呼气量 / 肺活量大于 50%；肺灌注显像预测术后肺功能，第 1 s 最大呼气量的预测值需要大于 0.8 L。手术中判断全肺切除耐受性可采用暂时阻断肺动脉干，健侧肺通气时关注患者血压及心率的变化：收缩压变化在 2.9 kPa，心率变化在 20 次 /min 以内者，基本可以耐受全肺切除手术。此外，患者的心脏功能至少要满足肺叶切除术对于心功能的要求，行全肺切除术才是安全的。

二、术前准备

基本同胸腔镜肺叶切除术。

三、手术步骤

（一）右侧全肺切除术

1. 体位和切口选择

（1）体位：患者采取左侧卧位，肩下垫枕。

（2）观察口：右侧第 8 肋间腋中线，长度 1.5 cm。

（3）操作口：右侧腋前线第 4 肋间，长度 4 cm。

（4）辅助操作口：右侧肩胛下角线第 8 肋间行操作切口，长度 1.5 cm。

2. 手术步骤

（1）从辅助操作口用卵圆钳将右肺下叶牵向头端，切断下肺韧带。

（2）将肺组织牵向前方，电凝打开肺门后方纵隔胸膜，并向上到达奇静脉弓下缘，游离并切断支气管上下缘伴行的支气管动脉。

（3）将肺叶牵向前方，经辅助操作口用卵圆钳提起食管表面纵隔胸膜，首先游离隆突下淋巴结食管侧，切断供应淋巴结的小血管，直至显露左主支气管侧壁；然后提起隆突下淋巴结，钝性结合锐性游离淋巴结，自下肺静脉开始，向前经心包后方，向上到达支气管下缘，将淋巴结组织完全清除。

（4）从辅助操作口用卵圆钳将肺组织牵向后方，显露肺门前方，在肺静脉与膈神经之间以电凝钩打开肺门前方纵隔胸膜，游离右侧下肺静脉上缘与中叶静脉之间的间隙。

（5）电凝打开全部肺门周围纵隔胸膜。

（6）分别游离右肺上叶静脉与右肺中叶静脉，从前方操作口伸入装有白色钉仓的内镜直线型缝合切开器，分别切断右肺中叶静脉和右肺上叶静脉。

（7）游离右肺下叶静脉，从前方操作口伸入装有白色钉仓的内镜直线型缝合切开器，切断右肺下叶静脉。

（8）游离右肺动脉主干，从前方操作口伸入长弯钳掏过右肺动脉主干，带 7# 丝线牵引，从辅助操作口伸入装有白色钉仓的内镜直叙型缝合切开器，切断右肺动脉主干。

（9）游离右主支气管，从前方操作口伸入长弯钳掏过右主支气管，带 7# 丝线牵引，从前方操作口伸入装有绿色钉仓的内镜直线型缝合切开器，切断右主支气管，将右侧全肺切除。

（10）胸腔内放置无菌手套，将切除的标本放置于手套内取出。

（11）打开上纵隔胸膜，用卵圆钳提起上纵隔淋巴结及周围组织，锐性结合钝性整块游离。

（二）左侧全肺切除术

1. 体位和切口选择

（1）体位：患者采取右侧卧位，肩下垫枕。

（2）观察口：左侧第 8 肋间腋中线，长度 1.5 cm。

（3）操作口：左侧腋前线第 4 肋间，长度 4 cm。

（4）辅助操作口：左侧肩胛下角线第 8 肋间行操作切口，长度 1.5 cm。

2. 手术步骤

（1）将肺组织向头端牵开，电凝切开下肺韧带。

（2）将肺组织牵向前方，充分打开肺门后方纵隔胸膜。游离左主支气管上下方，切断支气管动脉，打开左侧肺动脉主干动脉鞘，游离左侧肺动脉主干后壁。

（3）将左肺下叶牵向后方，电凝打开肺门前方。

（4）打开左侧肺动脉干外鞘，游离左侧肺动脉主干。

（5）从前方操作口用直角钳掏过肺静脉后壁，带 7# 丝线帮助牵引血管，从辅助操作口伸入装有白色钉仓的内镜直线型缝合切开器，切断上肺静脉。

（6）将左肺上叶牵向后方，游离左主支气管与左侧肺动脉主干之间的间隙，清除左主支气管上缘的淋巴结。

（7）显露左侧肺动脉主干，从操作口伸入直角钳掏过肺动脉主干，带 7# 丝线牵引，从操作口伸入装有白色钉仓的内镜直线型缝合切开器，切断左侧肺动脉主干。

（8）从辅助操作口用卵圆钳将左肺下叶提向头端，从前方操作口用吸引器掏过左肺下叶静脉，自操作口伸入装有白色钉仓的内镜直线型缝合切开器，切断下肺静脉。

（9）清扫隆突下淋巴结，经辅助操作口用卵圆钳将左肺下叶提向头端。首先游离隆突下淋巴结食管侧，注意切断供应隆突下淋巴结的血管，直至显露右主支气管侧壁。提起隆突下淋巴结，钝性结合锐性游离淋巴结，自下肺静脉开始，向前经心包后方，向上到达隆突下方，将淋巴结组织完全清除。

（10）经辅助操作口用卵圆钳将肺组织牵向后方，游离左主支气管，从前方操作口用直角钳掏过支气管后壁，用 7# 丝线帮助牵引，从前方操作口伸入装有绿色钉仓的闭合器，闭合左主支气管，远端切断。

（11）胸腔内放置无菌手套，将切除的肺叶装入无菌手套内，经操作口取出。

（12）切除后检查左主支气管残端，胸腔内加水，嘱麻醉医师通气检查支气管残端闭合情况。

四、术后处理

与胸腔镜下肺叶切除术术后处理基本相同，注意事项如下：

1. 全肺切除后的残腔处理

全肺切除术在关胸前需要明确：止血是否满意、支气管残端闭合状况、心包、胸导管、食管或奇静脉有无损伤等。全肺切除并清扫淋巴结术后 1~2 d 内，胸腔内渗出液体较多，为保证纵隔不过度偏移，常规建议术后患侧胸腔留置夹闭的胸腔引流管，以此调整纵隔位置并监测明显的胸腔内出血，同时便于引流过多的胸腔内渗出液，拔管的时间为手术后 24~48 h。全肺切除术的患者手术后变化体位时常出现心律失常、高血压等情况，原因可能为手术中患者纵隔下压影响了对侧肺功能及心脏血液回流。因此，对于胸腔镜全肺切除术的患者，手术结束后应尽快使患者呈仰卧位，排出手术侧胸腔内气体，使纵隔回到中线位置。

2. 严密监测生命体征

胸腔镜全肺切除术的患者右心后负荷相应增加且仅残留一侧肺组织，患者心肺储备功能明显降低，容易发生心力衰竭、呼吸衰竭等并发症。因此，需要严密监测心率、心律、血压、血氧饱和度、肢端温度变化等以判断循环、呼吸功能。为防止前负荷增加，加重患者心脏负担，应严格控制输液量和输液速度：输液速度控制在每小时 120 mL 以内，必要时使用输液泵控制输液速度，同时准确记录 24 h 出入量，维持出入量平衡。术后应常规给予持续低流量氧气吸入、超声雾化吸入及静脉化痰药物、抗生素预防肺部感染、物理方法促进咳痰等手段保证呼吸功能。

五、术中注意事项

与胸腔镜下肺叶切除术术中注意事项基本相同，需要特别注意的项目如下：

1. 肺动脉处理

肺动脉处理是胸腔镜全肺切除术的一个重要步骤，而全肺切除术的肺癌患者肿瘤多为中央型肺癌，并多伴有肺动脉旁肿大淋巴结，此时处理肺动脉存在较大难度。此时术者需要根据术中具体情况灵活选择处理方式，如当肿瘤靠近肺动脉根部时，可先行分离肺动脉第 1 支以便有较长的肺动脉主干可以利用，或者利用心包内肺动脉的部分，进行切断缝合肺动脉的步骤。

2. 残端闭合器的使用

由于左主支气管后方的降主动脉的干扰，从前方操作口使用普通内镜直线型缝合切开器或者旋转头的内镜缝合切开器角度均受限，可能造成残端过长。使用装有绿色钉仓的残端闭合器，可以很好地避开降主动脉，确保残端长度不过长。

六、术后并发症处理

胸腔镜下全肺切除术与胸腔镜下肺叶切除术常见的手术后并发症基本相同。术后患者仅一侧肺行使呼吸和循环功能，呼吸功能损伤较大，呼吸储备功能明显降低，同时心脏负担增加，出现呼吸和循环衰竭的风险显著增加。胸腔镜下全肺切除术并发症的发生概率及病死率明显高于胸腔镜下肺叶切除术。

1. 心律失常

胸腔镜下全肺切除术后纵隔失去一侧肺组织的支撑，适应这种生理改变需要一段时间，因此在术后容易出现心律失常（期前收缩、房扑、房颤等）并发症。对于全肺切除术后的患者出现心律失常，应当明确出现心律失常的诱因、病因，包括既往有无明确心脏疾病病史、输液量及输液速度是否合适、体温及可能存在的感染因素，并及时给予相应的处理，避免出现心脏功能失代偿。

2. 肺部感染

胸腔镜下全肺切除术后患者仅一侧肺行使呼吸和循环功能，呼吸功能损伤较大，呼吸储备功能明显降低，肺部感染容易发生呼吸衰竭进而危及生命，因此应严密监测患者生命体征，及时复查胸部影像学，及早发现可能存在的肺部感染或肺不张。特殊注意事项：①使用广谱高效抗生素，延长抗生素的使用时间；②协助患者咳嗽、排痰，使用超声雾化吸入及化痰药物，必要时行纤维支气管镜吸痰或气管切开；③出现明显呼吸衰竭且其他治疗无效时，尽早使用呼吸机辅助呼吸。

3. 支气管胸膜瘘

支气管胸膜瘘是全肺切除术后少见但严重的并发症之一，出现后的处理较为棘手。经过气管镜检查明确诊断后可行介入手术进行气管腔内封堵，疗效不佳者需要持续引流，后续手术修补。预防的措施包括：①合理处理解剖支气管，避免过度游离气管近端黏膜，防止残端供血不足；②严格检查残端是否漏气，必要时用血运良好的自体组织包埋支气管残端；③围术期应用有效抗生素，加强营养支持。

第五章　肺癌药物治疗

第一节　肺癌药物治疗总论

一、概述

主要包括化疗和靶向治疗，用于肺癌晚期或复发患者的治疗。化疗还可用于手术后患者的辅助化疗、术前新辅助化疗及联合放疗的综合治疗等。

化疗应当严格掌握适应证，充分考虑患者的疾病分期、体力状况、自身意愿、药物不良反应、生活质量等，避免治疗过度或治疗不足。如患者体力状况评分≤ 2 分，重要脏器功能可耐受者可给予化疗。常用的药物包括铂类（顺铂、卡铂）、吉西他滨、培美曲塞、紫杉类（紫杉醇、多西他赛）、长春瑞滨、依托泊苷和喜树碱类似物（伊立替康）等。目前，一线化疗推荐含铂的两药联合方案，二线化疗推荐多西他赛或培美曲塞单药治疗。一般治疗 2 个周期后评估疗效，密切监测及防治不良反应，并酌情调整药物和（或）剂量。

靶向治疗是以肿瘤组织或细胞的驱动基因变异以及肿瘤相关信号通路的特异性分子为靶点，利用分子靶向药物特异性阻断该靶点的生物学功能，选择性地从分子水平逆转肿瘤细胞的恶性生物学行为，从而达到抑制肿瘤生长，甚至使肿瘤消退的目的。目前，靶向治疗主要应用于非小细胞肺癌中的腺癌患者，例如以 EGFR 突变阳性为靶点 EGFR–酪氨酸激酶抑制剂（EGFR–TKI）的厄洛替尼（erlotinib）、吉非替尼（gefitinib）、阿法替尼（afatinib）、奥希替尼（osimertinib），以 ALK 重排阳性为靶点的克唑替尼（crizotinib）、艾乐替尼（alectinib）、色瑞替尼（ceritinib）等和以 ROS1 重排阳性为靶点的克唑替尼可用于一线治疗或化疗后的维持治疗，对不适合根治性治疗局部晚期和转移的 NSCLC 有显著的治疗作用，并可延长患者的生存期。靶向治疗成功的关键是选择特异性的标靶人群。此外，以肿瘤血管生成为靶点的贝伐珠单抗（bevacizumab），联合化疗能明显提高晚期NSCLC的化疗效果并延长肿瘤中位进展时间。采用针对免疫检查点PD–L1的单克隆抗体可抑制PD–1与肿瘤细胞表面的PD–L1结合，产生一系列抗肿瘤的免疫作用，也有一定的治疗效果。

1. NSCLC

对化疗的反应较差，对于晚期和复发NSCLC患者联合化疗方案可缓解症状及提高生活质量，提高生存率，有30%~40%的部分缓解率，近5%的完全缓解率，中位生存期为9~10个月，1年生存率为30%~40%。目前，一线化疗推荐含铂两药联合化疗，如卡铂或顺铂加上紫杉醇、长春瑞滨、吉西他滨、培美曲塞或多西他赛等，治疗4~6个周期。对于化疗之后肿瘤缓解或疾病稳定而没有发生进展的患者，可给予维持治疗。一线治疗失败者，推荐多西他赛或培美曲赛单药二线化疗。

对EGFR突变阳性的Ⅳ期NSCLC，一线给予EGFR–TKI（厄洛替尼、吉非替尼和阿法替尼）治疗较一线含铂的两药化疗方案，其治疗反应、无进展生存期（progression free survival，PFS）更具优势，且毒性反应更低。也可用于化疗无效的二线或三线口服治疗。如发生耐药（一般在治疗后9~13个月）或疾病进展，如T790M突变，可使用二线TKI奥希替尼。对于ALK和ROS1重排阳性的患者可选择克唑替尼治疗。对于Ⅳ期非鳞状细胞癌的NSCLC，若患者无咯血及脑转移，可考虑在化疗基础上联合抗肿瘤血管药物如贝伐珠单抗。PD–L1表达阳性≥50%者，可使用PD–1药物，如派姆单抗（pembrolizumab）、纳武单抗（nivolumab）和阿特珠单抗（atezolizumab）等。

2. SCLC

对化疗非常敏感，是治疗的基本方案。一线化疗药物包括依托泊苷或伊立替康联合顺铂或卡铂，共4~6个周期。手术切除的患者推荐辅助化疗。对于局限期SCLC（Ⅱ~Ⅲ期）推荐放、化疗为主的综合治疗，对于广泛期患者则采用以化疗为主的综合治疗。广泛期和脑转移患者，取决于患者是否有神经系统症状，可在全脑放疗之前或之后给予化疗。大多数局限期和几乎所有的广泛期SCLC都会复发，复发SCLC患者根据复发类型选择二线化疗方案或一线方案的再次使用。

二、早期非小细胞肺癌（NSCLC）治疗进展

表皮生长因子受体酪氨酸激酶抑制剂（EGFR–TKI）在晚期二线、一线获得成功的

同时，对于NSCLC围术期治疗的研究也在如火如荼进行中。CTONG1103是一项多中心随机开放Ⅱ期临床试验，用于评估术前+术后靶向治疗（厄洛替尼组）对比术前+术后化疗作为ⅢAN2期伴EGFR突变NSCLC的疗效。2组主要研究终点客观缓解率（objective response rate，ORR）无差异，但靶向组次要研究终点PFS显著优于化疗组，分别为21.5个月和11.4个月。该研究近期数据显示，PFS获益未转化为OS获益，厄洛替尼组的中位OS为42.2个月，化疗组为36.9个月（HR 0.83，95%CI 0.47~1.47）。虽然一、二代TKI新辅助治疗折戟于OS获益，但是三代TKI的新辅助研究公布中期结果令人欣喜。由北京大学肿瘤医院杨跃教授发起的一项多中心研究显示：奥希替尼用于可切除Ⅱ~ⅢB期EGFRmNSCLC的新辅助治疗，新辅助治疗旨在评估奥希替尼作为可切除EGFRm（19del/L858R）肺腺癌新辅助治疗的疗效和安全性。2021 ASCO年会中期分析结果显示，在完成疗效评估的奥希替尼新辅助治疗28例患者中，缓解率为71%（20/28），疾病控制率（disease control rate，DCR）为100%（28/28），95%（21/22）患者实现了R0手术切除，55%（12/22）患者实现病理降期，40%（4/10）术前N_2患者在接受奥希替尼新辅助治疗后降至N_0，并且未出现中断治疗的不良反应。

截至目前，EGFR–TKI术后靶向治疗已取得了阶段性胜利，无论是涉及一代TKI包括ADJUVANT研究、EVAN研究、EVIDENCE研究，还是三代ADAURA研究，辅助靶向的DFS更长。尤其是由吴一龙教授牵头的ADAURA研究，由于奥希替尼术后辅助疗效显著而提前揭盲，并被指南推荐作为EGFR突变阳性的NSCLC术后辅助优选用药。ⅠB~ⅢA EGFR突变阳性NSCLC的术后辅助EGFR–TKI治疗在持续探索中，然而仅针对ⅢA期NSCLC人群数据一直缺乏。值得提出的是，EVAN研究是由中国学者主导的多中心随机开放Ⅱ期临床研究，旨在比较ⅢA期EGFR突变阳性NSCLC在R0切除后靶向治疗（厄洛替尼）和化疗（4周期）辅助治疗的疗效和安全性。厄洛替尼组2年无病生存率为81.4%。2021 ASCO年会公布OS数据，靶向组的OS较化疗组获得显著延长。靶向组和化疗组中位OS分别为84.2个月和61.1个月，5年总生存率分别为84.8%和51.1%。目前，EGFR突变阳性的NSCLC术后辅助靶向治疗的数据已较为成熟，相较单纯辅助化疗时代OS有明显提升，而一代EGFR–TKI辅助治疗几乎有相同的临床结局，对于目前尚存在争议的问题，待更成熟的证据公布或许会成为一个定论。

随着2018年《N Engl J Med》发表CheckMate 159研究结果，开启了新辅助免疫治疗篇章。除此之外，CheckMate 816 研究中提到与单用化疗相比，纳武利尤单抗联合化疗治疗可显著改善病理完全缓解率（pathologic complete response，pCR）。在术前接受纳武利尤单抗联合化疗对比单纯化疗新辅助治疗的患者中，2 组 pCR 分别是 24%、2.2%，且接受纳武利尤单抗联合化疗新辅助治疗不影响手术的可行性和时机。至今，除了新辅助治疗，免疫治疗仍然是辅助治疗的热点。IMpower 010 重磅来袭，这是一项全球性、多中心Ⅲ期研究，评估ⅠB~ⅢA 期 NSCLC 患者在 R0 切除和辅助化疗后，对比阿替利珠单抗和最佳支持治疗用于辅助治疗的疗效和安全性。主要研究终点为 DFS，次要终点为 OS，首先分层分析程序性死亡配体 1（PD–L1）肿瘤细胞（TC）≥ 1% 的Ⅱ ~ Ⅲ A 期 NSCLC 患者亚组，阿替利珠单抗与最佳支持治疗相比，显著降低了复发或死亡的风险，HR 为 0.66（P=0.004）；从亚组分析可以看出，PD–L1 ≥ 50% 人群获益最多（HR 0.43），针对 PD–L 11%~49% 的人群仍需结合其他患者特征进行全面的个体化诊疗决策。

三、局部晚期不可切除 NSCLC 治疗进展

随着免疫检查点抑制剂在临床应用的普及，免疫治疗开始逐渐进军局部晚期患者，PACIFIC 研究改变了传统同步放化疗后无标准治疗的局面。今年 ASCO 大会更新了其 5 年总生存率：度伐利尤单抗 42.9%、安慰剂组 33.4%。PACIFIC 研究之后形成一种百花齐放的局面，KEYNOTE–799 是一项正在进行的Ⅱ期临床研究，不同于 PACIFIC 模式，此研究采用了免疫治疗前移的模式，进一步探讨免疫治疗的介入时机。主要研究终点 ORR 在队列 1（鳞 / 非鳞）的 ORR 为 70.5%，DCR 为 88.4%；队列 2（非鳞）的 ORR 为 70.6%，DCR 为 93.1%，2 个队列的 1 年总生存率均大于 80%，1 年无进展生存率达 70% 左右。2021 年针对局部晚期的治疗，最重磅的研究莫过于 GEMSTONE–301，这与 PACIFIC 研究只纳入同步放化疗的患者不同。它是一项随机双盲对照的Ⅲ期研究，旨在评估舒格利单抗作为巩固治疗在同步或序贯放化疗后未发生疾病进展的、不可切除的Ⅲ期 NSCLC 患者中的有效性和安全性。中期分析显示，舒格利单抗组和安慰剂组中位 PFS 分别为 9.0 个月和 5.8 个月，舒格利单抗显著降低疾病进展或死亡风险 36%（HR 0.64，95%CI 0.48~0.85，P=0.0026），为序贯放化疗的Ⅲ期 NSCLC 患者免疫巩固治疗提供了新选择。

对于不可手术的局部晚期 NSCLC 患者，靶向治疗的研究数据并不是太多。目前，靶

向药物应用逐渐“前置化”，包括奥希替尼、阿美替尼在内的药物均有相关的局部晚期研究在进行中，期待前移免疫及靶向治疗未来能有更成熟的证据改善局部晚期患者的生存。

四、晚期 NSCLC 治疗进展

1. EGFR 通路治疗进展

EGFR 突变通路仍然是肺癌领域探索最多的主题，对于 EGFR–TKI 治疗来说，晚期 NSCLC 治疗领域，无论是一线还是后线，无论是单药还是联合，均已经建立起了非常成熟的治疗策略。但 EGFR–TKI 联合抗血管生成治疗，既往研究表明虽然联合治疗可以显著延长患者的 PFS，但未转化为 OS 的获益，如 NEJ026 研究。ARTEMIS–CTONG 1509 研究是首个在中国携带 EGFR 突变的 NSCLC 患者中进行的Ⅲ期研究，贝伐珠单抗联合厄洛替尼较单药厄洛替尼显著延长了患者的 PFS，mPFS 为 17.9 个月对比 11.2 个月（HR 0.55，95%CI 0.41~0.73，$P < 0.001$）。2 组的 OS 不具有统计学差异，EGFR21 外显子 L858R 点突变患者和脑转移患者，从贝伐珠单抗联合厄洛替尼治疗中获益更多。尽管一代 EGFR–TKI 联合抗血管治疗可以带来获益，但今年欧洲肿瘤内科学会（ESMO）上也公布了 WJOG9717 L 的结果：奥希替尼联合贝伐珠单抗对比奥希替尼单药在初治晚期 EGFR 突变非鳞 NSCLC 患者 PFS 无明显差异，而不良反应增加。那么，对于 EGFR–TKI 联合化疗，NEJ009 研究是首个比较 EGFR–TKI 单药与 EGFR–TKI 联合含铂双药化疗治疗 EGFR 突变晚期 NSCLC 患者的Ⅲ期临床试验。联合方案较靶向单药方案可显著改善 PFS（20.9 个月 VS 11.2 个月，HR 0.49，P=0.021），但是仍然未转化为 OS 获益，并且增加不良反应，至于晚期患者一线是否采用联合治疗，仍然是一个值得探索的问题。

2. ALK 通路治疗进展

间变淋巴瘤激酶（anaplastic lymphoma kinase，ALK）融合被称为“钻石突变”，ALK–TKI 为这部分晚期患者带来显著临床获益，并且克唑替尼和阿来替尼均为一线选择用药。2021 ASCO 年会上，日本 J–ALEX 研究公布 68 个月随访数据，结果显示，克唑替尼与阿来替尼 5 年生存率分别为 64.11% VS 60.85%。此研究允许后线交叉，这一设计更贴合临床实践。另外，一项 eXalt3 研究评估二代 ALK 抑制剂恩沙替尼与克唑替尼的疗效，恩沙替尼的中位 PFS 显著长于克唑替尼（25.8 个月 VS 12.7 个月，HR 0.51）。目前的研究均显示这一“钻石突变”使得 ALK 融合晚期 NSCLC 有获得长生存的可能性。

3. 少见或罕见突变靶点

虽然对于罕见靶点的靶向治疗疗效远不如 EGFR 和 ALK 抑制剂，但幸运的是，2021 对于罕见靶点的研究似乎有了很多新的突破，针对罕见靶点的靶向药物不断被研发应用于临床。

（1）EGFR 20 ins：2% 的 NSCLC 具有 EGFR 外显子 20 插入（exon20 ins）突变。目前，可用的靶向药物、免疫、化疗仅提供有限的临床获益。近 2 年针对 exon 20 ins 精准靶向药物层出不穷。Mobocertinib 是一种新型口服 EGFR–TKI 类药物，在经铂治疗的 EGFRexon 20 ins 晚期 NSCLC 患者中表现出快速且持久的疗效。2023 年公布整体 ORR 为 35%，中位 PFS 为 7.3 个月，中位 OS 为 24 个月。另一项 EGFR/MET 双抗 Amivantamab（JNJ–372）治疗 20 插入突变的局部晚期或转移性 NSCLC 患者的研究表明，ORR 为 40%。受限于 exon 20 ins 独特的空间结构，未来针对这一靶点的研究任重道远。

（2）HER2/3 突变：HER2 突变在晚期 NSCLC 中占 2%~3%。近 2 年，针对 HER2 靶点药物的研究有所突破。2021 年 ESMO 公布了新型抗 HER2 抗体耦联物（antibody-drug conjugate，ADC）DS–8201 的研究结果，ORR 可达 55%（50/91），DCR 高达 92%（84/91），中位 PFS 为 8.2 个月，中位 OS 为 17.8 个月，但同时药物相关≥ 3 级以上不良反应（adverse reaction，AE）占 46%，因此我们需要等待降低剂量后综合评估有效率和 AE。除了 ADC 外，吡咯替尼联合抗血管生成剂阿帕替尼针对 HER2 突变或扩增的转移性 NSCLC 也公布了初步结果，总体 ORR 和 DCR 分别为 45.5%（15/33）和 93.9%（31/33），中位 PFS 为 6.8（95%CI 5.4~8.2）个月，中位 OS 为 12.9（95%CI 8.6~17.2）个月。与此同时，HER2 作为致癌驱动基因的小分子酪氨酸激酶抑制剂已占一席之地，poziotinib 一线治疗 HER2 20ins NSCLC 的主要研究终点 ORR 为 44%（21/48），次要研究终点 DCR 为 75%，中位 PFS 为 5.6 个月。即使目前针对 HER2 位点的可选药物较多，但鉴于尚存在的问题，Ⅲ期临床试验势在必行。

ADC 针对泛 HER 家族的研究也是捷报频出，一项全球、多中心、开放标签Ⅰ期研究，评估 HER3–DXd（U3–1402）治疗 EGFR 突变的转移性不可切除 NSCLC 的疗效与安全性。截至 2023 年，ASCO 数据显示，ORR 为 39%（22/57），DCR 为 72%，相信随着研发与临床试验的开展，会有更加精准、疗效较好、针对 HER2/3 的靶向药物。

（3）MET 突变或扩增：从 2016 年 11 月开始，陆舜教授领衔开展了一项多中心临床试验，旨在评估赛沃替尼治疗具有 MET 外显子 14 跳变的肺肉瘤样癌或其他类型 NSCLC 的疗效和安全性。历时 5 年，此项研究取得了令人欣喜的成绩。全国 32 家中心共入组 70 例患者，ORR 高达 49.2%，PFS 达 6.8 个月，最长 OS 超过 4 年。此外，基线伴脑转移患者，经赛沃替尼治疗后无因颅内病灶进展而发生疾病进展。赛沃替尼 2021 年 6 月 22 日获国家药品监督管理局批准上市，用于治疗 MET 外显子 14 跳跃突变的 NSCLC。除了 MET14 跳读，多数学者也关注到 EGFR 突变合并原发或继发 MET 扩增患者对 EGFR TKI 单药疗效不佳的现象，目前多个Ⅰ/Ⅱ期临床试验正在开展中，期待未来结果公布可用于指导临床实践。

（4）RET 融合：RET 是 NSCLC 重要的罕见驱动基因，发生率在 1% 左右。ARROW 研究是一项全球性Ⅰ/Ⅱ期临床研究，研究的数据显示，普拉替尼在既往接受过铂类化疗的患者，ORR 为 66.7%；2021 年世界肺癌大会（WCLC）公布未接受过系统性治疗的患者的 ORR 达 80%。此项研究首次证实了普拉替尼在 RET 融合阳性 NSCLC 中国患者中的疗效和安全性。基于普拉替尼已成功上市惠及患者，有望为 RET 融合阳性 NSCLC 患者的一线治疗带来新希望。同样Ⅱ期 LIBRETTO–321 研究，selpercatinib（LOXO–292）是一种高选择性的 RET 激酶抑制剂，在 47 例 NSCLC 患者中，ORR 为 66.0%。未来针对 RET 融合，治疗更加精准。

4. 免疫治疗新进展

2021 年，免疫治疗在术前新辅助、术后辅助方面有突破性进展，对于晚期 NSCLC 免疫治疗的研究仍然有条不紊地进行着。继 IMpower150 研究之后，免疫联合抗血管生成加化疗对 TKI 耐药后的治疗不断进行研究。免疫联合治疗在晚期 NSCLC 有部分患者有明显的临床获益，2021 年 ESMO 大会公布 ORIENT–31 用于治疗 EGFR 突变非鳞 NSCLC Ⅲ期临床结果，四药联合组、免疫联合化疗组和单纯化疗组的 mPFS 分别为 6.9 个月、5.6 个月和 4.3 个月，ORR 分别是 43.9%、33.1% 和 25.2%。ORIENT–31 研究是全球首个证实程序性死亡受体 1（PD–1）免疫抑制剂联合抗血管生成药物，以及化疗治疗 EGFR 突变 NSCLCTKI 耐药后，对比化疗能够显著延长该部分群体 PFS 的Ⅲ期研究。除此之外，令人特别惊喜的是，Ⅱ期 CITYSCAPE 研究针对 PD–L1 高表达，即肿瘤比例评分（tumor proportion score，TPS）≥ 50% 亚组的分析显示，与阿替利珠单抗单药治疗相比，tiragolumab + 阿替利珠单抗联合治疗显著提高疗效（HR 0.29），ORR 为 66%，中位 PFS

为 16.6 个月，证实了 TIGIT 抗体 tiragolumab 联合阿替利珠单抗一线治疗 PD–L1 阳性晚期 NSCLC 较高的应答率，为后续研究打下了坚实的基础。另外，2021 年 ASCO 再次对 Check Mate 9 LA 和 CheckMate 227 数据进行更新，不管 PD–L1 表达水平和组织学类型如何，相比于化疗，双免治疗（纳武利尤单抗联合伊匹木单抗）展现出持续的长期生存获益。

五、小细胞肺癌（SCLC）的治疗进展

随着免疫治疗的横空出世，晚期 SCLC 的治疗迎来了新机遇，IMpower133 和 CASPIAN 研究为 SCLC 免疫治疗夯实了基础。CASPIAN 研究在 2021 年 ESMO 更新了生存期数据：度伐利尤单抗 + 铂类联合依托泊苷（D+EP）的 3 年总生存率达 17.6%。但是对于凶险的晚期 SCLC，预后仍然不尽如人意，对于新药的研究从未停止过。今年 ASCOAMG 757 是基于最先进的双特异性 T 细胞衔接系统开发的靶向 δ 样配体 3（DLL3）的双特异性抗体。DLL3 蛋白在 SCLC 肿瘤细胞表面高表达，但在正常组织中低表达，这种差异性使得 DLL3 成为治疗 SCLC 的一种极具潜力的干预靶点。AMG757 与内源性 T 细胞和 SCLC 细胞结合，诱导 T 细胞增生和连续裂解，随后肿瘤细胞凋亡。此研究为 Ⅰ 期临床试验，令人兴奋的是，ORR 达到 20%，具有持久的应答，中位 PFS 达到 8.7 个月，并且不良反应可接受。相对于 NSCLC，SCLC 没有明确的驱动基因突变，长期以来治疗进展非常缓慢，尽管免疫治疗延长 2 个月的 OS，但依然无法扭转 SCLC 的现状。近年来不断探索对于 SCLC 的分型，证实 SCLC 本身存在异质性，因此找到针对性治疗策略是未来探索的重要方向。

第二节　肺癌的化学治疗

一、抗肿瘤药物的分类

抗肿瘤药物数量和种类繁多，而且化学结构相差很大，作用机制各不相同，我们根据以下 2 方面进行介绍。

（一）根据对细胞增生周期的影响分类

1. 细胞周期非特异性药物（cell cycle non-specific agent，CCNSA）

是指对 G_0 期及细胞周期中 4 个时相的细胞均有作用的药物，如铂类、烷化剂类、抗生素类等。其量效曲线呈指数性，杀伤能力随剂量而提高，在浓度（*C*）和时间（*T*）的关系中 *C* 是主要的，从发挥化疗药物的最大效用这一角度，CCNSA 到达峰浓度所需的时间越短，CCNSA 能达到的峰浓度越高，疗效越好，即推注的疗效好于滴注，更好于其他非血管途径用药。某些情况下，若有支持手段帮助患者克服化疗药物的剂量限制性毒性，可通过增加 CCNSA 的剂量来达到更高的峰浓度，追求更好的疗效，如造血干细胞移植治疗白血病时，作为移植前的预处理措施，环磷酰胺（CTX）可使用远超于标准化疗的大剂量。

2. 细胞周期特异性药物（cell cycle specific agent，CCSA）

此类药物选择性作用于细胞增生周期中的某一个时相，对迅速增生细胞的杀伤率比缓慢增生细胞高，如氟尿嘧啶（5–FU）、吉西他滨（GEM）、羟基脲作用于 S 期，长春碱类和紫杉类作用于 M 期。这类药物的量效曲线也随剂量增大而提高，但达到一定剂量时即向水平方向转折，即使再增加剂量，也不再有更多的细胞被杀死。一般这类药物的作用弱而慢，需要一定时间才能发挥作用，在浓度（*C*）和时间（*T*）的关系中 *T* 是主要的，从发挥化疗药物的最大效用这一角度，CCSA 应以缓慢滴注、肌内注射或口服为宜，尽可能维持长时间的有效浓度。

（二）根据其来源和作用机制分类

（1）烷化剂类：此类药物通过氮芥基团作用于 DNA、RNA、酶和蛋白质，导致细胞死亡，如氮芥、卡莫司汀、CTX、异环磷酰胺（IFO）、白消安、洛莫司汀等。

（2）抗代谢类：此类药物主要是抑制细胞代谢过程中的生物酶或以伪底物的形式对核酸代谢物与酶的结合反应有相互竞争作用，可影响与阻断核酸的合成，包括 5–FU、氨甲蝶呤（MTX）、阿糖胞苷、GEM、替加氟（呋喃氟尿嘧啶）等。

（3）抗生素类：来源于抗生素，选择性作用于 DNA 模板，抑制 DNA 依赖的 RNA 聚合酶从而阻止 RNA 合成，包括蒽环类的多柔比星和表柔比星、放线菌素 D、丝裂霉素（MMC）、博来霉素、平阳霉素、普卡霉素等。

（4）植物类：是从植物中提取的一大类药物，目前发现的主要是作用于有丝分裂的药物，如长春碱类的长春新碱（VCR）、长春碱（VLB）、长春地辛（VDS）、长春瑞滨（NVB）及鬼臼毒素类的依托泊苷（VP–16）、替尼泊苷可阻止微管蛋白聚合和诱导微管解聚，紫杉类的紫杉醇和多西紫杉醇可阻止微管蛋白解聚，微管蛋白的异常聚合和解聚都可干扰细胞内纺锤体的形成，使细胞分裂停止于有丝分裂期；另一部分药物与DNA有关，如喜树碱类的羟喜树碱、伊立替康（CPT–11）、拓扑替康（TPT）及鬼臼毒素类作用于拓扑异构酶导致DNA链断裂，或通过改变DNA的构型而影响基因转录过程，使肿瘤细胞不能继续增生而死亡。

（5）其他：如激素类对激素依赖性肿瘤，通过拮抗激素的作用，阻断激素合成或以伪底物的形式竞争与激素受体的结合，能改变机体内环境，进而影响肿瘤生长；铂类作用于DNA结构，有类似烷化剂双功能基团的作用，可以与DNA的碱基结合，使DNA分子链内和链间交互键联，不能复制，包括顺铂（DDP或cDDP）、卡铂（CBP）和草酸铂（L–OHP）等。

（三）联合化疗方案的组合原则

联合化疗是指作用于细胞增生不同环节的药物联合使用，一般而言，联合化疗优于单一用药，可以提高疗效，延缓抗药性的发生，而毒性增加不多，或联合使用能保持疗效，降低毒性。联合化疗方案的组合常参照以下原则：

（1）一般都包括2类以上、作用机制不同的药物，而且常常CCNSA类和CCSA类配合使用或作用于细胞增生周期不同时相的CCSA类配合使用。

（2）选药时尽可能使药物的毒性不相重复，使每一种药物都可采用最适当的剂量，在提高疗效的前提下毒性又无明显增加。

（3）药物数量一般以2~3种最好，更多药物联合并不一定能提高疗效，或者疗效增加不明显，而毒性增加很多。

（4）联合使用增效剂或减毒剂：一方面是解救治疗，如MTX可减少5,10–甲烯四氢叶酸合成，先给予MTX后再给予叶酸补充可以减少MTX的毒性；另一方面有些药物可通过各种机制加强化疗药物的疗效，如甲酰四氢叶酸可增加5–FU与胸苷酸合成酶的结合，形成稳定的三聚体，通过抑制核苷酸的合成影响DNA合成及细胞增生，在5–FU前使用甲酰四氢叶酸可增强5–FU的疗效。

（四）化疗药物的使用方法和顺序安排

为达到既能充分发挥联合化疗方案中各个药物的最大疗效，又不增加或降低毒性的目的，使用化疗药物时要注意以下几点：

（1）根据化疗药物对细胞增生周期的影响，单从发挥化疗药物的最大效用这一角度，CCNSA 到达峰浓度所需的时间越短，CC–NSA 能达到的峰浓度越高，疗效越好，即推注的效果好于滴注，更好于其他非血管途径用药，因此临床上使用 CTX、蒽环类药物时通常采用静脉推注或快速静脉滴注给药；CCSA 的疗效与有效药物浓度持续的时间有关，应缓慢滴注、肌内注射或口服为宜，如 5–FU 长时间滴注较静脉推注或短时滴注给药疗效好，紫杉类最初推荐每 3 周用药 1 次，但在临床实践和临床试验中发现，每周给药 1 次的疗效和耐受性可能优于 3 周 1 次的方案；VP–16、5–FU 和拓扑异构酶抑制药等药物的口服制剂可根据药物的半衰期安排用药频率，已显示较静脉短时用药临床疗效提高。

（2）联合化疗用药的顺序和间隔是当前研究的课题之一。增长缓慢的实体瘤 G_0 期细胞较多，一般先采用 CCNSA 类杀灭增生期及部分 G_0 期细胞，使瘤体缩小而驱动 G_0 期细胞进入增生周期，继而用 CCSA 类杀伤之。相反，生长比率高的肿瘤如急性白血病等，则先用 CCSA 类，以后再用 CCNSA 类杀伤剩余细胞；按化疗药对细胞增生周期时相的影响，先用 MTX 以减少 5,10– 甲烯四氢叶酸合成，6 h 内再进行 5–FU 滴注阻断脱氧胸苷酸合成，此种用药方法疗效最好而且毒性降低；CBP 和 GEM 联合化疗时以 CBP 给药 4 h 后再给予 GEM 的疗效较好。

（3）有些用药顺序是在临床实践中根据患者的耐受和疗效逐渐调整到目前的常规方法，如紫杉类与蒽环类联合时，蒽环类在前、紫杉类在后可使心脏毒性降低；紫杉类与 cDDP 联合时，紫杉类在前、cDDP 在后可使肾毒性降低；培美曲塞和 cDDP 的联合，在培美曲塞给药 0.5 h 后再给予 cDDP 为好；cDDP 和 GEM 联合用药，如将 GEM 在第 1 d、第 8 d 给药，将 cDDP 放在第 8 d 给药，不良反应会有所减轻；表皮生长因子单克隆抗体西妥西单抗使用之后 1 h 再给予化疗为宜。

二、肺癌化疗的禁忌证

一般认为患者有以下情况时应谨慎使用或不用化疗：① ECOG 行为状态评分为 PS ≥ 3 的患者不能从化疗中受益，不建议进行。但要注意区分是不是局部病灶造成的暂时的行为状态评分下降，此时进行有效的化疗可控制病灶，使行为状态评分明显改善，若是长期的肿瘤负荷过大导致患者已出现恶病质表现，此时化疗反不能使患者受益。②精神异常患者在化疗过程中不能配合化疗药物正确使用，或不能遵守化疗中的注意事项难以保证安全，应避免使用化疗。③肝肾功能异常且主要原因是非肿瘤性原因导致，如实验室指标超过正常值的2倍，或有严重并发症者不宜立即化疗。④白细胞＜3.0×10^9/L，中性粒细胞＜1.5×10^9/L、血小板＜6×10^9/L，红细胞＜2×10^{12}/L、血红蛋白＜8.0 g/dL的肺癌患者原则上不宜化疗。

三、化疗的不良反应及其处理

（一）静脉炎及坏死

1. 预防

（1）合理选择输注药物所用血管，条件允许，尽量应用静脉留置针或中心静脉置管。在血管的选择方面，一般选择远端的、较粗直、血运良好的静脉，并左右手交替使用，静脉穿刺力争要稳、准、狠，一针见血。有条件的医院尽量在输注化疗药物时应用静脉留置针或中心静脉置管，选择的静脉留置针型号要与所选择的血管匹配。

（2）严格配制化疗药物，并正确输注。根据每种化疗药物的特点及特性，选择正确的溶媒尤为重要，如多柔比星、表柔比星、氨甲蝶呤等要应用葡萄糖溶解，紫杉醇、顺铂等应用生理盐水溶解，对保护药物的酸碱度、降低药物的不良反应有明显的作用。

（3）加强化疗期间的宣教。在输注化疗药物的过程中，应加强巡视，一旦发现药物外渗，应用纱布在穿刺点以上湿敷，并抬高患肢促进静脉回流。若发现静脉炎，应立即停止输注化疗药物，并应用硫酸镁湿敷及喜疗妥局部外用，必要时可应用微波进行治疗。

2. 处理

（1）若出现渗漏及静脉炎，应立即将保留在静脉中的输液针拔出，并更换穿刺部位。

（2）渗漏的局部可应用热敷或冷敷：药物渗漏后的24 h内间断冷敷可使静脉血管收缩，并可缓解局部疼痛，进一步抑制局部炎症。但在小细胞肺癌治疗中常用的药物依托泊苷，却禁止应用冷敷，使用40~50℃的硫酸镁热敷具有明确的消肿止痛作用。

（3）局部注射拮抗剂或解毒剂。

（二）过敏反应

1. 预防

（1）重视用药前处理：过敏的发生往往非常迅速，有些可能是始料不及的，与其出现过敏反应之后处理，不如在过敏反应出现之前及时预防。为预防紫杉醇的过敏反应，在用药前可预防性应用地塞米松、H 受体阻滞剂及苯海拉明等药物，在应用博来霉素和平阳霉素前可预防性应用地塞米松及抗组胺药物。有了这些对应的处理办法，相信会大大降低过敏反应的发生率。

（2）加强患者及家属宣教：过敏反应往往发生在应用药物的前 15 min 内，仅少数患者会出现在应用药物的整个过程或应用药物结束以后，所以如何在药物应用的早期发现并及时处理过敏反应显得尤为重要。患者家属往往是发现患者神态或行为异常的前头兵，可在患者应用化疗药物前，向患者家属说明所应用药物可能会出现的过敏反应，如皮肤瘙痒、面色潮红、呼吸困难、头晕、恶心、呕吐、发热等症状，家属一旦发现患者出现过敏反应，应及时向医护人员汇报。

2. 处理

一旦发现在患者用药过程中出现过敏反应，应立即停止输注化疗药物，给予患者中流量吸氧，并给予患者输液维持血压，给予患者心电血压监护，随时观察患者生命体征的变化。立即给予患者应用苯海拉明、泼尼松或地塞米松静脉注射，异丙嗪肌内注射，如患者出现血压下降或呼吸困难时应立即对症给予患者升压及兴奋呼吸对症治疗，并给予患者 0.1% 肾上腺素皮下或静脉注射，必要时 20~30 min 后重复应用。若患者出现急性喉头水肿时，可给予患者气管切开。

（三）肝脏损害

1. 预防

目前尚无较好的预防办法，主要是在应用化疗药物前检测肝功能，无肝转移时转氨酶＜ 2.5 倍正常值、有肝转移时转氨酶＜ 5 倍正常值时方可应用化疗药物。在应用化疗药物后 7~10 d 复查肝功能，发现肝功能异常，应首先查明肝功能异常原因，在排除肝炎、肝脏转移等原因后，可考虑为药物所致肝脏损害的可能。

2. 治疗

（1）一旦明确为某种药物所致的肝脏损害，应立即停药，多数患者在停用药物短时间内恢复。若患者短时间内不能停用相关药物，应在权衡利弊后正确选择药物的使用。

（2）可应用催吐、洗胃、导泻、利尿等治疗促进药物从体内排出，必要时可应用血液透析。对于一些蛋白结合率较高、脂溶性强、分子量大的化合物，可应用血液灌流清除；服用极过量的药物，很难用血液透析和灌流的方法清除时，选择血浆置换则可明显降低血浆中的药物浓度。

（3）对于无肝性脑病先兆的患者，可给予患者最佳的支持治疗，包括高蛋白、高糖、丰富的维生素及低脂饮食，可给患者补充氨基酸、清蛋白或血浆，用来防止电解质紊乱，维持体内内环境稳定，促进肝细胞再生。

（4）当患者的转氨酶、胆红素明显高于正常，清蛋白明显低于正常时，可考虑给予患者应用保肝及减黄药物，临床上常用的药物包括肌苷、门冬氨酸钾镁、腺苷蛋氨酸及一些中药提取物等。熊去氧胆酸治疗胆汁淤积的疗效已得到了肯定。谷胱甘肽是体内最重要的氧化剂，经常用于抗肿瘤药物、抗结核药物肝脏损害的辅助治疗。水飞蓟宾、烟碱和甲硫氨酸对于氨甲蝶呤及其他化疗药物所致的肝损害有潜在的保护作用，但目前还需要更多临床试验进一步验证。

（5）生物人工肝支持治疗可以部分弥补肝脏解毒功能，可以产生包括凝血因子在内的肝脏蛋白，有的可提供部分代谢活性。对于药物引起的急性或亚急性肝衰竭，人工肝可改善其临床症状。

（6）对于严重的肝衰竭病例，可以考虑进行肝移植。

（四）消化道反应

1. 恶心、呕吐

定义及分类化疗引起的恶心、呕吐是指在化疗过程中，由化疗药物导致的恶心、呕吐。根据呕吐时间，可以分为以下 3 种类型：

（1）急性恶心、呕吐。指给予化疗药物后 24 h 之内发生的恶心、呕吐。在没有进行预防性止吐的情况下，通常在治疗后 5~6 h 达到高峰。该类型的恶心、呕吐往往比较严重。

（2）迟发性呕吐。指给予化疗药物 24 h 后出现的恶心、呕吐。其中 40%~50% 发生于化疗后 24~48 h，有时可持续 5~7 d，严重程度较急性呕吐轻，但持续时间一般较长。

（3）预期性呕吐。由条件反射所致，多见于既往化疗后恶心、呕吐控制不良的患者，患者见到化疗药物或其他与化疗相关的事物，即出现恶心、呕吐。但随着近年来各种新型止吐药的应用，该种呕吐已明显减少。

2. 黏膜溃疡

在溃疡过程中可用生理盐水漱口，有条件时可应用高压冲洗。可应用康复新液等促进黏膜新生的药物涂于溃疡处，促进黏膜的修复。应用 0.5%~1% 过氧化氢涂抹创面，1 min 后漱口，冲洗干净后应用口腔溃疡散涂于患处。

3. 腹泻

（1）立即停止应用化疗药物。

（2）立即应用止泻药物。减低腹泻患者的胃肠蠕动，如给予洛哌丁胺、蒙脱石散剂、颠茄片等。

（3）抗感染治疗。腹泻发生时最常见的主要是大肠埃希菌感染，在抗生素的选择方面可应用庆大霉素、氨苄西林等。

（4）补充足够的营养。腹泻患者多合并电解质紊乱，在临床治疗方面，应维持水及电解质平衡，防止离子失衡情况的发生，尤其要防止低钾的发生。

4. 便秘

目前尚无标准的治疗方案，重在预防，加强患者的了解也是治疗的重点。增加患者的液体摄入量和运动量可增强肠蠕动功能；在饮食方面，主要给予患者更多的纤维性饮食（绿叶蔬菜和全麦类），对缓解和预防有一定疗效。若患者在治疗过程中超过 3 d 均未出现肠蠕动，可以使用大便软化剂联合泻药进行治疗，常用的泻药有硫酸镁、枸橼酸钠、矿物油等，软化剂有麻仁软胶囊、乳果糖、聚乙二醇、山梨醇等。也可对症应用开塞露促进大便的排出。多潘立酮、甲氧氯普胺可用于治疗无功能性肠梗阻的便秘患者。

四、NSCLC 治疗要点

（一）晚期 NSCLC

（1）一线药物治疗：对于驱动基因阴性的患者，含铂两药方案是标准的一线化疗方案，对于非鳞癌患者可以在化疗基础上联合抗血管治疗，如贝伐珠单抗或血管内皮抑制蛋白。建议可行卡瑞利珠单抗、帕博利珠单抗、替雷利珠单抗、信迪利单抗或阿替利珠单抗联合培美曲塞为基础的含铂两药化疗。对鳞癌建议帕博利珠单抗、替雷利珠单抗联合紫杉醇或信迪利单抗联合吉西他滨含铂两药化疗。若患者 PD–L1 阳性（TPS ≥ 1%），可行帕博利珠单抗单药治疗，其中 PD–L1 高表达（TPS ≥ 50%）的患者免疫治疗获益更加显著。患者 PD–L1 高表达（TC ≥ 50% 或 IC ≥ 10%），也可接受阿替利珠单抗单药治疗。对于驱动基因阳性的患者，如 EGFR 基因突变（包括 19 外显子缺失、21 外显子 L858R 和 L861Q、18 外显子 G719X 以及 20 外显子 S768I）阳性的患者，可选择表皮生长因子受体酪氨酸激酶抑制剂（EGFR–TKI）治疗，包括吉非替尼、厄洛替尼、埃克替尼、达可替尼、阿法替尼或奥希替尼。一线给予吉非替尼或厄洛替尼治疗时还可考虑联合化疗，厄洛替尼也可联合贝伐珠单抗。ALK 融合基因阳性的患者可选择阿来替尼、塞瑞替尼或克唑替尼治疗；ROS1 融合基因阳性的患者，可选择克唑替尼治疗；C–met14 跳跃突变、不能耐受化疗者，可以选择赛沃替尼。目前，可选用的治疗药物详见表 5–1。

对一线治疗后达到疾病控制（完全缓解、部分缓解或稳定）的患者，可选择维持治疗。目前，同药维持治疗有循证医学证据支持的药物有培美曲塞（非鳞癌）、贝伐珠单抗（非鳞癌）和吉西他滨，使用免疫检查点抑制剂时若未出现疾病进展及不可耐受的不良反应，建议使用周期为 2 年；有循证医学证据支持的换药维持治疗的药物有培美曲塞（非鳞癌），对于 EGFR 基因敏感突变患者可以选择 EGFR–TKI 进行维持治疗。

（2）二线药物治疗：可选择的化疗药物包括多西他赛、培美曲塞等，针对 EGFR 突变、ALK 融合或 ROS1 融合阳性的患者可选择相应的分子靶向药物，可选择的免疫治疗包括纳武利尤单抗等。

对于驱动基因突变阳性的患者，如果一线和维持治疗时没有应用相应的分子靶向药物，二线治疗时应优先应用分子靶向药物；一线 EGFR–TKI 治疗后耐药并且 EGFRT790M 突变阳性的患者，二线治疗时应优先使用三代 EGFR–TKI，如奥希替尼、阿美替尼或伏美替尼。对于 ALK 融合阳性，一线接受克唑替尼治疗后出现耐药的患者，二线治疗时可选择塞瑞替尼或阿来替尼。一线分子靶向治疗耐药后，若为寡进展或中枢神经系统进展，可继续在靶向治疗基础上联合局部治疗，如放疗或手术等。对于一线接受 EGFR–TKI 或者 ALK 抑制剂治疗出现耐药，二线治疗也可根据患者的美国东部肿瘤协作组（ECOG）行为状态评分（PS）选择含铂两药或者单药化疗方案，若为非鳞癌，可在此基础上联合抗血管药物，如贝伐珠单抗。

对于驱动基因阴性的患者，应优先考虑化疗；对于无驱动基因且组织学类型为鳞癌的患者，可选择使用阿法替尼（表 5–2）。

表 5–1　非小细胞肺癌常用的一线化疗及化疗联合免疫治疗方案

化疗方案			剂量	用药时间	时间及周期
NP 方案	长春瑞滨		25 mg/m^2	第 1 d、第 8 d	21 d 为 1 个周期，4~6 个周期
	顺铂		75 mg/m^2	第 1 d	
TP 方案	紫杉醇		135~175 mg/m^2	第 1 d	21 d 为 1 个周期，4~6 个周期
	顺铂或卡铂	顺铂	75 mg/m^2	第 1 d	
		卡铂	AUC=5~6	第 1 d	
GP 方案	吉西他滨		1000~1250 mg/m^2	第 1 d、第 8 d	21 d 为 1 个周期，4~6 个周期
	顺铂或卡铂	顺铂	75 mg/m^2	第 1 d、第 2 d	
		卡铂	AUC=5~6	第 1 d	
DP 方案	多西他赛		60~75 mg/m^2	第 1 d	21 d 为 1 个周期，4~6 个周期
	顺铂或卡铂	顺铂	75 mg/m^2	第 1 d	
		卡铂	AUC=5~6	第 1 d	
	奈达铂（仅限鳞癌）		100 mg/m^2	第 1 d	
PP 方案	培美曲塞（非鳞癌）		500 mg/m^2	第 1 d	21 d 为 1 个周期，4~6 个周期
	顺铂或卡铂	顺铂	75 mg/m^2	第 1 d	
		卡铂	AUC=5~6	第 1 d	
LP 方案	紫杉醇酯质体		135~175 mg/m^2	第 1 d	21 d 为 1 个周期，4~6 个周期
	顺铂或卡铂	顺铂	75 mg/m^2	第 1 d	
		卡铂	AUC=5~6	第 1 d	
吉西他滨联合多西他赛	吉西他滨		1000~1250 mg/m^2	第 1 d、第 8 d	21 d 为 1 个周期，4~6 个周期
	多西他赛		60~75 mg/m^2	第 1 d	
吉西他滨联合长春瑞滨	吉西他滨		1000~1250 mg/m^2	第 1 d、第 8 d	21 d 为 1 个周期，4~6 个周期
	长春瑞滨		25 mg/m^2	第 1 d、第 8 d	
帕博利珠单抗联合含铂双药(鳞癌）	帕博利珠单抗		200 mg	第 1 d	21 d 为 1 个周期，4 个周期
	紫杉醇 / 清蛋白结合型紫杉醇	紫杉醇	200 mg/m^2	第 1 d	
		清蛋白结合型紫杉醇	100 mg/m^2	第 1 d、第 8 d、第 15 d	
	卡铂		AUC=6	第 1 d	

表 5–1（续）

<table>
<tr><th colspan="3">化疗方案</th><th>剂量</th><th>用药时间</th><th>时间及周期</th></tr>
<tr><td rowspan="3">帕博利珠单抗联合含铂双药（非鳞癌）</td><td colspan="2">帕博利珠单抗</td><td>200 mg</td><td>第 1 d</td><td rowspan="3">21 d 为 1 个周期，4 个周期</td></tr>
<tr><td colspan="2">培美曲塞</td><td>500 mg/m²</td><td>第 1 d</td></tr>
<tr><td colspan="2">卡铂</td><td>AUC=5</td><td>第 1 d</td></tr>
<tr><td rowspan="4">替雷利珠单抗联合卡铂及紫杉醇类药物(鳞癌）</td><td colspan="2">替雷利珠单抗</td><td>200 mg</td><td>第 1 d</td><td rowspan="4">21 d 为 1 个周期，4~6 个周期</td></tr>
<tr><td colspan="2">卡铂</td><td>AUC=5</td><td>第 1 d</td></tr>
<tr><td rowspan="2">紫杉醇或清蛋白结合型紫杉醇</td><td>紫杉醇</td><td>175 mg/m²</td><td>第 1 d</td></tr>
<tr><td>清蛋白结合型紫杉醇</td><td>100 mg/m²</td><td>第 1 d、第 8 d、第 15 d</td></tr>
<tr><td rowspan="3">卡瑞利珠单抗联合培美曲塞及卡铂（非鳞癌）</td><td colspan="2">卡瑞利珠单抗</td><td>200 mg</td><td>第 1 d</td><td rowspan="3">21 d 为 1 个周期，4 个周期</td></tr>
<tr><td colspan="2">培美曲塞</td><td>500 mg/m²</td><td>第 1 d</td></tr>
<tr><td colspan="2">卡铂</td><td>AUC=5</td><td>第 1 d</td></tr>
<tr><td rowspan="4">信迪利单抗联合培美曲塞及铂类（非鳞癌）</td><td colspan="2">信迪利单抗</td><td>200 mg</td><td>第 1 d</td><td rowspan="4">21 d 为 1 个周期，4 个周期</td></tr>
<tr><td colspan="2">培美曲塞</td><td>500 mg/m²</td><td>第 1 d</td></tr>
<tr><td rowspan="2">卡铂或顺铂</td><td>卡铂</td><td>AUC=5</td><td>第 1 d</td></tr>
<tr><td>顺铂</td><td>75 mg/m²</td><td>第 1 d</td></tr>
<tr><td rowspan="4">阿替利珠单抗联合培美曲塞及铂类（非鳞癌）</td><td colspan="2">阿替利珠单抗</td><td>1200 mg</td><td>第 1 d</td><td rowspan="4">21 d 为 1 个周期，4 个周期</td></tr>
<tr><td colspan="2">培美曲塞</td><td>500 mg/m²</td><td>第 1 d</td></tr>
<tr><td rowspan="2">卡铂或顺铂</td><td>卡铂</td><td>AUC=5</td><td>第 1 d</td></tr>
<tr><td>顺铂</td><td>75 mg/m²</td><td>第 1 d</td></tr>
</table>

注：具体药物剂量需结合患者临床情况酌情调整。

表 5–2　非小细胞肺癌常用的二线治疗方案

治疗方案	剂量	用药时间	时间及周期
多西他赛	75 mg/m²	第 1 d	21 d 为 1 个周期
培美曲塞（非鳞癌）	500 mg/m²	第 1 d	21 d 为 1 个周期
阿法替尼（鳞癌）	40 mg	1 次 /d	1 次 /d
奥希替尼（T790M）	80 mg	1 次 /d	1 次 /d

对于含铂两药联合化疗 / 靶向治疗失败后的 NSCLC 患者，可选择免疫检查点抑制剂治疗。

（3）三线药物治疗：可选择参加临床试验，也可选择血管内皮生长因子受体酪氨酸激酶抑制剂单药口服。若一线、二线未使用免疫检查点抑制剂，可考虑使用纳武利尤单抗。目前，血管内皮生长因子受体酪氨酸激酶抑制剂三线治疗有循证医学证据支持的药物有安罗替尼。

（4）对于化疗后疾病进展或不耐受标准含铂化疗的、具有 MET 外显子 14 跳跃突变的局部晚期或转移性 NSCLC，可以接受赛沃替尼治疗；对于既往接受过含铂化疗的 RET 基因融合阳性的局部晚期或转移性 NSCLC，可以接受普拉替尼治疗。对于其他驱动基因突变，如 BRAF V600E 突变，NTRK 融合等突变情况，目前已有一些新的针对性靶向药物在临床试验中取得了较好的疗效，因此鼓励具有罕见突变的患者参加相应临床试验，并可考虑在适当临床情况下使用相应药物进行治疗。

（二）不能手术切除的 NSCLC

推荐放疗、化疗联合，根据具体情况可选择同步或序贯放化疗。同步治疗推荐化疗药物为依托泊苷联合顺铂（EP）或卡铂（EC）、培美曲塞联合顺铂或卡铂、紫杉醇或多西他赛联合铂类。序贯治疗化疗药物为顺铂 + 依托泊苷，顺铂 + 紫杉醇，顺铂 + 多西他赛，顺铂或卡铂 + 培美曲塞（非鳞非小细胞肺癌）。多学科团队讨论评价诱导治疗后降期患者手术的可能性，如能做到完全性切除，可考虑手术治疗。若同步放化疗后未出现疾病进展且不可根治性切除的Ⅲ期 NSCLC 患者，可考虑序贯度伐利尤单抗治疗 1 年。

（三）NSCLC 的围术期治疗

（1）术后辅助化疗：完全切除的Ⅱ ~ Ⅲ期 NSCLC，推荐含铂双药方案术后辅助化疗 4 个周期。辅助化疗始于患者术后体力状况基本恢复正常，一般在术后 4~6 周开始，最晚建议不超过手术后 3 个月。

（2）新辅助化疗：对可切除的Ⅲ期 NSCLC 可选择含铂双药，2~3 个周期的术前新辅助化疗。应及时评估疗效，监测并处理不良反应，避免增加手术并发症。手术一般在化疗结束后 2~4 周进行。术后辅助化疗应当根据术前分期及新辅助化疗疗效，有效者延续原方案或根据患者的耐受性酌情调整，无效者应当调整治疗方案。建议围术期共进行 4 个周期化疗。

五、SCLC 治疗要点

（1）一线治疗方案：$T_{1\sim2}N_0$ 局限期小细胞肺癌推荐肺叶切除术 + 肺门、纵隔淋巴结清扫术，术后辅助化疗。超过 $T_{1\sim2}N_0$ 局限期小细胞肺癌，推荐放、化疗为主的综合治疗，化疗方案推荐依托泊苷联合顺铂（EP）或依托泊苷联合卡铂（EC）方案。广泛期小细胞肺癌推荐化疗或在化疗（EP 或 EC 方案）基础上联合免疫治疗，如 PD–L1 单抗等为主的综合治疗，有局部症状或伴脑转移者推荐在化疗基础上联合放疗或其他局部治疗方法。化疗方案推荐 EP、EC、伊立替康联合顺铂（IP）、伊立替康联合卡铂（IC）或依托泊苷联合洛铂（EL）方案。

（2）二线治疗方案：一线化疗后 6 个月内复发或进展者，可选择拓扑替康、伊立替康、吉西他滨、长春瑞滨、替莫唑胺或紫杉醇等药物治疗；6 个月后复发或进展者，可选择初始治疗方案。鼓励患者参加新药临床试验。

（3）三线治疗方案：可选择安罗替尼或参加临床试验。

第三节　肺癌的免疫治疗

肿瘤生物治疗已经成为继手术、放疗、化疗后的第四大治疗手段。肿瘤的生物治疗主要是指免疫治疗，也称为生物反应调节剂治疗。免疫理论认为，免疫系统能够监测并杀灭机体内的异常细胞，避免恶性肿瘤的发生。但是，肿瘤细胞可以通过多种手段逃脱免疫监视，避免免疫杀伤。这就是免疫监视与免疫逃逸。基于这一理论，生物治疗的目的是增强免疫或打破免疫耐受，达到激发或恢复机体免疫反应来对抗、抑制或杀灭肿瘤细胞的目的。

一、机体抗肿瘤免疫的机制

免疫反应分为固有性免疫和适应性免疫。固有性免疫能够区分属于器官的正常组织和新遇到的非自身蛋白或异常细胞，因此，任何非自身物质，无论是起源于病毒感染、肿瘤转化，还是来源于另一个个体都会被效应细胞（如巨噬细胞、自然杀伤细胞等）非特异性识别并降解。适应性免疫是抗原特异性 T、B 淋巴细胞受到抗原刺激后被激活，并增生、分化为效应细胞，最终发挥清除病原体或肿瘤细胞的作用。无论是固有性免疫，还是适应性免疫，都能对肿瘤细胞产生免疫应答。

（一）肿瘤抗原

肿瘤相关抗原（tumor associated antigen，TAA）通常分为3类。第1类是肿瘤特有抗原。它们多数是由肿瘤细胞变异基因产生，其产物有可能在肿瘤发生发展过程中起重要作用。典型的例子就是基因突变可使癌基因活化或使抑癌基因失活，这种突变基因产物一方面能诱导和维持肿瘤的恶性表型，另一方面也为免疫治疗提供了良好的靶抗原。目前已在肺癌、黑色素瘤、大肠癌、胰腺癌等肿瘤中发现该类抗原。第2类是过度表达的抗原。该类抗原实际上在多种组织和细胞上有表达，但在恶性肿瘤中过度表达，通常是那些在正常情况下不表达的基因在转录水平上被重新激活产生的。典型的例子是人表皮生长因子受体2（HER–2），它在细胞生长、增生、黏附和移动等生命活动中起重要作用，约30%的乳腺癌高表达HER–2，在肺癌、卵巢癌、结肠癌、胰腺癌和前列腺癌等恶性肿瘤中也发现有不同程度的表达。该类抗原还包括癌胚抗原（carcinoembryonic antigen，CEA）、甲胎蛋白（alpha-fetoprotein，AFP）等。第3类是来源于肿瘤起源组织的分化抗原。这些抗原在某些特定的组织中表达，因此也可出现在该组织来源的肿瘤细胞上，并且可能在肿瘤细胞上有更高的表达。另外，病毒相关肿瘤中的病毒产物同样能够对免疫系统产生强有效的刺激，引起免疫反应。

（二）T淋巴细胞

T淋巴细胞对控制具有免疫原性的肿瘤细胞的生长起重要作用。T淋巴细胞并不能直接识别肿瘤抗原分子，而是需要抗原呈递细胞（antigen presenting cell，APC）摄取肿瘤抗原，将其处理成抗原多肽，并与主要组织相容性复合物（major histocompatibility complex，MHC）分子结合表达于APC表面，才能被T淋巴细胞识别。T淋巴细胞活化需要双信号，第一信号来自T淋巴细胞受体（T cell receptor，TCR）与MHC分子/抗原肽复合物的特异性结合，TCR不仅要识别抗原肽，还要与MHC分子相匹配，称为MHC限制性。T淋巴细胞活化的第二信号为协同刺激信号，由APC和T淋巴细胞表面黏附分子之间的相互作用产生，其中最重要的是B7与CD28分子之间的相互作用。第二信号对T淋巴细胞的活化同样非常重要，若缺乏第二信号，T淋巴细胞不但不能激活，反而处于克隆无能状态。此外，APC分泌的细胞因子，如IL–2、IL–12等，在T淋巴细胞的活化过程中也起重要作用。

T 淋巴细胞分为 $CD4^+$ T 淋巴细胞和 $CD8^+$ T 淋巴细胞，在抗原识别和免疫效应中分别受到 MHC class Ⅱ分子和 MHC class Ⅰ分子的限制。$CD4^+$ T 淋巴细胞主要通过分泌细胞因子激活其他效应细胞，诱导炎症反应发挥抗肿瘤作用。$CD4^+$ T 细胞分为 Th1 和 Th2 2 个亚群，Th1 主要参与细胞免疫的调节，通过分泌 IL–2、IFN–γ、TNF 等细胞因子，激活 $CD8^+$ T 细胞、NK 细胞和巨噬细胞，增强其杀伤能力，或促进靶细胞 MHC class Ⅰ分子的表达，提高其对细胞毒性 T 淋巴细胞（cytotoxic T lymphocyte，CTL）的敏感性；Th2 主要参与体液免疫的调节，通过分泌 IL–4、IL–5、IL–6、IL–10 等细胞因子，促进 B 淋巴细胞的增生分化和抗体产生。

$CD8^+$ T 淋巴细胞被认为是抗肿瘤免疫应答最重要的效应细胞。激活的 $CD8^+$ T 淋巴细胞又称为 CTL，能够特异性杀伤肿瘤细胞，其杀伤机制包括：①分泌型杀伤，通过分泌效应分子（如穿孔素、颗粒酶、淋巴毒素、TNF 等）引起靶细胞的裂解或凋亡；②非分泌型杀伤，激活的 $CD8^+$ T 淋巴细胞表面表达 FAS 配体与肿瘤细胞表面的 FAS 分子结合，诱导肿瘤细胞凋亡。

（三）B 淋巴细胞

在肿瘤抗原的刺激下，B 淋巴细胞可被激活，并分化、增生形成浆细胞，分泌肿瘤抗原特异性抗体，介导体液免疫应答杀伤肿瘤细胞；B 淋巴细胞还能摄取、加工和呈递抗原，是体内重要的 APC。体液免疫应答通过以下几种方式发挥抗肿瘤作用：①激活补体系统溶解肿瘤细胞：细胞毒性抗体 IgM 和某些 IgG 亚类与肿瘤细胞表面抗原结合后，发生变构并暴露出补体结合位点，以经典途径激活补体形成膜攻击复合物，使肿瘤细胞溶解，称为补体依赖性细胞毒性反应（complement dependent cytotoxicity，CDC）。②抗体依赖细胞介导的细胞毒作用：IgG 特异性结合肿瘤细胞表面抗原后，其 Fc 段可发生变构，与巨噬细胞、NK 细胞、中性粒细胞表面的 Fc 受体结合，并将其激活，激活的效应细胞通过释放 TNF、IFN–γ 等细胞因子和颗粒胞吐杀伤肿瘤细胞，称为抗体依赖细胞介导的细胞毒作用（antibody dependent cell mediated cytotoxicity，ADCC）。③抗体的调理作用：吞噬细胞可通过其表面的 Fc 受体，吞噬结合了抗体的肿瘤细胞，称为抗体的调理作用。④抗体的封闭作用：肿瘤细胞表面可过表达某些受体，与其相应的配体结合后可刺激肿瘤细胞生长。特异性抗体可通过与肿瘤细胞表面相应受体结合，阻碍其功能，从而抑制肿瘤细胞的增生。⑤抗体改变肿瘤细胞的黏附特性：抗体与肿瘤细胞表面的抗原结合后，可干扰肿瘤细胞的黏附特性，阻止其克隆形成及与血管内皮的黏附，从而有助于控制肿瘤的生长与转移。

（四）树突状细胞

在没有共刺激信号的情况下，把抗原呈递给幼稚的T淋巴细胞可以导致免疫耐受。共刺激信号可以由细胞因子或者特异性的共刺激分子产生，共刺激分子主要表达在巨噬细胞、单核细胞、B淋巴细胞及树突状细胞（dendritic cell，DC）等APC的表面。有效的抗原呈递是通过APC把抗原呈递给幼稚的T淋巴细胞。

DC是最有效的抗原呈递细胞。DC呈递的抗原来自内吞的抗原性物质，抗原性物质可以是可溶性的抗原甚至凋亡的肿瘤细胞。抗原性物质内吞后被DC内部处理，加工成小肽段，然后与MHC分子结合，并被呈递到细胞表面，同时共刺激分子表达在DC的表面上。DC高表达MHC分子，这对CTL的识别是必需的。黏附分子和共刺激分子的大量表达及T淋巴细胞特异性趋化因子的产生，对于免疫微环境的形成极为重要，只有在这种环境下，才能引起有效的免疫应答。自身诱导耐受的肿瘤细胞一旦和DC结合，便能引起有效的免疫应答。DC除了在呈递抗原给CTL方面发挥作用外，在诱导$CD4^+$ T淋巴细胞和自然杀伤细胞反应方面同样非常重要，这使得DC成为抗肿瘤免疫反应的枢纽，具有巨大的临床应用价值。

（五）自然杀伤细胞

自然杀伤细胞（natural killer cell，NK cell）具有很强的杀伤肿瘤能力，其杀伤作用无肿瘤抗原特异性和MHC限制性，是机体抗肿瘤免疫的第一道防线。

NK细胞无须预先致敏，可以直接杀伤恶性肿瘤细胞、病毒感染的细胞及MHC不相容的移植细胞，这是由于NK细胞识别它们与正常的自身组织不同。为获得这种选择性的杀伤效应，NK细胞的活性通常是被表达于自身组织表面的自体MHC class Ⅰ分子通过特异性受体所抑制。恶性肿瘤细胞和病毒感染细胞会出现MHC class Ⅰ分子表达的下调，使NK细胞被激活并杀伤这些靶细胞。NK细胞的杀伤机制包括：①释放穿孔素、颗粒酶、NK细胞毒素因子、TNF等，使肿瘤细胞溶解破裂；②通过ADCC发挥抗肿瘤作用。ADCC是清除细胞内病原体和肿瘤细胞的一个重要方法。在这种情况下，抗原通常以跨膜蛋白的形式表达于细胞表面，并且被抗体的抗原结合部位识别，然后抗体的尾部结合到NK细胞和巨噬细胞的Fc受体上，从而产生一个活化信号，并最终导致靶细胞的裂解。

NK细胞能够产生一系列细胞因子，包括IFN–γ、TNF–α、粒细胞－巨噬细胞集落刺激因子（granulocyte-macrophage colony stimulating factor，GM–CSF）、巨噬细胞集落刺激因子（macrophage colony-stimulating factor，M–CSF）、IL–2、IL–3、IL–5和IL–8等。NK细胞分泌的细胞因子能够影响$CD4^+$辅助性T淋巴细胞反应，并激活巨噬细胞，从而影响适应性免疫反应的进程。NK细胞还可以激活B淋巴细胞产生抗体，甚至发挥APC的功能，以MHC class Ⅱ限制性的方式呈递抗原给特异性的T淋巴细胞克隆，而且缺乏NK细胞会妨碍CTL的激活。因此，NK细胞在调节B淋巴细胞和T淋巴细胞介导的免疫应答方面发挥着重要作用。

（六）巨噬细胞

巨噬细胞不仅是APC，而且还是吞噬、溶解和杀伤肿瘤细胞的效应细胞。巨噬细胞杀伤肿瘤细胞的机制包括：①活化的巨噬细胞与肿瘤细胞结合后通过溶酶体酶，直接杀伤肿瘤细胞；②活化的巨噬细胞还可分泌TNF、NO等细胞毒性因子，间接杀伤肿瘤细胞；③巨噬细胞还通过ADCC杀伤肿瘤细胞。

二、肿瘤逃避免疫系统监视的机制

（一）识别与选择

有效的肿瘤识别和细胞毒反应对肿瘤细胞造成了一种选择压力，于是肿瘤以下面几种方式求得生存：①目前被识别的抗原不再表达，也就是所谓的抗原丢失变异；②抗原呈递关键分子发生基因编码突变，使肿瘤发生有缺陷的抗原呈递；③MHC分子表达下调，从而抑制T淋巴细胞的识别。

（二）免疫反应的下调

在通常的生理条件下，某些组织（如肝、眼和睾丸）能够下调直接针对这些重要器官的免疫反应，取得这种效果主要是通过局部释放抑制性因子及在细胞表面上表达Fas配体，它们与T淋巴细胞表面的相应受体或Fas分子的结合导致免疫效应细胞凋亡。Fas配体同样表达在一些恶性肿瘤细胞表面，从而保护这些肿瘤细胞抵抗淋巴细胞的杀伤。

另外，某些肿瘤通过产生一种可溶性的段Fas分子和免疫效应细胞上的Fas配体结合，从而保护肿瘤本身不发生凋亡。诱骗受体 3（decoy receptor 3，DcR3）是一种可溶性受体，它能与 Fas 配体结合，抑制 Fas 配体诱导的细胞凋亡，帮助肿瘤细胞逃避机体免疫系统的清除。在许多人类恶性肿瘤，如肺癌、肝癌、胰腺癌、神经胶质瘤及病毒相关淋巴瘤中，都可检测到 DcR3 表达增高。

（三）诱导耐受

肿瘤能够通过某些机制诱导免疫耐受。如上所述，T 淋巴细胞的活化需要双信号，第一信号为特异性的抗原识别信号，第二信号即协同刺激信号。协同刺激信号为 T 细胞活化所必需，它决定接受抗原刺激的 T 淋巴细胞发生增生还是凋亡。免疫识别要引起细胞毒反应，必须存在共刺激分子，肿瘤细胞表面共刺激分子的缺失能够诱导免疫耐受，而且肿瘤不能提供使免疫效应细胞发挥最佳功能的“危险”信号微环境和相关的细胞因子，因为主要的过程是癌变而不是炎症。

（四）肿瘤抗原加工呈递障碍

抗原加工呈递可分为 MHC class Ⅰ呈递途径、MHC class Ⅱ呈递途径和交叉呈递途径。一般而言，内源性抗原经 MHC class Ⅰ途径呈递，外源性抗原经 MHC class Ⅱ途径呈递，另外还存在交叉呈递，部分外源性抗原可经 MHC class Ⅰ途径呈递。巨大多功能蛋白酶（large multifunctional proteasome，LMP）和抗原肽转运子（recombinant antigen peptide transporter，TAP）在抗原的加工呈递过程中起重要作用。Restifo 等利用重组痘苗病毒转染 26 种人类肿瘤细胞系，使其瞬时表达鼠的 MHC class Ⅰ分子，观察肿瘤细胞的抗原呈递功能。研究发现，3 种人类小细胞肺癌细胞始终不能将内源性蛋白呈递给 MHC class Ⅰ分子限制性痘苗特异性 CTL。原因是这些细胞的 LMP–1、LMP–2、TAP–1、TAP–2 分子 mRNA 表达水平降低，不能将 MHC class Ⅰ分子从胞质内质网转移到细胞表面。免疫组化分析表明，包括肺癌在内的多种人类肿瘤 TAP–1 表达减少。

（五）癌症患者的免疫缺陷

前面提到的关于肿瘤逃避免疫系统监视的所有因素在肿瘤部位都有可能发挥一定作用，同时癌症患者营养不良、免疫抑制治疗也是重要因素，还可能包括其他未知因素。

三、免疫检查点抑制剂

当前对免疫检查点抑制剂的研究主要集中在通过单克隆抗体阻断免疫检查点，如

PD–1、PD–L1、CTLA–4等方面。研究不仅仅局限于二线治疗，而是广泛分布在一线治疗、联合治疗等各个层次。PD–1抑制剂纳武单抗在治疗进展期肺鳞癌患者和非鳞状NSCLC患者的时候，能够帮助患者有效延长总生存期和无进展生存期，有效提高客观缓解率和1年生存率。另一种PD–1抑制剂帕博丽珠单抗注射液在相应的进展期NSCLC的Ⅰ期临床治疗研究中，在客观缓解率和中位缓解持续时间等方面也都有很好的表现，且相较于普通患者，其对肿瘤细胞PD–L1染色阳性比例（TPS）为50%的患者有着更为显著的治疗效果。除了上述2种PD–1抑制剂之外，免疫检查点抑制剂二线治疗方面，对阿特珠单抗注射液的研究，已经进展到NSCLC患者的Ⅲ期临床研究阶段。这一抑制剂有着更长的中位总生存时间。研究表明，对肺癌患者来说，相较于单纯的化学疗法，共同使用化学疗法和帕博丽珠单抗的联合疗法在客观缓解率和无进展生存期2个方面都有着更好的表现。

（一）抗CTLA4抗体

细胞毒T淋巴细胞抗原4（cytotoxic T lymphocyte-associated antigen 4，CTLA4）是由CTL44基因编码的一种跨膜蛋白质，其配体为B7–1（CD80）及B7–2（CD86）分子蛋白，可降低T细胞活性、抑制T细胞活化，从而发挥肿瘤免疫抑制作用。

（二）抗PD 1抗体

程序性死亡1（programmed death-1，PD–1）表面受体蛋白是由PDCD1基因编码，其结构包括：细胞外IgV结构域、跨膜结构区域以及细胞内尾部结构，作用于PD–1与配体PD–L1（B7–H1）、PD–L2（B7–DC）结合位点，活化CTL细胞杀伤肿瘤。纳武单抗体是一种完全人源化IgG4 PD–1抗体，与T细胞PD–1高亲和力结合后，选择性阻断PD–1与PD–L1/PD–L2的相互作用，阻断PD–L1/PD–L2触发的免疫抑制信号通路，恢复效应T细胞的抗肿瘤功能。

（三）抗PD–L1抗体

程序性死亡1分子配体（programmed death ligand-1，PD–L1）包括：PD–L1（B7–H1）、PD–L2（B7–DC），作用于PD–L1（B7–H1）与B7–1（CD80）、PD–1分子蛋白结合位点，该位点功能障碍可诱发CTL的表达，从而杀伤肿瘤细胞。近期研究数据提示，肿瘤EGFR信号通路持续激活或可引起肿瘤微环境免疫系统功能失调，进而促进肿瘤免疫逃逸。转基因小鼠模型实验显示，突变的表达可通过上调肿瘤细胞PD–L1表达及T细胞 PD–1 表达，活化 PD–1/PD–L1 信号通路；患者来源的 NSCLC 肿瘤细胞系实验发现，EGFR 信号通路激活可导致 PD–L1 表达上调。

（四）MAGE–A3

恶性黑色素瘤抗原 A3（MAGE–A3）是一种纯化重组蛋白质疫苗，表达于 35% 的 NSCLC 肿瘤细胞表面，包含 MAGE–A3 全蛋白及免疫佐剂 ASO2B。

四、肺癌疫苗

20 世纪初，科学家就从传染病的预防性疫苗中得到灵感，开始致力于肿瘤治疗性疫苗的研究。肿瘤疫苗一直是肿瘤生物治疗研究的热点领域，主要指的是治疗性肿瘤疫苗，通过诱导主动特异性抗肿瘤免疫，产生持久的免疫记忆和长期的抗肿瘤免疫，是理想的抗肿瘤药物。

将肿瘤细胞作为基础，然后进行化学因子刺激、基因修饰等操作，再经过辐射处理之后，肺癌疫苗就制作完成了。而合成肽疫苗则有着十分不同的制作方式，其主要是由一类仅含肿瘤抗原决定簇组分的短肽和载体连接后加佐剂制成，黏蛋白 1（MUC1）、XAGE–1b 等肺癌特异性抗原可用于合成肽疫苗。

（一）已知的抗原和抗原选择

制备肿瘤疫苗首先要选择将要治疗肿瘤所表达的抗原。一些肿瘤相关抗原（TAA）为生理性蛋白，但在肿瘤中过度表达，可以作为制备肿瘤疫苗的抗原。一些肿瘤发生所必需的分子也可以作为肿瘤抗原。然而，当用生理性蛋白进行免疫接种时，可能引起抗自身组织的交叉反应，引起自身免疫病。通过选择只在某种组织或某群组织中表达的蛋白作为抗原，可以获得更加严格的特异性。如 CEA 用于大肠癌和其他的上皮性肿瘤及 HER–2/new 用于乳腺癌和卵巢癌。如果一种病毒产物与肿瘤发生密切相关，它可能作为非自身原性肿瘤抗原，因此一些肿瘤（如肝细胞癌和子宫颈癌）能够通过分别接种乙肝病毒疫苗和人类乳头瘤病毒疫苗来治疗。

（二）肿瘤抗原疫苗

肿瘤抗原首先在细胞中降解为短肽，然后形成抗原肽 –MHC 复合物，通过与 T 淋巴细胞表面的 TCR 结合，诱导机体产生 CTL 反应。一项研究将 Lewis 肺癌细胞经尾静脉注射给 C57BL/6J 纯系小鼠建立肺癌血源性转移模型，结果引起多脏器肿瘤播散，造成所有荷瘤小鼠死亡，但在注射 Lewis 肺癌细胞后 24 h 应用负载 MUC–1 肿瘤抗原的 DC 作为肿瘤疫苗进行免疫接种，可以完全控制转移病灶的形成及肿瘤转移引起的死亡，且这些小鼠对 10 倍数量的 Lewis 肺癌细胞的再次攻击具有免疫保护作用。实验结果证实，负载 MUC–1 的 DC 疫苗能够有效清除血源性播散的肺癌细胞。

（三）肿瘤核酸疫苗

肿瘤核酸疫苗是将编码某种抗原蛋白的外源基因直接导入体细胞，并通过宿主细胞的表达系统合成肿瘤抗原蛋白，由机体的抗原呈递细胞摄取这种抗原，通过加工呈递给免疫系统，诱导宿主产生对该抗原蛋白的免疫应答。它包括 DNA 疫苗和 RNA 疫苗，其中研究较多的是肿瘤 DNA 疫苗。目前，用于构建核酸疫苗的外源基因主要是能引起保护性免疫反应的抗原基因（如 CEA、PSA、AFP 等）、抗体可变区基因等。核酸疫苗具有既可诱导体液免疫又可诱导细胞免疫，既可用于治疗又可用于预防，可同时携带多个肿瘤抗原基因，所携带的抗原基因易于修饰、易生产等优点。但由于在靶细胞中抗原基因的表达效率难于控制，如何产生最佳的免疫效果有待进一步研究。葡萄糖调节蛋白 78（glucose regulated protein 78，GRP78）是内质网分子伴侣蛋白，属于热休克蛋白 70（heat shock protein 70，HSP70）的家族成员，研究发现 GRP78 在非小细胞肺癌中高表达，并与肿瘤耐药和肿瘤血管生成有关。由于 GRP78 在正常组织中低表达，因此可以作为肿瘤靶抗原。

（四）独特型抗体疫苗

独特型是一个抗体的可变结合部位，它就像抗原的模具一样与之相适合。如果用 TAA 特异性抗体做免疫接种，就可以引起抗疫苗自身抗体的产生。这种诱导产生的抗体的可变区与“模具”相适合，与 TAA 本身极其相似，于是可以获得这种模拟的 TAA，用于在一个完全不同的环境中诱导免疫应答。这个系统有 2 个好处：①能够在不需要获得大量纯化抗原的条件下进行疫苗接种；②可以使诱导对非蛋白抗原的免疫反应成为可能。

（五）树突状细胞介导的疫苗接种

树突状细胞（DC）作为 APC，被认为在肿瘤免疫中发挥核心作用。DC 细胞免疫治疗已获美国 FDA 批准进入Ⅲ期临床，目前已经设计了很多方法把肿瘤抗原表位结合到 DC 的 MHC 分子上。这些方法包括：①用肽、蛋白、细胞裂解物、凋亡的肿瘤细胞进行负载；②与完整的肿瘤细胞融合；③用病毒载体进行转染等。Zhou 等应用射线照射的完整肺癌细胞与 DC 共培养体外诱导出有效的抗肿瘤免疫应答。Hirschowitz 等应用凋亡的异体肿瘤细胞系负载自体 DC，免疫接种治疗 16 例非小细胞肺癌患者，结果 6 例患者出现抗原特异性免疫反应。Um 等利用肿瘤细胞裂解物负载的 DC 疫苗免疫治疗Ⅲ期、Ⅳ期非小细胞肺癌患者，结果 9 例患者中 5 例出现 $CD8^+$ T 淋巴细胞反应，2 例患者出现混合反应。

DC/ 肿瘤融合细胞疫苗是通过完整的肿瘤细胞和 DC 融合将肿瘤抗原导入 DC。DC/ 肿瘤融合细胞在诱导抗肿瘤免疫过程中有独特的优势：① DC/ 肿瘤融合细胞能表达整个肿瘤细胞的抗原决定簇，包括那些已知的和未知的肿瘤细胞表面特异性抗原，因而能诱导产生多克隆的细胞毒性 T 淋巴细胞反应，发挥最佳的抗肿瘤免疫作用；② DC/ 肿瘤融合细胞既表达这类肿瘤细胞特异性的抗原，也表达 MHC class Ⅰ、MHC class Ⅱ和其他协同刺激因子，这样就相当于激活了细胞免疫反应的 2 个强有力的臂，使抗肿瘤的免疫应答大大增强。目前认为，DC/ 肿瘤融合细胞疫苗在肺癌、恶性胶质瘤、肾癌、恶性黑色瘤和卵巢癌中具有良好的临床应用前景。Du 等研究发现，将 DC 与 Lewis 肺癌细胞融合后，在体内能够诱导出持续高效的抗肿瘤免疫反应。

（六）以肿瘤细胞为基础的免疫接种

完整的肿瘤细胞（包括经过射线照射的细胞、不同基因转导的细胞、死亡或裂解的细胞）可以作为肿瘤疫苗进行免疫治疗。

1. 整个肿瘤细胞疫苗

自体和异体肿瘤细胞经过裂解或射线照射可以释放大量肿瘤抗原。此种疫苗可以将整个肿瘤的特异性抗原和肿瘤相关抗原都暴露在免疫系统面前，包括那些已知的和未知的。但是在肿瘤发展过程中机体已经形成了对肿瘤的免疫耐受，而且很多恶性肿瘤细胞 MHC 分子及 B7 等共刺激分子表达减弱，甚至缺失，所以单纯使用肿瘤细胞进行免疫接种通常效果欠佳。通常肿瘤细胞疫苗临床试验都联合应用 1 种佐剂以增强特异性免疫反应，然而多数临床研究结果表明，这类疫苗的抗肿瘤免疫疗效不太理想。一项研究应用 Lewis 全细胞疫苗免疫接种 C57 小鼠，观察对肺癌的防治作用，结果并未引起有效的抗肿瘤免疫应答及对 Lewis 肺癌的免疫保护作用。

2. 基因修饰的肿瘤疫苗

基因修饰肿瘤细胞疫苗通常由 1 种免疫刺激基因转导自体肿瘤细胞，如将 IL–2、IFN–γ、MHC class Ⅰ和共刺激分子 B7–1、B7–2 基因通过病毒载体导入自体肿瘤细胞，并使其在自体肿瘤细胞中表达，从而增强肿瘤疫苗诱导产生的抗肿瘤免疫应答。这些细胞因子修饰自体肿瘤细胞疫苗要求对每一位患者的肿瘤细胞进行培养，并将一些免疫刺激基因转导肿瘤细胞，整个过程耗时较长，这对患者的治疗有一定的影响。为了缩短时间，正在探索其他途径，包括使用修饰的异体肿瘤细胞疫苗或使用病毒载体增加转染的效率等。目前，认为这种疫苗有较好的临床应用前景。

3. 热休克蛋白疫苗接种

热休克蛋白（HSP）是一种细胞内分子，作为一种抗原伴侣，可以结合抗原肽。当细胞暴露于高温环境下，热休克蛋白会结合细胞内多肽形成热休克蛋白－多肽复合物，通过纯化这种复合物就能够发现一些新的肿瘤抗原。作为一种肿瘤疫苗，可以通过 DC 将热休克蛋白－肿瘤肽复合物通过 MHC class Ⅰ和 MHC class Ⅱ途径呈递给 T 淋巴细胞，从而诱导产生免疫应答。DC 有一个特殊受体（CD91）能与热休克蛋白结合，并促使 DC 的成熟。另外，热休克蛋白－肿瘤肽复合物能作为一种体内的危险信号，诱导机体产生更强的免疫应答。用于临床免疫治疗的热休克蛋白可以含有一种抗原或多种抗原，还可以从新鲜肿瘤标本中获得个体化的热休克蛋白－肿瘤抗原复合物。一项研究提取人肺腺癌 GLc–82 细胞热休克蛋白抗原肽复合物，免疫接种预防或治疗小鼠肺癌模型，结果预防接种可保护小鼠免受肿瘤细胞的攻击，治疗接种可抑制肿瘤细胞的生长、延长生存期。

五、非特异性免疫刺激

免疫刺激药物能够以非特异性的方式调节免疫应答。这种方法主要是来源于 Coley 的观点，即通过应用细菌成分从总体上刺激免疫系统。来源于病毒的物质及各种化学物质也被应用到这种方法中。在这些物质当中，除了卡介苗可以单独应用于治疗表浅膀胱癌外，其他物质目前主要是作为佐剂与其他形式的免疫治疗或化疗同时应用。

（一）卡介苗

卡介苗（Bacillus Calmette-Guérin，BCG）是一种预防人类结核病的菌苗。BCG 注射能够引起细胞因子分泌和 DC 激活，这是其抗肿瘤机制之一。临床常用的方法包括皮肤划痕法和皮内注射法，膀胱肿瘤可采用膀胱内灌注法进行治疗。在一项研究中，155 例肺癌患者接受 BCG 治疗，随访 40 个月，与对照组相比，Ⅰ期患者的生存率由 88% 提高到 100%，Ⅱ期患者由 10% 提高到 55%，无远处转移的Ⅲ期患者中位生存时间由 7.6 个月提高到 17.2 个月，有远处转移的Ⅲ期患者中位生存时间由 3.4 个月提高到 12 个月，同时伴有恶性胸腔积液的肺癌患者胸腔内注射 BCG 可有效控制积液产生并延长患者生存期。但 Bottomley 等在一项Ⅲ期临床研究中，应用抗神经节苷脂 GD3 独特型抗体 /BCG 联合标准治疗方案治疗 550 例局限期小细胞肺癌，与标准治疗组相比，总生存期和无进展生存期均无显著提高。

（二）短小棒状杆菌

短小棒状杆菌是一种革兰阳性厌氧杆菌，具有免疫佐剂的作用。它通过激活巨噬细胞，增强溶酶体活性，诱导 IFN 分泌，提高 NK 细胞活性，起抗肿瘤作用。腔内注射短小棒状杆菌对消除癌性胸腔积液、腹腔积液，以及瘤内注射治疗晚期肺癌、乳腺癌、黑色素瘤有一定效果。Issell 等联合应用化疗和短小棒状杆菌治疗 49 例非燕麦细胞肺癌患者，结果 8 例患者达到部分缓解。

（三）其他的免疫刺激物

其他免疫刺激物研究的最多的是 OK432。OK432 是一种用低温冻干法制备的灭活的链球菌，能够增强 T 淋巴细胞、LAK 细胞和巨噬细胞的杀瘤活性。Ishida 等联合应用顺铂和 OK432 胸腔内注射治疗非小细胞肺癌引起的胸腔积液，结果与单独应用顺铂或 OK432 相比，180 d 胸腔积液复发率分别为 13.3%、64.7%、52.9%。

六、细胞因子

细胞因子（cytokine，CK）是指由免疫细胞和某些非免疫细胞合成和分泌的一类生物活性物质。CK 通过与 CK 受体结合而发挥生物学效应，可作为细胞网的信号传递分子，介导和调节免疫应答、炎症反应，也可作为生长因子促进靶细胞的增生、分化。细胞因子可以影响抗肿瘤免疫反应诱导过程，使本来微弱的免疫反应被放大。由于重组 DNA 技术的发展，目前人工制备的细胞因子安全、纯度高、质量稳定、数量充足，因此在临床治疗中被广泛应用。系统毒性是许多细胞因子免疫治疗过程中遇到的共同问题。细胞因子的活性主要作用于局部，这就意味着局部应用可以使被治疗的组织集中更多的细胞因子，从而获得更好的疗效。

（一）白细胞介素 –2

白细胞介素 –2（interleukin-2，IL–2）主要通过激活 CTL 细胞、巨噬细胞、NK 细胞、

LAK 细胞和 TIL 细胞，以及诱导效应细胞分泌 TNF 等细胞因子而发挥抗肿瘤作用，也可以通过刺激抗体的生成而发挥抗肿瘤作用。Clamon 等进行的一项Ⅱ期临床研究中，24 例化疗后没有达到完全缓解的小细胞肺癌患者接受 IL–2 治疗，结果 4 例完全缓解，1 例部分缓解。IL–2 联合淋巴细胞胸腔内灌注可用于肺癌转移引起的恶性胸腔积液的治疗，其可能机制为腔内灌注的 IL–2 持续刺激淋巴细胞，使其大量增生并分泌多种细胞因子，同时 IL–2 胸腔内灌注局部药物浓度较高，而体循环药物浓度较低，使局部抗肿瘤作用增强而全身不良反应明显减轻。一项研究联合应用 IL–2 和褪黑素一线治疗 20 例晚期非小细胞肺癌患者，结果 20% 的患者部分缓解，50% 的患者病情稳定。

（二）干扰素

干扰素（interferon，IFN）在上调和下调癌基因和抑癌基因表达方面发挥着重要作用，并且有抗血管生成效应。其中，IFN–γ 能够上调 MHC 表达并且可以增加血管通透性。干扰素在肺癌的临床应用包括干扰素单药辅助或维持治疗、干扰素联合放疗和干扰素联合化疗等。在小细胞肺癌治疗方面，一项临床研究表明，IFN–α 与传统化疗药物联合应用，疾病缓解率高于单纯化疗，但并不能延缓复发。在放化疗诱导缓解后，给予 IFN–α 维持治疗并不能延长缓解时间，但在进展期患者中，IFN–α 治疗组的生存期延长。在非小细胞肺癌治疗方面，IFN 与传统化疗联合应用的效果并不优于单纯化疗。在恶性胸腔积液治疗方面，IFN–γ 胸腔灌注对恶性胸腔积液有一定的疗效。一项研究应用 IFN–γ 胸腔注射治疗癌性胸腔积液 46 例，其中 34 例有效，有效率为 74%。

（三）肿瘤坏死因子

肿瘤坏死因子（tumor necrosis factor，TNF）除具有直接杀伤肿瘤细胞的作用外，还可以通过激活巨噬细胞、NK 细胞、CTL 细胞、LAK 细胞的细胞毒作用杀伤肿瘤。在恶性胸腔积液治疗方面，TNF 可以作为炎性递质介导炎症反应，降低网膜组织内皮细胞的溶纤维蛋白活性，导致浆膜表面纤维蛋白增多，减少胸腔积液的产生，并促使胸膜粘连，达到治疗恶性胸腔积液的目的。大量临床研究结果表明，TNF 胸腔灌注对恶性胸腔积液具有确切疗效。

七、过继性细胞免疫疗法

将经过体外培养而扩增或活化的免疫细胞回输到肿瘤患者体内，从而对肿瘤细胞进行直接杀伤的治疗方法就是细胞免疫疗法。而应用于此种方法的免疫细胞通常包含毒性 T 淋巴细胞（CTL）、嵌合抗原受体修饰的 T 细胞（chimeric antigen receptor T-Cell，CAR–T）、NK 细胞等。当前，肺癌领域的这一疗法仍旧处在探索之中。过继性细胞免疫治疗（adoptive cellular immunotherapy，ACI），就是通过输注自体或异体活性细胞，以达到消除肿瘤或控制复发的目的。有报道称输注自体白细胞可阻止肿瘤患者皮下移植肿物的生长，表明许多患者体内存在对肿瘤生长、植入有特异性杀伤作用的白细胞及其临床应用潜能。

（一）LAK 细胞

1985 年，美国的 Rosenberg 等报道肿瘤患者自体的免疫细胞在体外经大剂量 IL–2 诱导、活化、扩增后回输可使肿瘤病灶消退，称之为 LAK 细胞。LAK 细胞在体外有广谱的抗自体及异体肿瘤的活性，为 MHC 抗原非限制性杀伤，其主要效应细胞表达 CD56、CD16 标志。Rosenberg 等报道了 LAK 细胞治疗 139 例恶性肿瘤的临床试验，结果 12 例肿瘤完全缓解（CR），另有 17 例肿块缩小 50% 以上（PR）。其中，肾细胞癌、黑色素瘤、结肠癌和非霍奇金淋巴瘤疗效显著，对肺癌、肝癌、骨瘤、皮肤癌也显示了较好的治疗效果，LAK 细胞对肺腺癌的有效率在 20% 左右。1987 年，Yasumoto 等首次报道使用 IL–2 胸腔内注射诱导 LAK 细胞生成治疗肺癌性胸腔积液 11 例，结果 9 例有效。在另一项Ⅲ期临床研究中，相比于标准的治疗，LAK 细胞联合放化疗治疗肺癌 5 年生存率由 33% 提高到 54%。

（二）肿瘤浸润淋巴细胞

肿瘤浸润淋巴细胞（tumor infiltrating lymphocyte，TIL）是将肿瘤组织分离出的淋巴细胞经 IL–2 培养产生，其肿瘤杀伤活性为 MHC 限制性，为自体肿瘤特异性杀伤细胞。TIL 表达 CD3/CD8 或 CD3/CD4 标志。在体外同样数量 TIL 细胞的抗肿瘤作用比 LAK 细胞强 100 倍，但在人体内的抗肿瘤作用并未比之明显增加。TIL 的制备困难，如要制备出临床治疗量的细胞数，需要在体外培养 3~6 周，而且一些患者甚至不能分离出有效数量的 TIL，因此实体瘤中的 TIL 获得较困难，而癌性胸腔积液中的淋巴细胞较易获得，多用于癌性胸腔积液的治疗。从目前的临床试验结果看，TIL 对肾癌和黑色素瘤、肺癌、结肠癌、纤维肉瘤及鳞状细胞癌等均有一定疗效。有研究表明，非小细胞肺癌 TIL 和局部肿瘤放射治疗有协同作用。Ratto 研究小组应用 TIL 协同大剂量 IL–2 治疗非小细胞肺癌，结果发现 ID 期患者 3 年生存率显著提高，局部复发率降低。

（三）细胞因子诱导的杀伤细胞

细胞因子诱导的杀伤细胞（cytokine-induced killer cell，CIK cell）是将人的外周血单个核细胞在体外用多种细胞因子（如抗 CD3 单克隆抗体、IL–2、IFN–7、IL–1a 等）共同培养一段时间后获得的一群异质细胞，由于该种细胞同时表达 CD3 和 CD56 这 2 种膜蛋白分子，故又称为 NK 细胞样 T 淋巴细胞，兼具有 T 淋巴细胞强大的抗肿瘤活性和 NK 细胞的非 MHC 限制性杀瘤的优点。CIK 增生速度快，杀瘤活性高，杀瘤谱广，对多种耐药肿瘤细胞同样敏感。CIK 对肿瘤细胞的杀伤直接通过细胞质颗粒穿透封闭的肿瘤细胞膜进行胞吐，达到对肿瘤细胞的裂解，同时能分泌 IL–2、IL–6、IFN–γ 等多种抗肿瘤细胞因子，对正常细胞无毒性作用。因此，应用 CIK 细胞被认为是新一代抗肿瘤过继免疫治疗的首选方案。研究结果表明，对晚期肿瘤患者，CIK 治疗可在一定程度上缓解病情，改善患者的免疫功能及生活质量，并延长生存期，部分患者的转移病灶缩小甚至消失，疾病得到控制。而对于术后患者，CIK 细胞治疗可以降低患者的术后复发率，有效延长无疾病生存期。Wu 等对晚期非小细胞肺癌患者采用化疗联合 CIK 细胞治疗，结果发现与单独化疗组相比，联用 CIK 细胞治疗组，疾病控制率由 65.5% 提高到 89.7%，疾病进展时间由 4.67 个月延长到 6.65 个月，中位生存时间由 11 个月延长到 15 个月。

（四）CD3AK 细胞

CD3AK 细胞是由抗 CD3 单克隆抗体激活的杀伤细胞，具有扩增能力强、体外存活时间长、细胞毒活性高、体内外抗肿瘤效果明显和分泌淋巴因子能力强等优点。国内外研究资料证实，采用 CD3AK 治疗肺癌、胃癌、肝癌、乳腺癌、食管癌、脑胶质瘤等各种肿瘤，在消除、缩小肿瘤病灶、提高患者免疫力、延缓和抑制肿瘤复发等方面均有一定疗效。高中度等采用 CD3AK 支气管动脉灌注联合化疗药物灌注治疗中晚期肺癌，比单纯支气管动脉化疗疗效明显提高。

（五）自然杀伤细胞

自然杀伤细胞（NK）是除 T 淋巴细胞、B 淋巴细胞之外的第 3 类淋巴细胞。与 T 淋巴细胞不同，NK 细胞无须识别肿瘤特异性抗原便可以直接杀伤肿瘤细胞，杀伤活性不受 MHC 限制。Krause 等采用 HSP70 活化的自体 NK 细胞对 12 名晚期结肠癌及肺癌患者开展 I 期临床研究，结果发现没有患者出现严重不良反应，2 名患者病情稳定。

（六）其他抗肿瘤效应细胞

效应细胞还包括肿瘤抗原激活的杀伤细胞（TAK）、激活的杀伤性单核细胞（AKM）、自然杀伤T淋巴细胞（NKT）等，它们具有广阔的临床应用前景。

第四节　肺癌的靶向治疗

靶向治疗主要指在细胞分子水平上通过定位药物在靶点上进行作用，从而达到相关疾病的治疗作用，如在肺癌患者接受治疗的过程中采用靶向定位肺癌治疗药物作用靶点，促使药物和肿瘤细胞发生特异性结合，其中所指的靶点不仅可以是蛋白峰值，而且可以是基因片段，最终达到在杀灭肿瘤细胞的同时防止对机体正常细胞产生损伤。

一、分子生物学

1. EGFR

活化EGFR突变位于酪氨酸激酶域，可激活EGFR信号。EGFR突变激活的PI3K–AKT和RAS–MEK–ERK信号对癌细胞的生长、增生和迁移有着至关重要的作用。最常见的激活突变是19号外显子的框内缺失突变和858密码子的一个错义突变（导致精氨酸被亮氨酸取代，L858R）。带有EGFR突变的肺癌对EG–FR酪氨酸激酶抑制剂（tyrosine kinase inhibitors，TKIs）高度敏感。目前的研究重点集中在延长疗效持续时间，找到有效的途径阻断或逆转在疾病进程中形成的耐药。最常见的耐药机制就是EGFRT790M突变，存在于约50%的耐药肺癌中。此外，还有MET扩增，PIK3CA突变等。

2. ALK

2号染色体的易位导致EML4–ALK融合基因产生，其编码的融合蛋白形成非配体依赖性二聚体，可激活ALK。ALK信号可通过激活RAS–MEK–ERK、JAK3–STAT3和PI3K–AKT信号通路，导致细胞增生和生成。临床试验证实，ALK易位的肺癌患者对ALK抑制剂（如克唑替尼）高度敏感。新一代的ALK抑制剂目前还在临床试验阶段，目前的研究热点是如何克服ALK的获得性耐药。

3. ROS1

约 1.5% 的肺腺癌中存在包含 ROS1 基因的染色体重排。与 ALK 阳性肺癌相似，ROS1 阳性肺癌患者往往都比较年轻，无吸烟史，并患有腺癌。克唑替尼对 ROS1 易位的肺癌患者有较好的治疗效果。

4. KRAS

KRAS 是肺癌中一种最常见的突变基因，发生在 25% 的肺腺癌中。肺癌 KRAS 突变主要定位在第 12 和第 13 号密码子。肺癌中的 KRAS 突变似乎与 EGFR 和 ALK 易位互不相容，而患者通常都有吸烟史。KRAS 突变通常抵抗 EGFR–TKI 治疗。虽然 KRAS 的发现比 EGFR 早 20 多年，但由于研发难度大，目前针对 KRAS 的靶向药物少之又少，在临床试验阶段的仅有安卓奎诺尔和 AZD6244。

5. PIK3CA

PIK3CA 突变集中在 2 个区域，第 9 号和第 20 号外显子，分别编码蛋白的螺旋域和激酶域。这些突变导致脂质激酶活性增强，可进一步激活 PI3K–AKT 信号通路。目前，有多个 PI3K 抑制剂正在研发中，其范围涵盖双 PI3K/MTOR 抑制、泛 PI3K 抑制以及亚型选择性 PI3K 抑制剂。

6. PTEN

肿瘤抑制基因 PTEN 编码的脂质磷酸酯酶对 PI3K–AKT 信号起负调控作用，PTEN 缺失可激活 PI3K–AKT 信号。PTEN 在大量癌症中可通过多种机制失活。相比于肺腺癌，PTEN 缺失在肺鳞状细胞癌中更常见。临床试验正在评估 PI3K 抑制剂在 PTEN 缺失肺癌中的疗效。

7. FGFR1

FGFR1 是一个潜在的肺鳞状上皮细胞癌靶标，是 RTKs 家族 FGFR 成员。FGFR1 激活可导致通过 PI3K–AKT 和 RAS–MEK–MAPK 的下游信号产生，在 20% 的鳞状细胞癌中发现有 FGFH1 扩增。在实验室研究中，抑制包含 FGFR1 的癌细胞系和小鼠模型中的 FGFR1 可导致生长抑制和凋亡。多种 FGFR 抑制剂正在临床研发阶段，其中许多抑制剂除了 FGFR1，还可抑制多种酪氨酸激酶。

8. PDGFRA

在肺鳞状细胞癌中发现有 PDGFRA 的扩增。通过 shRNA 敲除或小分子抑制 PDGFRA

可损害细胞存活和贴壁非依赖性生长，表明 PDGFRA 可能是带有 PDGFRA 扩增的癌症的一种驱动癌基因。多种 PDGFR 抑制剂目前在临床开发中。

9. DDR2

DDR2 是一种可与胶原蛋白结合的受体酪氨酸激酶，可促进细胞迁移、增生和存活。DDR2 突变存在于肺鳞状细胞癌和细胞系中。在 DDR2 突变细胞系中，抑制 DDR2 活性可导致增生抑制。异位表达突变 DDR2 可导致细胞转化，而不同的突变导致的转化水平有所差异。这些结果表明，DDR2 突变可能是致癌性的，带有这些突变的癌症可能会对 DDR2 激酶抑制剂敏感。

10. BRAF

BRAF 突变存在于 1%~3% 的非小细胞肺癌中。V600E 是最常见的突变，在肺癌中也有多种其他类型的 BRAF 突变被报道，包括 G469A 和 D594G。尽管特异性药物例如 vemurafenib 在包含 BKAFV600E 突变的黑色素瘤中高度有效，但这些药物在 BRAF 突变肺癌中的疗效还需进一步评估。

二、癌基因与抑癌基因

（一）癌基因

1. Ras 基因家族

Ras 癌基因家族包括 K–ras、H–ras 和 N–ras 基因，它们编码的蛋白产物具有 GTP 酶活性，是重要的信号转导分子，在信号转导和细胞增生中起很大作用。当 ras 基因突变后，细胞周期的调控发生紊乱，导致肿瘤形成。在肺癌中，K–ras 是最常被激活的基因，通常是第 12 位密码子突变，偶尔可见第 13 位、第 61 位、第 63 位密码子突变。

2. c–myc 基因家族

c–myc 基因家族在细胞生长调控中具有重要作用，c–myc 基因产生的核蛋白 p62 可与特定的 DNA 序列结合而起转录因子的作用。myc 基因家族包括 c–myc、n–myc 等。ras 信号最终激活类似的核原癌基因产物，并以杂合二聚体的形式转录激活下游的基因，促进细胞的生长。c–myc 基因家族是最经常被激活并影响小细胞肺癌和非小细胞肺癌的基因之一，其活化是由于基因扩增或转录调控异常而导致蛋白质的过度表达。

3. erbB 基因家族

基因家族包括 erbB1、erbB2、erbB3 和 erbB4，此家族属跨膜受体酪氨酸激酶，当与配体结合时 erbB 受体同二聚体化或异二聚化，并以此方式诱导内部激酶激活，进而促发细胞内信号转导的级联放大，其中包括 MAP 激酶途径。erbB1（上皮生长因子受体）调节上皮增生和分化，并且在肺癌细胞中过度表达，经未知的机制被激活。erbB1 激活在非小细胞肺癌中可能与肿瘤的分期和分化有关。

4. 其他的癌基因产物

胃泌素释放肽（gastrin-releasing peptide，GRP），免疫组化研究显示，20%~60% 的小细胞肺癌表达 GRP，而非小细胞肺癌较少表达。人类 GRP 受体亚型属于 GPCR 超家族，包括 GRPR、神经调节肽 BR 和 BN 亚型 3R。所有这些都能在小细胞肺癌、非小细胞肺癌及一些吸烟者的支气管上皮活检组织中表达，然而至今在肺癌中没有发现突变的 GRP 或 GRP 受体。肝细胞生长因子受体为 met 原癌基因的产物，在正常肺、小细胞肺癌及非小细胞肺癌中均有表达，且在非小细胞肺癌中表达最高。肝细胞生长因子可刺激人体支气管上皮、肺泡Ⅱ型细胞及体外小细胞肺癌细胞的生长。

（二）肿瘤抑制基因

1. p53 基因

p53 基因编码分子质量为 53 kDa 的核蛋白，作为核内转录因子，P53 蛋白能将细胞周期抑制在 G_0 晚期，并诱导细胞凋亡。p53 基因分为野生型和突变型，野生型 p53 蛋白是一种肿瘤抑制蛋白，能与周期蛋白依赖性蛋白激酶抑制剂结合，抑制 Rh 蛋白的磷酸化，使细胞周期停止在 S 期。而当细胞 DNA 损伤时，野生型 p53 基因可以高水平表达，启动修复系统，使 DNA 修复；若不能修复，则以诱导凋亡促进细胞死亡。P53 在肺癌的发生和发展中起着关键的作用，它的染色体 17p13 位点经常发生杂合性缺失，且剩余等位基因突变失活在小细胞肺癌中发生率为 75% 以上，在非小细胞肺癌中发生率约为 50%。另外，与 p53 同源的蛋白包括在染色体 3q28 上的 p51 和在 1q36 上的 p73，两者均能诱导生长抑制和凋亡，但两者在肺癌中未发现有突变。

2. Rh 基因

Rh 基因即视网膜母细胞瘤基因，位于 13q14。Rh 基因编码一种核磷酸蛋白，可调节细胞 G_0/G_1 期到 S 期交界处的控制点。该蛋白在磷酸化后被激活，激活后的蛋白控制了

细胞周期中 G_0/G_1 期到 S 期的过渡。Rh 在染色体区域 13q14 的双等位基因的失活在肺癌中常见，在小细胞肺癌中为 90%，在非小细胞肺癌中为 15%~30%。细胞 CDK 介导的 Rh 蛋白磷酸化途径受损而影响抑癌基因功能的发挥，在非小细胞肺癌的形成和发展中有极其重要的作用。另有 2 个 Rh 相关基因在肺癌中也呈现扩增，包括 p107 和 pRb2p130，其功能可减少与侵袭组织行为有关的蛋白质表达。

3. p16 基因

p16 编码的蛋白可以竞争性结合 CDK4，抑制细胞周期素依赖性激酶 CDK4 和 CDK6 的结合，进而阻止 Rh 的磷酸化，导致基因的失活，诱导细胞周期阻滞。p16 位于 9p21，并且在肺癌中经常发生等位基因缺失和突变。p16 表达水平在非小细胞肺癌细胞系中低下，而在小细胞肺癌细胞中较高。另外，与 p16 具有高度同源性，p15 和 p18 分别位于染色体 9p21 和 1p32，两者的基因异常见于包括肺癌在内的许多种人类肿瘤中。同时，p16 也编码第 2 个可选阅读框架蛋白 p19ARF，p19ARF 可与 MDM2–p53 结合成复合体并阻止降解，结果激活 p53。

三、代谢酶与肺癌易感性

目前研究较多的代谢酶基因主要有 3 类：细胞色素酶 P450、GST 酶和 NAT 酶。

（一）细胞色素 P450 同工酶（CYP）

CYP450 是一个单加氧酶超家族，人类的 CYP450 家族与多种致癌物的代谢密切相关，且许多基因存在多态性，其亚家族成员 CYP1A1、CYP2A6、CYP2D6、CYP2P1 等与吸烟诱导的肺癌关系密切。

CYP1A1 编码的芳烃羟化酶是活化烟草中多环芳烃类化合物的主要酶类。CYP1A1 的多态性主要表现在 2 个位点上：非编码区限制性内切酶位点（Msp Ⅰ）多态和第 7 外显子点突变引起的异亮氨酸、缬氨酸多态。人群中的 Msp Ⅰ多态有无切点的野生型 A、杂合型 B 和有切点的突变纯合型 C 3 种基因型，异亮氨酸 / 缬氨酸多态可以分为异亮氨酸 / 异亮氨酸、异亮氨酸 / 缬氨酸、缬氨酸 / 缬氨酸 3 种。研究表明，CYP1A1 的这 2 种多态性与肺癌易感性相关，特别是 Msp Ⅰ突变纯合型 C 和缬氨酸 / 缬氨酸多态属于肺癌易感性基因型。

CYP2A6 是盐碱 C 氧化中最重要的酶，能激活前致癌物，如亚硝胺和黄曲霉素 B1

等。CYP2A6水平和活性在不同个体和种族间差异显著，这与CYP2A6多态性有关，现已发现10余种CYP2A6的等位基因。在欧洲人群中CYP2A6等位基因的失活频率很低，而在亚洲人中失活频率相对较高（15%~20%），并导致酶活性的降低。在日本人群中，CYP2A6完全缺失型基因（CYP2A64C）的频率在肺癌患者中比健康对照显著降低，说明携带CYP2A64C的个体由于代谢激活能力的下降，对由N–亚硝胺引起的致癌作用有抵抗。

CYP2D6编码异哇胍羟化酶，催化烟草中前致癌物NNK的活化代谢。按异哇胍代谢率，CYP2D6可分为强代谢型（EM）和弱代谢型（PM）2类，EM代谢率为PM的10~200倍。CYP2D6的表型分布有种族差异，东方人中EM表型达99%，而高加索人中PM表型在7%以上。理论上，EM表型个体患烟草相关的肺癌风险应增加。研究发现，CYP2D6ch（T188/T）基因型在东亚人群中常见（39%），在不吸烟的中国人群中非CYP2D6ch基因型的个体与CYP2D6ch基因型的个体相比，有3倍增加肺癌的风险。

CYP2E1基因编码甲基亚硝胺D–脱甲基酶，该酶是体内代谢烟草中亚硝胺的主要酶类。CYP2E1基因存在多个限制性内切酶片段，如位于内含子2和6的DraⅠ酶切位点和位于5’调控区的PatⅠ和rasⅠ位点等。目前，研究最多的是rasⅠ和DraⅠ多态。rasⅠ变异等位基因个体的酶活性下降。DraⅠ多态有DD、CD和CC 3种基因型。

（二）谷胱甘肽S–转移酶（GST）同工酶

GST属于Ⅱ相代谢酶，是一组具有多种生理功能的二聚体蛋白。人类GST同工酶主要分为α、Π、θ、μ。GST催化谷胱甘肽和许多亲电子和疏水化合物间的反应。研究发现，GSTM1基因位点含有3个等位基因，即GSTM1A、GSTM1B和GSTM1缺陷型或空白型（GSTM1null）。其中，GSTM1缺陷型不能表达GSTM1，不具备对致癌物的解毒功能，与肺癌风险密切相关。其基因频率在人群中变化范围也较大。

（三）N–乙酰基转移酶（NAT）

NAT是另外一类重要的Ⅱ相代谢酶，多种致癌物包括烟草中的芳香胺都是通过它们介导的N–乙酰化作用解毒。根据乙酰化同工酶活性的不同，人群中存在快速型和慢速型2种表型。NAT1和NAT2等位基因的多态性与N–乙酰基转移酶的活性改变有关，特别是NAT2的活性状况可以影响机体对芳香胺类化合物致癌的敏感性。在人类，NAT与肿瘤易感性的关系较复杂，不同基因型及表型的分布在种族中差异较大，在南印度人群中约 60% 的个体为 NAT 慢速型。NAT2 慢速型已被证明与膀胱癌、乳腺癌、肝癌和肺癌的发生风险增加以及结肠癌的发生风险降低有关。而 NAT2 基因的改变与增加的 NAT1 活性有关，它增加了膀胱癌和结肠癌的风险，却降低了肺癌的风险。

四、DNA 修复酶多态性与肺癌易感性

DNA 损伤的修复有 3 种基本方式：碱基切除修复（base excision repair，BER）、核苷酸切除修复（nucleotide excision repair，NER）和错配修复（mismatch repair，MMR）。BER 是指切除和替换由内源性氧化水解作用导致的 DNA 碱基损伤，DNA 糖基化酶释放修饰后碱基激发该过程，随后糖 – 磷酸键断裂，切去碱基残基，DNA 链连接延伸，修复 DNA 损伤；NER 主要切除由环境因素作用产生的大的加合物；MMR 校正 DNA 复制和重组过程非同源染色体合成时偶尔的 DNA 错误。

与 DNA 修复相关的酶和蛋白是由多组基因编码的，近年来有不少关于 DNA 修复基因单核苷酸多态性的研究，XRCC1 在 DNA 的 BER 和重新连接断裂的 DNA 链中起重要作用，它在第 399 位密码子存在 Am/Gln 多态性。

XPA 也是一种 DNA 修复基因，它的多态性（A23G 和 G709A）与肺癌易感性有关。与 AA 和 AG 联合基因型相比，XPA23GG 基因型与显著降低的肺癌风险相关，且这种风险在男性、年轻人和正在吸烟者中更明显。

研究发现，XPD 的第 312 号密码子 Asp/Asp 基因型患病风险几乎是 Asp/Asn+Asn/Asn 组合的基因型的 2 倍。在轻度吸烟者中（小于平均的 345 包 / 年），XPD 的第 312 号密码子 Asp/Asp 基因型在患病组中比对照组中多见，与增加患病风险有关。而 Asp/Asp 基因型在不吸烟者或重度吸烟者（> 345 包 / 年）中与患肺癌风险无关。

五、肺癌驱动基因

近 20 年以来，随着对肺癌认识的不断增加以及新的治疗手段不断进入临床，肺癌分类发生了巨大的变化。2005 年前，肿瘤内科临床医师制订治疗决策前只需明确是小细胞肺癌（SCLC）还是非小细胞肺癌（NSCLC）。此后，晚期 NSCLC 治疗前还需区分是鳞癌还是非鳞 NSCLC，晚期非鳞 NSCLC 一线标准治疗为培美曲塞联合铂类或化疗联合抗血管新生药物。到了 2015 年，国内外肺癌诊治指南例如 NCCN 指南明确指出，对于晚

期 NSCLC 患者，首先应该明确驱动基因突变状态，对于具有这些驱动基因突变的患者，一线治疗优先选择针对这些靶点的靶向药物。

（一）肺腺癌驱动基因

肺腺癌驱动基因研究在 NSCLC 驱动基因中开展得最早，也最为成熟。全世界多个国家和组织开展了肺腺癌驱动基因突变的检测工作，其中非常知名的是来自北美的肺癌突变联盟 LCMC、法国的国家肺癌基因筛查项目。我国也有数家研究机构对中国人群肺腺癌的驱动基因突变谱进行了分析。结果显示，不同种族的肺腺癌驱动基因突变谱存在较大差异，高加索人群以 KRAS 突变最为常见，发生率为 17%，其他的包括 EGFR 突变、ALK、ROSI；而亚裔人群的突变主要以 EGFR 突变为主，发生率可高达 60%，其他的突变包括 KRAS、ALK、ROSI 等。

更为重要的是，对肺腺癌驱动基因研究的同时也促进了针对这些突变基因药物的研发，并显著延长了晚期肺腺癌患者的总体生存时间。LCMC 研究结果发现，具有驱动基因突变的患者接受了相应的靶向药物治疗后，其中位总体生存时间可以长达 3.5 年，存在驱动基因突变而未接受靶向药物患者的中位总体生存时间只有 2.4 年，而不存在驱动基因突变患者其中位总体生存时间仅为 2.1 年。这些研究结果极大地促进了肺腺癌治疗的进展。目前，已经发现的肺腺癌驱动基因突变如下：

1. EGFR 突变

活化 EGFR 突变位于酪氨酸激酶域，可激活 EGFR 信号。EGFR 突变激活的 PI3K–AKT 和 RAS–MEK–ERK 信号对癌细胞的生长、增生和迁移有着至关重要的作用。最常见的激活突变是第 19 号外显子的框内缺失突变和第 858 密码子的一个错义突变（导致精氨酸被亮氨酸取代，L858R）。带有 EGFR 突变的肺癌对 EG–FR 酪氨酸激酶抑制剂（TKIs）高度敏感。目前的研究重点集中在延长疗效持续时间，找到有效的途径阻断或逆转在疾病进程中形成的耐药。最常见的耐药机制就是 EGFRT790M 突变，存在于约 50% 的耐药肺癌中。此外，还有 MET 扩增、PIK3CA 突变等。

2. ALK 基因融合

2 号染色体的易位导致 EML4–ALK 融合基因产生，其编码的融合蛋白形成非配体依赖性二聚体，可激活 ALK。ALK 信号可通过激活 RAS–MEK–ERK、JAK3–STAT3 和 PI3K–AKT 信号通路导致细胞增生和生成。临床试验证实，ALK 易位的肺癌患者对 ALK

抑制剂（如克唑替尼）高度敏感。新一代的 ALK 抑制剂目前还在临床试验阶段，目前的研究热点是如何克服 ALK 的获得性耐药。

3. KRAS 和 NRAS

KRAS 突变存在于约 20% 的高加索 NSCLC 人群，而亚裔 NSCLC 人群突变发生率略低。KRAS 是 RAS GTP 酶家族的成员之一，可以通过 RAS/RAF 信号通路促进细胞的生长分化，这些酶通过与 GTP 结合，发挥 RAS 家族的 GTP 酶活性，使 GTP 转化为 GDP，使下游信号瀑布中的蛋白发生磷酸化。当发生突变时降低了 KRAS 的 GTP 酶活性，使其具有致瘤的特性，到目前为止被认为是预示化疗和靶向治疗疗效不佳的预测因子，而非一个有效的药用靶点。与结直肠癌不同的是，在 NSCLC 中，突变与抗 EGFR 单克隆抗体耐药的相关性并不明确。突变的 WL4S 与 GTP 的高亲和性限制了直接抑制的药物的研发和应用。

4. ROS1

ROS1 是胰岛素受体家族的一种受体酪氨酸激酶。ROS1 重排最早在胶质母细胞瘤中被发现，位于第 6 号染色体上。近年来融合基因被认为是 NSCLC 的驱动基因，在 1%~2% 的 NSCLC 中检测到 ROS1 重排。

ROS1 包含了完整的酪氨酸激酶域、49% 的激酶域和 77% 的 ATP 结合位点与 ALK 存在高度的氨基酸同源性，ROS1 发生基因融合后可以导致下游细胞生长和增生相关信号通路活化。融合基因阳性的 NSCLC 患者通常具有年轻的不吸烟腺癌患者的临床特征。ALK/MET/ ROS1 多靶点抑制剂 Crizotinib 被证实对 ROS1 融合基因阳性的患者有效。Crizotinib 治疗融合基因阳性 NSCLC 患者结果显示，每日 2 次口服 250 mg，Crizotinib 的客观有效率可高达 72%，中位无进展生存时间长达 19.2 个月，但耐药后的处理不能照搬耐药后的第 2 代 ALK 抑制剂的处理方式。临床前研究数据显示，目前美国和日本已经进入临床使用的药物 Ceritinib 和 Alectinib 对于具有基因融合者疗效欠佳，而正在进行临床试验的 ALK/ ROS1 抑制剂 PF–06463922 可能对于 Crizotinib 治疗耐药的患者显示出一定的疗效。

5. BRAF

BRAF 属于 MAPK 信号通路的丝氨酸 / 苏氨酸蛋白激酶家族。有 1%~3% 的 NSCLC 存在突变，这些携带突变的 NSCLC 患者通常为吸烟或曾吸烟的人群，并且与其他突变相互排斥，通常不同时存在。在黑色素瘤中，突变以V600E为主，而在肺癌中，研究者检测到了的多种突变位点，如V600E（50%）、G469A（40%）、D594G（11%）。许多BRAF抑制剂，包括Sorafenib、Vemurafenib和Dabrafenib在前期临床研究阶段显示出了一定的疗效。其中，针对V600E的特异性抑制剂Vemurafenib治疗V600E突变的晚期实体肿瘤的Ⅱ期临床试验已经开始。对于非V600E类型的突变，使用V600E特异性抑制剂治疗无效，但针对下游的靶向药物如MEK抑制剂是否有效正处于探索阶段。2015年，ASCO会议报道了BRAF抑制剂Dabrafenib联合MEK抑制剂曲美替尼治疗V600E突变NSCLC患者治疗的结果，显示其总体ORR为63%，提示BRAF V600E突变为一个可行的治疗靶点。

6. HER2（ERBB2）

人表皮生长因子受体2（HER2）是ERBB家族的一员，虽然HER2没有已知的配体与之结合，但其可以与ERBB家族的其他任一成员结合成为二聚体。2%~4%的NSCLC患者存在突变，多数患者具有不吸烟腺癌的临床特征，最常见的突变类型是发生于20外显子的插入突变A775–G776ins YVMA，而在EGFR/KRAS/ALK均阴性的NSCLC穿刺标本中，突变的发生率为6%。

20外显子插入突变导致HER2激酶活性增加，从而激活下游信号通路，促进细胞增生转移及分化。相比于乳腺癌和胃肿瘤，扩增并没有在肺癌中显示出较好预后的作用。

突变患者用HER抑制剂可能获得较好的疾病控制率，在细胞实验中也证实20外显子突变的细胞对EGFR/HER2双靶点药物，如Neratinib、Dacomitinib、Pyrotinib和Afatinib敏感。

7. RET

基因编码RET受体酪氨酸激酶，1%的NSCLC患者存在RET基因重排。CCDC6–RET、KIF5B–RET、TRIM33–RET是已被发现的3种RET融合基因型。RET重排目前只在腺癌中检测到，并且不与EGFR突变、ALK重排、KRAS突变等同时存在。

许多已上市的多靶点酪氨酸激酶抑制剂抑制RET的活性，在体外实验证实重排的肿瘤细胞对Vandetanib、Sorafenib、Sunitinib、Cabozantinib敏感。虽然到目前为止，针对RET融合基因阳性患者对何种治疗效果较好的回顾性和前瞻性还非常有限，但2015年，ASCO大会上公布了一项Cabozantinib治疗重排NSCLC患者的单臂Ⅱ期临床试验的结果，显示出 Cabozantinib 对于融合基因阳性的 NSCLC 患者具有较好的疗效。

8. NTRK1

NTRK1 是编码高亲和性神经生长因子（TRKA 蛋白）的基因，目前的研究发现，约 3% 的肺癌存在 NTRK 重排，且不与 EGFR 突变、KRAS 突变、ALK 和 ROS1 融合基因同时存在。目前发现的 NTRK 融合基因型为 MPRIP– NTRK1 和 CD74– NTRK1，这 2 种基因型在体外实验中被证实可以使 TRKA 蛋白发生自磷酸化从而激活其致瘤作用。

在体外模型中，具有抗 TRKA 活性的酪氨酸激酶抑制剂 ARRY–470，Lestaurtinib（CEP–701）和 Crizotinib 可以使细胞周期停滞，抑制细胞增生。在 Vaishnavi 的研究中，携带 MPRIP– NTRK1 的 NSCLC 患者接受了 Crizotinib 的治疗，该患者在接受治疗后肿瘤缩小，CA125 下降，但在 3 个月后疾病进展。虽然目前还没有专门针对肺癌融合基因阳性患者的临床试验，但 TSR–011、PLX7486 等具有 TRK 抑制剂作用的药物在重排的实体瘤中的临床试验已经开始。

9. MEK1

MEK1 是 BRAF 下游增生信号通路的丝氨酸苏氨酸激酶，约 1% 的 NSCLC 存在 MEK1 突变，这种突变在肺腺癌中较肺鳞癌更多见，主要突变位点为 K57N、Q56P 和 D67N。在体外模型中，突变可以导致信号通路持续激活并对 MEK 抑制剂敏感。但 MEK 抑制剂在临床中应用的疗效目前还不知道，一项 MEK 抑制剂 MEK162 的Ⅱ期临床试验已在 RAF、RAS、NF1 或 MEK 突变的实体瘤患者中展开。

10. MET

MET 是一种受体酪氨酸激酶，与其配体肝细胞生长因子结合而激活。约 25% 的 NSCLC 存在 MET 蛋白的过表达，并与不良预后相关。MET 扩增存在于 2%~4% 的肺腺癌和肺鳞癌，MET 扩增也与 NSCLC 的不良预后相关。在 EGFR 突变的 EGFR–TKIs 获得性耐药 NSCLC 患者中，约 20% 的患者存在扩增。扩增的 NSCLC 患者可能对 MET 抑制剂敏感，许多 MET 的酪氨酸激酶抑制剂（如 Crizotinib、INC280、Tivantinib 等）以及 MET 的单克隆抗体（如 Onartuzumab 等）的临床试验正在扩增或 MET 蛋白过表达的肿瘤患者中展开。在扩增的患者中，Crizotinib 和 INC280 显示出了一定的疗效，然而 MET 单克隆抗体 Onartuzumab 的Ⅰ期临床研究结果却显示出了阴性的结果，更多新药的出现以及预测疗效的分子标志物的探明将为 MET 抑制剂在临床的应用指明方向。

除了扩增外，近期也有研究显示基因 14 外显子跳跃可能成为新的治疗靶点，有前期研究表明其对于 Crizotinib 显示出了比较好的疗效。

（二）肺鳞癌驱动基因

尽管近几年来针对肺腺癌驱动基因的探索及相应靶向药物的研发和临床应用研究进展很大，但对于肺鳞癌的驱动基因，目前前景仍不明朗。研究者在寻找肺鳞癌驱动基因上做了很多努力，但肺鳞癌分子标志物的研究步伐远落后于肺腺癌，肺腺癌的驱动基因很少在肺鳞癌中被检测到。有研究报道，肺鳞癌患者很少发生常见于腺癌的驱动基因突变，如 EGFR 突变、KRAS 突变、ALK 融合等。肺鳞癌患者中仅 7% 发生 EGFR 扩增，1% 发生 KRAS 突变，发生突变肺鳞癌患者大多数伴有腺癌成分。然而，越来越多的研究发现，肺鳞癌也存在驱动基因突变，并且可能与靶向治疗疗效相关，这些基因包括 FGFR1、DDR2 和 PIK3CA 等。来自不同国家的机构探讨了肺鳞癌的驱动基因谱，研究者发现不同种族肺鳞癌的驱动基因谱高度相似。

1. FGFR1

纤维母细胞生长因子受体 1（fibroblast growth factor receptor 1，FGFR1）是 FGFR 家族成员（包括 FGFR1、FGFR2、FGFR3、FGFR4）之一，是一种酪氨酸跨膜激酶受体，编码基因位于 8p12，在正常生理功能中有重要作用，参与胚胎的发育、细胞增生、分化和血管生成。它通过 4 条通路来调节，即 MAPK、PI3K/AKT、STAT 及磷脂酶 Cγ。FGFR1 扩增约占肺鳞癌的 20%，但在肺腺癌中仅约 2% 的患者检测到 FGFR1 扩增。另外，5%~10% 的肺鳞癌患者存在 FGFR2、FGFR3、FGFR4 扩增或突变，这些基因改变通过激活 MAPK 和 PI3K 信号通路促进细胞增生。有关 FGFR 抑制剂（例如 AZD4547、JNJ–42756493、BGJ398、Dovitinib、Ponatinib 等）的 Ⅰ ~ Ⅱ 期临床研究已经在肺鳞癌中展开，但目前这些在研究中的 FGFR 抑制剂尚未在临床上观察到很好的疗效。

2. 盘状结构域受体（discoidin domain receptor 2，DDR2）

DDR2 是一种只能被胶原激活而非肽类生长因子激活的酪氨酸激酶受体，编码基因位于 1q23.3，是调节肿瘤细胞黏附、增生和迁移的酪氨酸激酶受体。它可以被 Ⅰ 型胶原激活，与 Src 及 Shc 相互作用。DDR2 突变后，可以改变激酶活性，改变与配体的结合及改变 DDR2 的位置。Hammermann 等筛查了 290 例肺鳞癌标本，发现基因突变频率约为 3.8%，而在非鳞肺癌中发生比例不到 1%。体外研究发现，应用 RNA 干扰技术敲除

DD/f2 基因，或多靶点激酶抑制剂达沙替尼，可以选择性杀死 DDR2 突变的肺鳞癌细胞。

多靶点酪氨酸激酶抑制剂达沙替尼可以抑制 DDR2，并已在裸鼠荷瘤模型中证实其能够抑制 DDR2 突变的 NSCLC，同时在一位使用厄洛替尼和达沙替尼联合治疗使肿瘤明显缩小的肺鳞癌患者中，研究者检测到该患者的肿瘤组织中存在 DDR2 激酶域 S768R 突变。

3. PIK3CA

磷脂酰肌醇 3 激酶催化 α 多肽（PIK3CA）基因编码 PI3K 的催化单元，是一种通过 AKT/mTOR 信号通路调节细胞生长与增生的脂类激酶。PIK3CA 突变通常发生在外显子 9 和外显子 20，1%~3% 的 NSCLC 患者存在 PIK3CA 突变。在肺鳞癌和肺腺癌中的突变率相似，具有 PIK3CA 突变的患者多数有吸烟史。

与其他类型的突变相比，PIK3CA 突变与 EGFR 突变同时存在的概率相对较高，约 5% 的 EGFR 突变患者对 EGFR–TKIs 发生获得性耐药时出现了 PIK3CA 突变。PI3K、AKT 和 mTOR 抑制剂在 PIK3CA 突变 NSCLC 中的临床效果如何还未知，相关临床试验正在进行中，另有一项 PI3K 抑制剂 Buparlisib 与多西他赛联合治疗晚期肺鳞癌的Ⅱ期临床研究也正在进行中。

4. PTEN 突变和缺失

肿瘤抑制基因 PTEN 编码的脂质磷酸酯酶对 PI3K–AKT 信号起负调控作用，PTEN 丧失可导致组成性 PI3K–AKT 信号。PTEN 在大量癌症中可通过多种机制失活。相比于腺癌，PTEN 丧失在鳞状细胞癌中更常见。有研究显示的缺失可以高达 20%，而另一项研究则显示 PTEN 突变发生在 7% 的肺鳞癌患者之中。有研究显示，PI3K 抑制剂对于存在 PTEN 缺失的患者具有一定的抗肿瘤作用，临床试验正在评估 PI3K 抑制剂在 PTEN 缺失癌症中的疗效。

（三）小细胞肺癌驱动基因

随着肺腺癌以及鳞癌驱动基因研究在临床上带来的成功，以及驱动基因突变检测手段的不断改进，有数个研究采用第 2 代测序（NGS）分析了小细胞肺癌驱动基因突变，小细胞肺癌驱动基因谱也初露端倪。

Pleasance 研究小组首先采用 NGS 方法分析了小细胞肺癌细胞系 NCI–H209 全基因组测序的结果，发现小细胞肺癌中存在 CHD7 基因重排，其中 PVT1–CHD7 就是其中一个融合类型。随后分别来自德国和美国的 2 个研究组织于 2012 年在 Nature Genetics 上报道了采用NGS方法进行小细胞肺癌全基因组测序的研究成果，为小细胞肺癌未来的治疗找到了数个潜在的生物标志物和靶点。德国的Peifer等分别对小细胞肺癌基因拷贝数、外显子、转录子、基因组进行了测序和信息整合，美国的Rubin等也对小细胞肺癌及其配对正常组织进行了全基因组测序。研究显示，除了TP53和Rb基因异常、Myc家族基因扩增外，还发现新的抑癌基因、癌基因以及信号通路及其相关分子的异常。研究发现小细胞肺癌的高频率基因失活突变包括TP53（75%~90%）、Rb1（60%~90%）和PTEN（2%~4%），罕见的基因活化突变包括PIK3CA、EGFR和KRAS。基因扩增见于Myc家族成员、EGFR和Bcl–2，而基因缺失见于RASSFIA、PTEN和FHIT。此外，研究还发现和验证了高移动组超家族的NDA结合蛋白（SOX2）是小细胞肺癌一个新的驱动基因，这些新的因子和生物标志物也是小细胞肺癌的潜在治疗靶点。

此外，纪念斯隆–凯特林癌症中心全基因突变分析计划（MAP）对小细胞肺癌（SCLC）分子分型进行了前瞻性分析，研究结果于2014年ESMO大会上进行了公布，结果和既往的回顾性研究结果非常类似，SCLC患者TP53和Rb1失活常见，其他基因异常也有相当比例的发生频率，如SOX2、FGFR1扩增以及PTEN缺失等基因异常。然而，到目前为止，还没有有效的针对小细胞肺癌驱动基因的药物出现，我们也期待着在小细胞肺癌的驱动基因突变研究中出现新的曙光。

六、靶点

（一）表皮生长因子受体

人类表皮生长因子受体（EGTR）家族是由原癌基因c–erbB编码的具有酪氨酸激酶活性的跨膜受体，包括4个成员，即EGFR/HER–1/ErbB1、HER–2/neu/ErbB2、HER–3/ErbB3、HER–4/ErbB4，EGFR是其成员之一。EGFR–TK是一个相对分子质量为17000的跨膜糖蛋白，由3个区域组成。①胞外配体结合区：有2个富含半胱氨酸的结构域，含EGF结合位点；②跨膜的疏水区；③膜内区：其羧基端含有酪氨酸激酶活化区。EGFR功能异常包括突变、过表达、基因扩增等，以基因突变最为重要。HER–1/EGFR已被证实有多种突变，其中EGFR Ⅲ最有名，这种突变可以不依赖配体的结合而自身激活，引发下游信号的级联反应，使肿瘤的侵袭性更强。

EGTR基因位于7号染色体短臂7p12~14区，由28个外显子组成。其酪氨酸激酶功能由外显子 18~24 编码，其中外显子 18~20 编码 N–lobe，外显子 21~24 编码 C–lobe。迄今为止发现的 EGTR 基因突变 90% 以上位于外显子 19~21，这些突变可以分为 3 种类型：①外显子 19 碱基缺失，主要是第 746~752 位密码子的碱基缺失突变，导致 EGFR 蛋白中氨基酸（ELREATS）序列丢失，这一缺失改变了受体 ATP 结合囊（ABP）的角度，从而显著增强癌细胞对吉非替尼的敏感性。目前，已发现外显子 19 基因突变至少有 22 种不同的类型。②外显子 20 的点突变或碱基插入突变，突变主要是第 790 位密码子出现 C–T 转换，引起 EGFR 蛋白中该位点的氨基酸由苏氨酸转变为甲硫氨酸（T790M），这一突变仅见于药物治疗后复发者，突变使得癌细胞对吉非替尼和厄洛替尼产生抗性。③外显子 21 的点突变：主要是第 858 位密码子出现 T–C 转换，引起 EGFR 蛋白中该位点的氨基酸由亮氨酸转变为精氨酸（L858R），此突变位于 DFG 序列附近，使 A–100p 的稳定性提高，癌细胞对吉非替尼和厄洛替尼的敏感性明显增强。

（二）血管生成因子

VEGF 是迄今所发现的最重要的促血管生成因子，参与正常胚胎发育。VEGF 在体内调节血管的通透性，为血管形成过程中的多种细胞提供纤维网络，对促进血管新生起关键作用，因此与肿瘤的复发和转移有密切关系。

VEGF 家族属血小板源生长因子超家族，目前主要包括 VEGF（即 VEGF–2A）、胎盘生长因子、VEGF–2B、VEGF–2C、VEGF–D 和 VEGF–E，VEGF 是其中最重要的成员。VEGF 是相对分子质量为 46000 的高度糖基化的碱性蛋白，由 2 个相对分子质量均为 23000 的不同亚基以二硫键连接组成的同源二聚体。VEGF 基因外显子的选择性剪切使其产生了 5 种 VEGF 变异体，即 VEGF121、VEGF165、VEGF189、VEGF206 和 VEGF145。VEGF 受体有 KDR/Flt–1、VEGFR–2、Flt–2/VEGFR–1、Flt–1/VEGF3 和神经纤维因子 21（NP21）。VEGFR–2 主要表达于血管内皮，VEGF–2A 和 VEGF–2E 可通过 PKC 或 ras 信号转导通路激活 MAPK 系统，并与 VEGFR–2 结合，以诱导肿瘤内血管生成。VEGFR–3 在胚胎发育初期表达于所有血管，在成年组织中，其表达主要局限于淋巴管内皮。目前的研究显示，VEGFR–2 信号通道介导肿瘤血管生成；VEGFR–3 信号通道主要介导肿瘤淋巴管生成，但 VEGFR–3 也可表达于部分肿瘤血管内皮，从而介导肿瘤血管生成。VEGF 以旁分泌的方式作用于血管内皮细胞，与血管内皮细胞上的受体结合，引发一系列信号转导，刺激内皮细胞分化和血管生成。

近年来，肿瘤血管生成理论发展迅速，主要包括：①肿瘤也可分泌血管生成抑制因子，如血管抑素、内皮抑素和肿瘤抑素。②“血管生成开关”是肿瘤血管生成的早期关键事件，此步骤得以遏制，可能导致肿瘤处于休眠状态。③化疗也有抗血管生成作用，“节拍化疗”作用更强。反应停、吉非替尼、唑来膦酸等也被证实有抗血管生成作用。④抗血管生成治疗可提高化疗、放疗的有效性，可能部分是由于通过抗血管生成治疗侧重瘤血管正常化。抗血管生成药物主要是细胞稳定剂，作用于正常分裂的内皮细胞，与瘤细胞相比，内皮细胞基因组稳定，相对静止，不易突变而耐药，无细胞毒类药物常见的骨髓抑制等优点。

（三）法基尼转移酶

研究表明，在细胞中合成的 ras 蛋白前体，必须通过法尼基蛋白转移酶的作用在 ras 蛋白羧基端加上一个法尼基基团，经过一系列翻译后的修饰过程，最终定位在细胞膜内表面的一侧，从而激活肿瘤增生和血管生成。这种修饰的蛋白质与细胞的信号传递和肺癌的发生相关。

（四）基质金属蛋白酶

肿瘤的转移与 ECM 的破坏、血管形成和信号转导等机制密切相关。肿瘤细胞的黏附、降低 ECM 和基膜是转移的最初步骤，这一过程依赖于细胞外蛋白水解酶的作用，其中，最重要的蛋白水解酶是基质金属蛋白酶（matrix metalloproteinase，MMP）。MMP 可通过细胞侵犯和破坏正常细胞基膜及其他的机制促进肿瘤细胞转移的发生，因此当之无愧地成了抗肿瘤侵袭和转移药物筛选的首要分子靶点。

（五）端粒和端粒酶

端粒是位于细胞染色体末端的一种由 2~20bp 串联的短片段重复序列（TFAGGG）及一些结合蛋白组成的特殊结构。随着细胞的每次分裂，端粒逐渐缩短。端粒酶是一种由 RNA 和蛋白质组成的核糖核蛋白复合物，对端粒的复制和结构的维持具有重要作用，端粒酶的高水平表达，导致了癌细胞的无限增生能力。研究发现，几乎所有的 SCLC 和 80% 以上的非小细胞肺癌有高水平的端粒酶表达。因此，端粒酶也就毋庸置疑地成了肺癌治疗的新靶点。

七、靶向治疗药物

近年的研究使人们进一步认识到不同的非小细胞肺癌病理亚型来源于不同的胚胎组

织，生物学行为可能不一致。不同病理学亚型的解剖定位不完全一致（中央型或周围型），因此不同部位药物的浓度、药物与组织的结合、活化以及代谢均可能不一致；某些病理亚型如腺型 EGFR 突变的概率更高，因此不同的病理亚型接受不同的治疗方案疗效也会出现差异。在过去几年中，流行病学资料表明，不同非小细胞肺癌病理组织学亚型的发生率出现了明显的变化，肺腺癌发病率上升速度明显高于肺鳞癌，影响治疗方案的选择。因此，有必要根据不同病理类型选择治疗方案，包括靶向治疗。

靶向治疗最初是在晚期、化疗失败的患者中应用，奇迹般的疗效让绝望的患者见到了一丝光明。短短 7~8 年中，随着许多大型实验结果相继报道，靶向治疗经历了从二线、三线方案的被动地位到可以作为某些选择性病例一线治疗的主动地位的历程。根据 NCCN 中国版诊疗规范，目前晚期非小细胞肺癌的一线治疗原则是：贝伐单抗联合卡铂 / 紫杉醇疗效优于单用卡铂 / 紫杉醇化疗；西妥昔单抗联合长春瑞滨 / 顺铂优于单用长春瑞滨 / 顺铂化疗；对检测到 EGFR 突变的患者，吉非替尼与厄洛替尼可以作为一线治疗；培美曲塞 / 顺铂在非鳞癌患者中优于单用吉西他滨 / 顺铂化疗。一线治疗失败患者，单药多西化赛、培美曲塞或酪氨或酸激酶抑制剂吉非替尼、厄洛替尼可作为二线治疗药物。对于未用过 TKI 的患者，吉非替尼可作为三线治疗。

（一）以 EGFR 为靶点的治疗

目前以 EGFR 为靶点的药物有 2 大类：一类是小分子的 TKI，它们抑制胞膜内的酪氨酸激酶激活从而阻断信号转导通路；另一类是通过单克隆抗体阻断胞外配体结合域，从而阻断 EGFR 的活化。前一类的代表药物有吉非替尼和厄洛替尼，后者则以抗 Her–2 特异性单克隆抗体和抗 HER–1 特异性单克隆抗体西妥昔单抗为代表。

TKI 主要是抑制酪氨酸激酶的磷酸化，从而阻断下游的信号转导，达到抑制肿瘤生长的目的。其作用机制可能通过以下途径实现：抑制肿瘤细胞的损伤修复，使细胞分裂阻滞在 G_0 期，诱导和维持细胞凋亡，抗新生血管形成等。包括单靶点 TKI 和多靶点 TKI。

1. 吉非替尼

吉非替尼是一种具有选择性的表皮生长因子受体，对酪氨酸激酶具有抑制作用，应用人群主要为晚期非小细胞肺癌患者或放化疗后效果不理想的癌症患者，且效果显著。该药物的作用机制主要是通过抑制肿瘤血管的形成，继而抑制肿瘤的生长，最终导致肿瘤细胞凋亡。通过将该药物应用到实验小白鼠中发现，吉非替尼对肿瘤细胞的生长具有显著的抑制作用，而且可加强化疗和放疗的治疗效果。而通过临床应用也发现，将吉非替尼应用于晚期非小细胞肺癌患者中的效果也较为显著，控制性较强，对肿瘤细胞活性具有显著的抑制作用，同时可诱导肿瘤细胞凋亡。

吉非替尼作用机制为：①吉非替尼能够结合表皮生长因子受体酪氨酸激酶竞争催化区域三磷酸核苷酸，对信号传导具有阻断作用；②吉非替尼对细胞有丝分裂过程中蛋白激酶的活性具有抑制作用，继而导致了肿瘤细胞的死亡；③吉非替尼可对肿瘤血管形成产生抑制作用，吉非替尼初期主要应用于晚期癌症患者。在我国，吉非替尼多被应用于非小细胞肺癌患者以及局部晚期癌症患者，使用剂量控制在每天 1 片。目前，吉非替尼的治疗效果和安全性仍然有待深入研究，该药物在青少年患者中的应用较少。此外，因为吉非替尼不存在个体差异性，若不是在必要情况下，通常均不需对用药剂量进行调整。吉非替尼的不良反应较为明显，包括皮肤干燥、痤疮、瘙痒以及皮疹等，严重者可能出现腹泻和呕吐，但其不良反应具有可逆性。

吉非替尼最常见的不良反应是痤疮样皮疹和腹泻。但值得提出的是，间质性肺病可能是最严重的不良反应，其发生率各家报道不一。既往肺部纤维化、胸部接受放疗和 PS 评分较低者更容易发生这一不良反应，值得研究者注意。

2. 埃罗替尼

埃罗替尼属于特异性酪氨酸激酶抑制剂的一种，主要作用机制是结合肿瘤细胞磷酸化酶位点，继而降低磷酸化酶活性，抑制肿瘤生长，诱导肿瘤细胞死亡，且对患者正常细胞产生的影响较小。通过实验研究发现，埃罗替尼能够显著提升晚期肺癌患者的生存时间，且在非小细胞肺癌患者中的应用可取得较好的治疗效果。此外，因为埃罗替尼不良反应小，药物对机体正常细胞所产生的影响也较小。

3. 西妥昔单抗

西妥昔单抗不仅能够结合多种肿瘤细胞表面的表皮生长因子受体，而且可结合正常细胞表面的表皮生长因子受体，且结合过程具有特异性。西妥昔单抗具备抑制酪氨酸激酶活化的作用，且可有效降低酪氨酸激酶活性，并可阻断细胞间信号的传导，进而抑制肿瘤细胞增生，促使肿瘤细胞凋亡。皮肤瘙痒、红疹、斑疹、疲乏、恶心、呕吐、发热、便秘等是西妥昔单抗常见的不良反应，多数患者可以耐受，但当患者出现呼吸困难、白细胞计数下降等状况时，需停药处理。

4. 其他

ABX–EGF 是人源化抗 EGFR 单克隆抗体，已通过Ⅰ期临床研究，但尚没有较多的Ⅱ期临床研究的结果。赫赛汀是抗 Her–2/neu 的单克隆抗体，最早是被 FDA 批准用来治疗 Her–2/neu 过表达的乳腺癌，目前正在非小细胞肺癌中进行Ⅱ期临床研究。伊马替尼是一种 TKI，其研究主要集中在小细胞肺癌（SCLC），目前报道很少。其他还在研究中的有马妥珠单抗和帕尼单抗等。

（二）以血管生成为靶点的治疗

1. 贝伐单抗

贝伐单抗和血管内皮抑制素主要是将肿瘤血管作为靶点，能与 VEGFR 结合，阻碍 VEGF 生物活性，进一步抑制肿瘤新生血管形成的单克隆抗体。贝伐单抗在临床中已经得到了广泛应用，其影响血管内皮生长因子活性，从而发挥抑制肿瘤细胞生长和增生的作用。

研究结果发现，贝伐单抗联合紫杉醇和（或）卡铂一线治疗非鳞型晚期非小细胞肺癌与对照组相比有明显获益。基于此项临床研究结果，美国食品和药品监督管理局批准贝伐单抗与紫杉醇和（或）卡铂联合应用一线治疗无脑转移、无出血史的晚期非鳞型非小细胞肺癌。该研究首次显示病理亚型对靶向治疗选择的重要性。高血压、低蛋白血症是贝伐单抗的主要不良反应。

2. ZD6474

ZD6474 是一种新型口服 VEGFR 小分子 TKI，也是首个可同时作用于 VEGFR 和 EGFR 信号通路的双通路抑制剂。它可同时阻止肿瘤的新生血管生长和肿瘤细胞的扩增，而且口服用药极为方便。研究显示，ZD6474 具有良好的耐受性和抗肿瘤效果，主要不良反应为皮疹、腹泻、心电图 Q 间期延长。另一项单药 ZD6474 与单用吉非替尼Ⅱ期临床研究显示，ZD6474 具有更高的肿瘤缓解率和更长的无进展生存期（PFS），对预后较差的肺癌患者 PFS 的增加更明显。另有报道称，ZD6474 联合放疗可明显增强抑制肿瘤生长的效应，其中两者序贯应用较同期应用效应更明显。

3. 舒尼替尼

舒尼替尼是一种口服小分子制剂，阻断肿瘤细胞的 VEGFR、PDGFR 活性，常见的不良反应包括疲乏、腹泻、骨髓抑制、皮炎等。舒尼替尼对肾癌疗效较好，对细胞因子治疗过的转移性肾癌患者，其疗效达到42%。

（三）以法基尼转移酶为靶点的治疗

法基尼转移酶抑制剂可以抑制ras蛋白的表达。迄今为止，已发现了多种抑制法尼基蛋白转移酶的药物，体外实验表明，这些药物对肿瘤细胞和移植在动物身上的肿瘤细胞有很好的抗肿瘤性，且没有不良反应。因此，这类药物也被认为是最有前景的抗癌新药物。SCH66336是第1个进入临床试验的法尼基蛋白转移酶抑制剂。美国知名的Mayo医学中心的研究人员通过多年的研究发现，SCH66336可有效抑制肺癌的生长，并在Ⅱ期临床研究中发现，SCH66336在肺癌的治疗中可增加顺铂等细胞毒抗癌药物的抗癌作用。目前，还有几种法尼基蛋白转移酶抑制剂如R115777正在进行临床试验，以评估其在肺癌治疗中的作用。

（四）以环加氧酶为靶点的治疗

环加氧酶（COX–2）是体内炎症和肿瘤发生发展过程中一个重要的酶，COX–2基因表达增强患者预后较差。塞来昔布是一种血管靶向制剂。

八、NSCLC脑膜转移的靶向治疗

对于脑膜转移进展的患者，指南推荐无须进行T790M突变检测，可考虑直接应用奥希替尼治疗，或厄洛替尼冲击治疗。既往研究提示，二线免疫治疗对有驱动基因变异的患者效果欠佳，因此不推荐。

奥希替尼一线治疗后的选择，2019版指南也给出了推荐：后续治疗取决于进展是否有症状，包括：①局部治疗；②继续使用奥希替尼；③对于NSCLC（非鳞癌）和NSCLC（鳞癌），可考虑系统治疗（如顺铂联合培美曲塞或者吉西他滨）。

对于脑转移进展的患者，如果考虑进行全脑放射治疗，应在放疗前更换ALK抑制剂。对于赛立替尼或阿来替尼治疗进展后的选择，推荐3种处理方法：①无症状的患者，推荐继续口服赛立替尼或阿来替尼的同时给予进展部位的局部治疗；②有症状的孤立病灶或仅有脑转移进展患者，可考虑局部治疗，同时继续口服赛立替尼或阿来替尼，之后若脑转移持续进展则改为细胞毒治疗；③有症状的多病灶进展患者，建议直接更换为细胞毒治疗。

第六章　肺癌的放射治疗

小细胞肺癌是一种病情进展迅速，恶性程度较高的肿瘤，早期易发生远处转移。然而，这种肿瘤对化疗和放疗都较敏感。经病理证实的小细胞肺癌患者中，约30%属于局限期，在全身化疗消灭微小转移灶的基础上联合局部治疗，能明显降低局部复发率，延长患者生存时间。局部治疗的手段主要是放疗，这部分患者由于病变局限于一侧胸腔、纵隔和锁骨上区，能够接受根治剂量的放射治疗。当然，TNM分期为Ⅰ期的小细胞肺癌，局部治疗可以采用手术治疗。

一、NSCLC的放疗

肺癌放疗根据治疗的目的，可分为根治性放疗、姑息性放疗、辅助放疗（术前、术后放疗）、预防性放疗及近距离放疗等。

（一）放疗适应证与禁忌证

1. 根治性放疗适应证

①一般情况较好，KPS评分≥70；②肿瘤局限在一侧胸腔内，无论有无肺门、纵隔淋巴结转移、锁骨上淋巴结转移，放疗计划的正常组织能够在耐受范围内；③无远处转移的证据；④肺、肝、肾、心脏功能无严重损伤。

2. 姑息性放疗适应证

①胸腔内肿瘤巨大，照射靶体积较大者，不能够使正常组织在照射耐受范围内而无法达到靶区根治剂量者；②脑转移、骨转移、肾上腺转移等转移病灶的减症治疗；③胸腔积液或心包积液控制后肺部原发病灶照射；④远处转移灶控制后肺部病灶的放疗或减症放疗。

3. 根治性放疗的相对禁忌证

有下列情况之一者不宜做根治性放疗：①两肺或全身广泛转移；②癌性胸腔积液、心包或心肌有肿瘤侵犯者；③肿瘤巨大；④严重肺气肿，估计放疗后呼吸功能不能代偿者；⑤伴有严重感染，如肺脓肿等抗感染治疗不能够控制者；⑥肝、肾、心脏功能严重受损，KPS＜60者。但上述情况在综合治疗后其禁忌证是相对的。

近年来，NSCLC的治疗取得了明显的进步，现代放疗技术可以避免正常组织受到高剂量的照射，对于晚期肺癌患者化疗及靶向治疗后病灶控制的患者可以实施局部放疗。

放疗通常采用联合治疗的方式，因分期、治疗目的和患者一般情况的不同，联合方案可选择同步放化疗、序贯放化疗。接受放化疗联合治疗的患者，潜在的毒性反应会增大，特别是放射性食管炎的反应明显增大。建议放疗技术采用三维适形放疗或者调强放疗技术。

（二）放疗靶区勾画

1. GTV

GTV的确定是肺癌精确放疗最重要的步骤。按照ICRU50号报告和ICRU62号报告的定义，3D–CRT和IMRT的GTV定义为影像学和病理学评估的疾病范围大小（原发病灶和淋巴结），即在临床检查中的CT、PET–CT、MRI、超声检查、纤维支气管镜等所见检查及病理学检查的阳性病灶都属于GTV。

MRI有助于勾画肺肿瘤的精确靶体积。对于放疗前诱导化疗的患者，建议在化疗前取得基线治疗计划CT，根据化疗前CT勾画GTV。但对于心、肺功能差者也可以采用化疗后的CT勾画。

PET–CT与定位CT的图像融合可帮助肺肿瘤靶区的勾画，帮助判断纵隔淋巴结及鉴别肺不张与肿瘤，这种生物靶体积的勾画使得肺癌个体化放疗剂量成为可能。PET–CT融合图像勾画肺肿瘤放疗靶区虽然进行了较多的临床研究，但在临床实际应用中尚未普及。其主要原因是PET–CT检查费用昂贵，且其勾画方法尚未标准化。RTOG0515的Ⅱ期临床试验比较了PET–CT勾画NSCLC靶区和CT单独勾画靶区的优势，结果显示，PET–CT勾画GTV比CT单独勾画靶区更小，并且PET–CT改变了51%患者的靶区勾画。

GTV勾画容易出现误差，充分认识导致这些误差的原因有助于减少临床GTV勾画误差。这些误差的主要原因有胸膜反应、肺不张、恶性病变的实质内浸润、CT的部分容积效应及呼吸运动的影响等。有些部位的GTV特别难于勾画，如肺动脉及肺静脉之间的肿瘤、奇静脉及锁骨上窝之间的肿瘤等。

传统方法认为，淋巴结最大短径≥1 cm应该包括在GTV中，实际上在有肺癌的患者中纵隔淋巴结转移< 1 cm 很常见，PET–CT 及纵隔镜可以提供帮助，比 CT 的特异性更高。一般认为，GTV 应该包括在 CT 上短径≥ 1 cm 的纵隔及肺门淋巴结，任何在气管镜或纵隔镜上发现的异常，任何可见增大的淋巴结或者有异常结构，高危淋巴结区域≥ 2 个淋巴结，任何原发肿瘤附近 1 cm 内或者第 1 站淋巴结。

2. CTV

CTV 指在 GTV 的基础上再包括亚临床病灶的范围，CTV 考虑到了目前影像上不能够见到的显微病灶。Van 比较了 34 例 NSCLC 患者 PET–CT 联合 CT 勾画的 GTV 与病理学检查 GTV 的关系，其中发现 17 例患者有显微镜下侵犯，90% 的患者显微镜下侵犯范围< 2.6 mm。Giraud 等对于 72 例 NSCLC 肺原发病灶外微浸润范围，结果显示中位显微浸润范围腺癌为 2.69 mm，鳞癌为 1.48 mm，如果要求 95% 可信区间的亚临床病灶包括在照射野范围内，建议腺癌 GTV 到 CTV 的边界为 8 mm，鳞癌为 6 mm。

在实际勾画 CTV 时如果没有外侵的证据，建议一般不超过解剖边界，如胸壁、纵隔等。淋巴结外侵的浸润范围比较难于评估，CT 评估纵隔淋巴结有一定的局限性。临床上可根据淋巴结的大小及部位适当外扩 3~5 mm 形成 CTV。

选择性淋巴结照射：由于化疗和 3D–CRT 的应用，很多剂量递增试验不再做选择性淋巴结照射。在 I 期 NSCLC 患者中，常用单纯的原发病灶照射而不做选择性淋巴结照射，选择性淋巴结的失败率很低。目前，多数学者的意见是照射范围仅包括影像学上可见的病灶形成的 PTV，而不包括没有淋巴结转移的淋巴引流区域的预防性照射。

3. ITV

根据 ICRU 第 62 号报告的定义，ITV 为 CTV 加器官运动导致的 CTV 体积变化的范围。肺癌患者内部器官的运动主要是受呼吸运动和心血管运动的影响。获得 ITV 靶区的主要方法包括四维 CT 扫描 1 个呼吸周期内不同时相的 1 组图像、在普通 CT 模拟机上测量肺肿瘤运动的范围，也可采用慢速 CT 扫描的方法等。

4. PTV

PTV 是由 CTV 外扩一定边界形成的，这一边界包括器官运动及摆位误差和每日放疗的重复性误差，或者 ITV 加摆位误差及每日放疗的重复性误差。肺癌胸部病灶照射的主要器官运动包括呼吸运动、心脏搏动等，肿块随呼吸运动的范围在不同的方向有所不同，肿瘤在不同的肺叶运动的幅度也不一致，因而在靶区勾画时应该采用个体化原则。

肺部肿瘤的运动幅度及特点依肿瘤的位置、大小，以及肺功能情况与肿瘤是否附着在结构上有关。此外，呼吸周期的变化、兴奋情绪及每日、每周的变化也不尽相同。

（三）体位固定

肺癌放疗计划剂量的计算参考图像是CT，患者一般在CT模拟机下行定位CT扫描。定位CT扫描时患者应该处在与治疗一致的治疗位置，采用适当的固定技术，使患者不易移动而相对舒适，便于治疗计划的实施。常用的定位固定装置为真空体模或者头颈肩部热塑体模。一般采用螺旋CT扫描，层厚5 mm，造影剂增强可便于胸腔内靶体积的勾画。定位CT扫描的范围：上界至环甲膜（根据颈淋巴结转移情况适当上移至下颌骨水平），下界为肝下缘。

（四）正常组织的勾画和剂量－体积限制

胸部照射的主要剂量限制器官是肺、脊髓、食管和心脏，设计放疗计划时必须使这些正常组织的受照射剂量控制在其可耐受的范围内。

1. 胸腔正常组织照射剂量－体积限制

放疗计划系统应用剂量－体积参数直方图（DVH）评估正常组织的照射耐受剂量。肺癌DVH评估的正常组织器官，包括肺、心脏、食管、脊髓、肋骨及胸壁和臂丛神经等。

3D–CRT和IMRT常规分割放疗正常组织的限制剂量－体积限制标准为：①≥95%的等剂量面必须包绕计划靶体积（PTV）；②肺组织V20（两肺总体积减GTV覆盖的肺体积接受≥20Gy照射的体积百分率）≤30%、V5≤65%，肺平均剂量≤16~18Gy；③心脏V40≤80%、V45＜60%、V60＜30%，心脏平均剂量≤30Gy；④食管平均剂量≤34Gy，最大剂量≤处方剂量的105%；⑤脊髓最大剂量≤50Gy；⑥臂丛神经最大剂量≤66Gy。

2. 胸部正常组织的勾画

（1）肺的勾画：建议在CT扫描图像肺窗上勾画充气的肺实质，包括塌陷、不张的肺及肺大疱。近端支气管树离肺门＜1 cm的血管应包括在肺内。肺的勾画不包括肺门、气管和主支气管及GTV。可以使用自动勾画工具，但必须设置适当的勾画阈值。治疗计划CT扫描上在每层图像上勾画，自动勾画的靶区必须经过人工检查或修改。左、右肺可以勾画为1个器官，也可以分开勾画成为2个器官。通常肺的剂量限制计算为两肺总体积减GTV形成的DVH，GTV不包括肺内部分，如纵隔淋巴结的GTV、胸壁GTV等。

增强 CT 扫描和 PET–CT 检查对于鉴别肺不张还是肿瘤的 GTV 具有诊断价值。在 SABR 治疗中，肺的勾画常常分为外周和中央 2 个部分。

（2）近段支气管树：RTOG 立体适行放疗方案中引入近段支气管树的概念。近段支气管树包括以下结构：气管、隆突，以及左右主支气管、左右上叶支气管、中间支气管、右肺中叶支气管、舌叶支气管、左右肺下叶支气管向外 2 cm 范围内的近段支血管。支气管树可以采用 CT 纵隔窗勾画相应器官的黏膜、黏膜下或者软骨环或者气道，可以勾画成 1 个结构（包括远段最上气管 2 cm 和两侧的近段气道）。支气管的勾画在其分叉处终止，上端从隆突上 2 cm 的气管开始勾画。

（3）食管的勾画：食管应该在 CT 纵隔窗中勾画。建议勾画的起点自环状软骨至胃 – 食管连接处，包括黏膜层、黏膜下层及肌层。勾画时建议无须口服对照造影剂。

（4）心脏的勾画：心脏应该包括整个心脏，沿着心包腔勾画，从心底部至心尖部，心底部从肺动脉的下缘开始勾画。

（5）心包的勾画：包括心包脂肪组织、大血管、正常凹陷、心包积液（如有）及心腔。心包开始于主动脉弓顶部，终止于心尖。心包包括心脏。

（6）大血管的勾画：包括主动脉弓、上腔静脉、下腔静脉、肺静脉和肺动脉。大血管应该与心脏分开勾画，用纵隔窗勾画相应的血管壁、肌层和脂肪外膜（强化的血管壁外 5 mm）。大血管应该至少勾画 PTV 上、下各 3 cm。

（7）脊髓的勾画：治疗肺癌建议勾画由椎管而组成脊髓的体积，从食管起始部开始至第 2 腰椎的下缘。锁骨上有淋巴结转移者脊髓勾画范围需相应上移。

（8）肋骨和胸壁的勾画（CW_{2cm}）：肋骨和胸壁可由肺侧面、前、后向外扩 2 cm 组成，还包括肋间肌，而其他肌肉和皮肤不包括在内。前中界至胸骨的侧缘，后中界至椎体的侧缘，包括脊神经根的出口。

（9）臂丛神经的勾画：肺上叶肿瘤要求勾画臂丛神经。勾画的臂丛神经由颈椎第 4~5 神经根至胸椎第 1~2 神经根组成。RTOG0618 研究方案，要求勾画臂丛神经主干时应用锁骨下静脉和腋静脉作为替代。建议从颈椎第 5 神经根至锁骨下神经、血管束，不包括血管在内，至少应该勾画 PTV 外缘 3 cm 以上。臂丛神经的勾画比较困难，其关键是准确判断前、中斜角肌，锁骨下静脉和腋动、静脉及相应的颈、胸椎体的位置。增强 CT 扫描有助于判断血管还是神经，CT 和 MRI 融合可精确判断臂丛神经的位置。

臂丛神经勾画的具体步骤如下：①定位第1~5颈椎和第1~2胸椎水平神经孔，以确定第5颈椎和第1胸椎神经根；②定位锁骨下静脉和腋神经、血管束，以确定臂丛神经下侧方向；③定位从第5颈椎水平至各自肋骨的前、中斜角肌；④自第4~5颈椎水平神经孔向下自椎体侧缘至前、中斜角肌小腔隙，在无神经孔的水平勾画前、中斜角肌之间的空腔或软组织；⑤连续勾画前、中斜角肌之间的空腔，终止于中斜角肌至锁骨下静脉神经、血管束；⑥勾画臂丛神经至锁骨下静脉神经、血管束。

（五）放疗剂量

放化疗联合治疗总剂量为60~70Gy，每次2.0Gy，每周5次，共计6~7周。单独放疗可用60~74Gy，每次2.0Gy，每周5次。肺癌的放疗剂量依赖正常肺组织受到照射的剂量–体积。

（六）放疗技术

1. 放疗技术的选择

放疗的目标是取得最大的肿瘤控制和最小的正常组织损伤。近10年来，放疗技术取得了很大的进步。先进的放疗技术，如四维放疗模拟技术、调强放疗技术（intensity-modulated radiation therapy，IMRT）、容积调强放射治疗技术（VMRT）、图像引导放射治疗（IGRT）、生理运动控制技术（ABC技术，门控技术）和现代质子治疗技术等的使用，减少了正常组织的毒性反应，而在非随机临床试验中增加了生存率。《NCCCN治疗指南》要求目前最低的肺癌放疗技术应该有CT扫描计划的3D–CRT。NSCLC合并化疗患者的2年生存率从常规二维放疗技术的20%上升至使用3D–CRT的35%~50%，而放疗并发症没有明显增加。

2. 3D–CRT与IMRT的比较

3D–CRT和IMRT设野采用多野照射技术，一般为3~7个野照射，也可采用弧形野照射或非共面野照射。局部晚期NSCLC剂量学研究显示，与3D–CRT相比较，IMRT导致肺V10中位绝对剂量减少7%，肺V20减少10%，心脏及食管照射50Gy的体积及正常胸腔组织照射10~40Gy的体积也减少。

3. 4D–CT与呼吸控制技术

四维放疗（4D–CT）是解决呼吸运动导致肿瘤移动的一种理想工具。由4D–CT图像而设计的放疗计划，使放射野的轮廓随着呼吸的运动而改变，始终保持在呼吸的每个时相与勾画肿瘤的轮廓相一致。由此明显减少了 PTV 所设定的照射野体积，减少了正常组织受照的体积和剂量。

4D–CT 模拟时患者采集 10 个呼吸周期用于治疗计划，模拟时医师根据常规模拟机，或者 4D–CT 图像运动的观察呼吸运动的幅度决定是否使用腹压。患者采用立体框架固定、真空体模，或者热塑体模固定，图像传输至治疗计划系统，综合平均图像代表总的 10 个时相的综合平均数。GTV 在最大正常吸气时相和最大正常呼气时相上勾画，ITV 则是此 2 个时相的综合。GTV 综合了 10 个时相的信息，由医师精确确定，用于创建 GTV~ITV。CTV 定义为 GTV~ITV 外放 3~5 mm，CTV 均匀外放 5 mm 形成 PTV。4D–CT 扫描显示，有 50% NSCLC 的肿瘤移动在治疗中＞ 5 mm，11% 的移动＞ 1 cm（最大的可以至 4 cm），特别是病灶临近膈肌者。对于肿瘤移动幅度＜ 5 mm 者，可以简单地外扩 PTV 边界。但对于肿瘤移动幅度＞ 1 cm 者，则需要进行肿瘤移动个体化测定及减少移动的管理。

4. 放射源的选择

放射源的选择以 4~10MV 的光子射线为优。对于纵隔内大的肿块或者肿瘤贴近胸壁其照射野不经过气道者，也可以用 15~18MV 的光子线照射。

二、NSCLC 的适形放射治疗

放射治疗是肺癌的主要治疗手段之一，但常规放射治疗的疗效尚不能令人满意，临床Ⅱ、Ⅲ期病例 2 年生存率为 33%~72%，3 年生存率为 17%~55%，5 年生存率为 0~43%。完全缓解率（CR）为 33%~61%，局部失败率为 6%~70%，局部晚期病例（ⅢA/B），5 年生存率为 5%~10%。局部控制率低是造成这种结果的一个主要原因，临床随诊结果显示局部控制率为 13%~70%。根据 Fletcher 的基础放射生物原理，要杀灭临床治疗中的局部晚期 NSCLC，可能需要接近 100Gy 的剂量。应用数学模型对密歇根大学的资料分析显示，对 NSCLC 要达到＞ 50% 的局部控制率，常规照射需要 84Gy。但由于肺组织耐受剂量的限制，给予 60Gy 以上更高的剂量在常规放疗中是不可能的。3D–CRT 为解决这一难题提供了可行的手段。3D–CRT 的 2 个优点：一是提高靶区的精确性，确保靶区内剂量的较均匀分布，提高靶区剂量，提高局部控制率；二是降低靶区周围正常组织的受照射剂量，从而降低并发症的发生率。3D–CRT 治疗计划能够提供精确的剂量分布（DVH）。

DVH 对正常组织的受照射剂量提供一个量化的体积 – 剂量分布图。根据 DVH 能够精确判断某一治疗计划产生正常组织并发症的可能性。

肺癌的放疗技术复杂，是进行治疗计划评价研究的最佳范例。精确的治疗计划需要应用不规则野、组织补偿、给角照射及摆位重复性要求。真正的最佳治疗计划设计是非常困难的，表现在以下几个方面：①精确靶区确认困难；②胸腔内敏感器官（心脏、肺及食管等）；③胸廓外轮廓不规则；④治疗区组织密度不均一（肺、骨）；⑤需要不规则野计算；⑥器官运动幅度大（呼吸运动、心脏和血管的搏动）。

精确的靶区确认是实现精确放射治疗的前提。肿瘤诊断的影像学技术发展为精确放射治疗的实现提供了可能。生物影像技术——PET 的应用克服了 CT/MRI 的不足，从解剖诊断向功能诊断发展，使放射治疗靶区的确定更为精确。图像引导放射治疗（IGRT）将是放射治疗发展的方向。

三维适形治疗（3D–CRT）是一种高精度的放疗，其实施过程需要有流程和规范。本节将对 3D–CRT 在肺癌放疗实施的流程及每一步骤的基本要求进行阐述。

（一）临床准备阶段

实施精确放疗前必须有完善的分期检查和临床分期诊断，应综合分析所有临床资料和相关辅助检查信息以保证准确合理地实施 3D–CRT。对于 NSCLC，影像学资料非常重要，主要有胸部 X 线片、CT、MRI 和 PET–CT 等。其中 CT 应用最为广泛，在骨与软组织可能受侵时可行 MRI 检查，PET–CT 是代谢性的影像检查，在确定病变范围尤其是纵隔淋巴结的分期上有一定的优势。其他检查也很重要，如支气管镜、纵隔镜和腔内超声等。支气管镜可明确气管受侵情况，从而为病变分期和确定放疗靶区提供可靠的依据；纵隔镜和腔内超声的使用在国内还不普及，这 2 种检查有助于确定纵隔淋巴结的转移情况。

（二）CT 扫描及靶区定义

1. 患者的体位与体位的固定

肺癌放疗通常选用的体位应为仰卧位，双手抱肘上举过顶，使用不同的固定装置。目前，较为常用的体位固定技术主要为 3 种：消解塑料成形技术、真空袋成形技术和液体混合发泡成形技术。国外尚有丁字架及肺板等固定装置。总体上应遵循 2 个原则：一是患者的舒适性好，二是体位重复性强。

2. 放射治疗专用 CT 模拟定位机

CT 模拟定位机是高质量的三维适形放疗实施的重要设备，其特点是除了普通 CT 的功能外，还带有放射治疗专用的激光定位系统及图像软件系统。

（1）扫描要求：层厚应该＜ 5 mm 以更好识别纵隔小淋巴结。2~3 mm 层厚所得的 CT 图像可以生成高质量的数字重建放射影像（digital reconstructed radiography，DRR），而高质量的 DRR 是虚拟定位所必需的。

（2）中心点的确定：既往使用 CT 模拟机扫描时一般是要给出一个参考中心并予以标记，设计三维计划时会再次设计一个合适的中心，计划完成以后于 CT 模拟机或普通定位机上找出计划中心，整个过程需要 2 次上定位机。这种做法已被证实增加了系统误差，故多数学者均提倡 3D–CRT 的治疗中心应该在 CT 模拟机扫描时确定，而不应该在设计三维计划时确定，对计划的校正应该在计划系统生成的 DRR 图像与加速器上的射野摄片之间进行。

（3）静脉增强及其影响：如果没有近期的增强 CT 可用，做定位 CT 扫描时应该做静脉增强。研究发现，使用静脉增强 CT 勾画 GTV 与无增强 CT 相比可以减少 22%~34% 的 GTV 体积，而增强 CT 对三维计划系统的运算没有明显的影响。

3. 靶区定义及靶区勾画

关于靶区的定义如下：GTV 指肿瘤的临床灶，为一般的诊断手段能够诊断出的、可见的、具有一定形状和大小的恶性病变的范围，包括转移的淋巴结和其他转移的病变；CTV 指在 GTV 的基础上包括周围的亚临床灶可能侵犯的范围，包括淋巴引流区；ITV 是包括人体内部运动所致的 CTV 体积和开关变化的范围；PTV 指包括 CTV、ITV、摆位误差及治疗中靶位置和靶体积变化等因素后的照射范围。

（三）三维适形放疗计划的评估

三维治疗计划完成后应进行评估，包括对靶区剂量的评估及风险器官剂量的评估 2 个方面。剂量体积直方图（DVH 图）是基本的评估工具，从中可以看到 PTV 等靶区及风险器官的剂量分布，但其不能提供等剂量曲线在三维空间中的分布。对于靶区应尽可能提高剂量并兼顾其剂量均匀度及冷热点分布，要求至少 95% 的 PTV 达到处方剂量，剂量均匀度为 95%~107%。临床工作中因肿瘤的体积或位置等原因有时很难兼顾，临床医师应根据经验决定取舍。已有研究显示，放宽靶区内最大剂量的限制可使肿瘤获得更高的剂量。

需要注意的，正常组织限量包括肺、食管、脊髓、心脏等，肺是主要的风险器官。已有的一系列研究显示，V20、V30及平均肺剂量等DVH参数与放射性肺炎的发生明显相关，而同步放化疗与序贯放化疗相同的V20意味着更高的放射性肺炎发生率。食管最大剂量是否超过58Gy可能与重度放射性食管炎的发生明显相关。有学者认为，将全周食管接受剂量≥45Gy的长度限制在9.5 cm以内将明显减少重度放射性食管炎的发生。脊髓受照体积增加时，发生脊髓损伤的概率也会增加。当较大体积的脊髓已经接受极限剂量时，医师应考虑尽早避开脊髓。脊髓剂量不应当超过45Gy，大分割照射脊髓剂量上限应为40Gy。有关心脏毒性研究还缺乏足够的数据。

三维适形放疗计划评估应由医师与物理师共同完成，但医师与物理师的角度不同，后者多从物理角度出发，而前者必须兼顾生物及物理剂量2个方面，综合权衡利弊。

三、小细胞肺癌的放射治疗

（一）放射治疗在SCLC治疗中的价值

小细胞肺癌恶性度高，生长快，远处转移率高，但对化疗十分敏感，化疗可以获得40%~68%的完全缓解率。在全身化疗作为SCLC的主要临床治疗手段后，一些学者对放射治疗在局限期SCLC（LDSCLC）治疗中的价值提出疑问。即LDSCLC是否需要行放疗，化疗后CR的病例是否也需要行放疗，以及放射治疗对局部控制率、生存率的影响如何等。

20世纪70年代后期，有学者对放射治疗在LDSCLC治疗中的价值进行了大量的临床研究。研究结果显示，胸部照射能够提高局部控制率和生存率。化疗合并胸部照射的病例局部和区域复发率为30%~60%，而单纯化疗的病例为75%~80%。

（二）放疗剂量

照射剂量是临床上对于SCLC实施放射治疗时所必须面对的问题，然而，对于SCLC的最佳照射剂量，并不像对恶性淋巴瘤的放疗那样有较明确的临床研究结果，对所谓的“最佳剂量”直到目前仍无明确答案。

放射治疗的剂量是直接影响局部控制率的重要因素。NCIC将接受3个周期化疗有效的病例，随机分为标准剂量（standard dose，SD）（25Gy，10次，2周）和高剂量（high dose，HD）（37.5Gy，15次，3周）2组进行放疗。放射野根据化疗前肿瘤边界外放 2 cm。可分析病例 168 例，完全缓解率 SD 组为 65%，HD 组为 69%；中位局部病变无进展时间，2 组分别为 38 周和 49 周（$P=0.05$）；2 年局部未控率分别为 80% 和 69%（$P < 0.05$）；总生存率 2 组无显著差别。吞咽困难发生率，SD 组和 HD 组分别为 26% 和 49%（$P < 0.01$）。

虽然对最佳剂量临床上尚无有力的证据和明确的答案，但是在临床治疗和研究中，多数学者有一定的共识：低于 40Gy 将导致局部控制率降低，而高于 54~56Gy 似乎无明显的益处。

（三）照射体积

在制定放射治疗计划时，照射体积与照射剂量同样重要。但到目前为止，对于 SCLC 的照射体积仍无定论。Perez 等把照射体积作为质量控制的一部分进行回顾性分析，照射野被分为“恰当”和“不恰当”，前者局部复发率为 33%，而后者局部复发率为 69%。White 进行了相同的回顾性分析，结果显示，照射野恰当组和照射野不恰当组的局部复发率分别为 43% 和 69%。因此，以上各位学者的观点倾向于大野照射。如对原发灶位于左上叶的病变伴同侧肺门、纵隔淋巴结转移的病例，照射体积应包括肿瘤边缘外 2 cm，左、右肺门区，纵隔（胸廓入口至降凸下）和双侧锁骨上。这种大野照射的优点在于采用中等剂量的照射能够获得较好的局部治疗效果，但大野照射同时也阻碍了提高照射剂量的可能。

（四）在综合治疗中放射治疗的时间

随着 PE 方案作为 SCLC 的标准化疗方案的应用，多数临床研究认为，PE 方案化疗同时合并放射治疗是可以耐受的，并被广泛接受。交替治疗方法可以降低治疗毒性和耐受性，但间断放射治疗被认为是不合理的放射治疗模式。

根据现有临床研究证据，有关放射治疗的时间、顺序可总结为以下几点：①放射治疗提高 LDSCLC 的生存率与治疗的时机有关，即与化疗结合的时间有关系；②在同时放化疗的模式中，虽然放射治疗的最佳时间尚不确定，加拿大、日本和南斯拉夫的研究证据支持在治疗疗程的早期给予放疗，而 CALGB 的研究结果显示晚放疗优于早放疗；③没有证据支持在化疗全部结束以后才开始放射治疗；④对一些特殊的临床情况，如肿瘤巨大、合并肺功能损害、阻塞性肺不张，2 个周期化疗后进行放疗是合理的，这样易于明确病变范围，缩小照射体积，使患者能够耐受和完成放疗。

（五）放射治疗的剂量分割

由于应用常规放射治疗提高照射剂量的方法在 SCLC 的治疗中是不成功的，临床上转向对提高局部治疗强度的研究——改变剂量分割，以缩短治疗时间。加速超分割照射技术正适合应用于 SCLC——因其细胞增生快，照射后细胞存活曲线的肩区不明显，因此理论上能够提高治疗疗效。

（六）脑预防照射（prophylactic cranial irradiation，PCI）

脑部是 SCLC 常见的转移部位，发生率高达 50%。多药联合化疗和放射治疗的应用，使 SCLC 患者的长期生存率提高，但是脑转移的发生率也随之增加。有文献报道，治疗后生存 5 年以上的 SCLC 病例中枢神经系统转移率高达 80%。

选择性 PCI 能够降低 SCLC 的脑转移率。Pedersen 等报道 PCI 组中枢神经系统复发率降低为 6%，而对照组为 22%，两者有显著差别。PCI 综合分析协作组对 SCLC 完全缓解病例、PCI 随机对照研究资料进行荟萃分析，结果显示，SCLC 完全缓解病例脑预防照射能够提高生存率和无病生存率（DFS）。PCI 组 3 年生存率提高了 5.4%；与对照组比较，PCI 组死亡的相对危险性（relative risk，RR）为 0.84；DFS 提高；脑转移率降低。对不同照射剂量分析显示，脑转移率随剂量增加而降低。PCI 给予的时间对脑转移的影响显示，PCI 给予越早，越能降低脑转移率。

四、肺癌的姑息性放射治疗

（一）适应证

为减轻近期症状，对于局部晚期肿瘤患者或远处转移灶极可能导致严重临床症状的病例，应行姑息放疗减轻症状。

根据调查可知，现约 75% 临床医师认为放疗并不能治愈手术不能切除的局部晚期 NSCLC，仅能达到缓解症状及有限延长生存期的目的。

（二）照射技术

1. 胸部

胸部照射野仅包入产生症状的病灶。建议预期存活＜ 6 个月者照射总剂量（DT）20Gy，5 次，1 周；预期存活 6~12 个月者 DT 30Gy，10 次，2 周，或 DT 45Gy，15 次，3 周，一般情况好；瘤体直径＜ 10 cm 者采用根治性放疗技术照射。缓解阻塞性肺炎症状可行腔内近距离照射，剂量参考点黏膜下 1.5 cm，只照射 1 次，DT 10~15Gy。

2. 脑

多发脑转移者，全脑照射 DT 30Gy，10 次，2 周，或 DT 45Gy，15 次，3 周；单发转移局部加量 DT 12Gy，4 次，1 周，也可以不行全脑照射，单纯手术或者光子刀治疗。

3. 骨

骨转移照射野应包入整块受累骨，也可单纯照射局部。一般照射 DT 30Gy，10 次，2 周或 DT 8Gy，1 次。半身照射一般照射 DT 6~8Gy，1 次。

（三）疗效

1. 症状及体征消失情况

放射治疗对改善局部症状，消除上腔静脉压迫综合征有效。肺不张的复张率约 23%，声嘶消失约 6%，两者症状缓解率均与症状出现时间长短有关。姑息性放疗对控制肺癌转移有效率为 70%~90%，骨转移疼痛缓解率＞ 80%。

2. 胸部病灶姑息性放疗疗效

Nestle 于 2000 年随机分组研究了 152 例Ⅲ ~ Ⅳ期病例，一组常规剂量分割照射，DT 60Gy；另一组超分割姑息照射，每次 2Gy，每日 2 次，间隔 6 h，总量 DT 32Gy，10 d，结果中位生存期（median survival time，MST）在姑息组稍长，2 年生存率同为 9%。另一项随机分组研究发现，姑息治疗了 230 例 T_4 有轻微胸部症状的病例，分为即刻放疗或症状出现加重后再放疗甚至不行放疗，放疗剂量 DT 8.5Gy、2 次、1 周，或 10Gy、1 次，结论是各组存活质量和时间无差异。加拿大学者随机分组比较了 184 例肺癌患者 DT 20Gy、5 次、1 周姑息放疗方式和英国 DT 10Gy、1 次的方式，2 组疗效无差异。RTOG 随机研究报道照射 DT 30Gy、10 次、4 周，DT 40Gy、10 次、4 周和 DT 40Gy、20 次、4 周，3 种治疗方式姑息效果无差异，回顾性与照射剂量＞ DT 60Gy 相比，还是照射剂量高于 DT 60Gy 者预后好，但延长的生存时间却无统计学差异。目前，尚无高于 DT 60Gy 剂量与低量姑息比较的随机研究资料。

五、放射治疗的并发症

在放射治疗期间，患者常会出现急性不良反应。急性不良反应具有器官特异性，常与放射治疗的时间、剂量、分割方式及是否和化疗联合相关。一般急性不良反应常出现在治疗的2~3周。延迟性放射毒性反应常出现在放疗结束后1~3个月，也有的出现在治疗结束后6个月。

（一）放射性食管炎

急性放射性食管炎常出现在放疗的第2~4周，并随放疗剂量增加而逐渐加重。化疗和放疗增敏剂可使急性放射性食管炎加重或加速，主要表现为暂时性吞咽梗阻症状、进食或吞咽时痛、胸骨后隐痛不适等，但症状常会在放疗结束后缓解。晚期可有食管黏膜溃疡，食管狭窄。症状明显者可适当局部使用黏膜麻醉剂、黏膜保护剂、抗生素（如庆大霉素）、糖皮质激素等。放射性食管炎一般不影响患者治疗。仅少数患者不能进食，需行静脉营养支持治疗。

（二）放射性肺炎

放射性肺炎是较为常见的急性迟发性反应，常见于放疗结束后1~3个月。其发生与照射体积、照射剂量、照射技术、射线类型有关，也与机体是否合并感染、肺部的基础疾患、吸烟及个体放射敏感性差异有关。早期的病理变化是急性渗出性炎性反应，晚期主要是肺间质纤维化的改变。临床表现为刺激性咳嗽、呼吸困难及干咳、伴有肺部感染等。在放射性肺炎的区域常有放射性肺纤维化的迹象，但大部分患者无明显肺炎的症状。急性放射性肺炎的治疗主要是肾上腺皮质激素，同时使用扩张支气管的药物，注意休息、吸氧，有继发感染时必须同时使用抗生素。急性症状控制后，肾上腺皮质激素要缓慢减量，以防症状复发。晚期肺损伤常发生于放疗后3个月以后，表现为肺纤维化。肺纤维化没有特殊治疗方法，应尽量避免其发生。

（三）放射性心包炎和心肌炎

放疗期间，放射线对心脏的损伤常是亚临床的，但通过心电图、心功能检测可发现ST段异常及心脏收缩力减弱。后期损害主要表现为心包炎，该并发症相对少见，一般在放疗后半年至8年才发生，主要是心包纤维化。临床表现为心脏压塞和狭窄。

（四）放射性脊髓炎

脊髓的放射性损伤初期症状为低头时双下肢触电感，以后会有双下肢麻木、无力，严重时发生截瘫。常规分割放疗时，脊髓的耐受剂量为45~50Gy。制定放疗计划时，应把脊髓的放疗剂量限制在安全范围以内。其治疗以激素、扩张血管和维生素为主，但治疗效果不佳，应以预防为主。

第七章　肺癌的介入治疗

肺癌的介入治疗根据介入途径的不同，主要可以分为经供血动脉介入治疗、经皮肺穿刺介入治疗和经支气管镜介入治疗。

一、肺癌的血管内介入治疗

局部的化学药物浓度增加 1 倍，杀伤作用可增强 2~10 倍。研究显示，动脉灌注时靶器官的药物浓度可以达到静脉给药的 2~6 倍。同时将药物直接注入肿瘤供血动脉，可减少药物与血浆蛋白的结合，增加肿瘤局部游离药物浓度，更大程度地发挥化疗药物的抗肿瘤作用。再者，随血液循环入血的药物可再次进入瘤体，对肿瘤形成第 2 次打击，从而进一步提高疗效。

1. 适应证与禁忌证

（1）适应证：不能手术切除的中晚期肺癌，患者拒绝手术或不能耐受手术，肺癌的术前化疗，肺癌术后复发，肺癌并大咯血。

（2）禁忌证：支气管动脉造影禁忌者，严重恶病质，严重凝血功能障碍，严重心肺肝肾功能障碍，脊髓前动脉显影或导管位置不固定。

2. 主要方法

（1）经支气管动脉灌注化疗（bronchial artery infusion chemotherapy，BAI）：BAI是选择性插管至肿瘤供血的支气管动脉灌注化疗药物。化疗药物的选择应根据病理类型，参考全身化疗的一线用药，通常以卡铂或顺铂等铂剂为基础，联合吉西他滨、紫杉醇、多西紫杉醇、长春瑞滨、培美曲塞、依托泊苷、伊立替康、多柔比星等。

（2）经支气管动脉化疗栓塞（bronchial arterial chemoembolization，BACE）：BACE是选择性插管到肿瘤供血的支气管动脉，常规行选择性支气管动脉造影，对适宜栓塞的患者，先行局部灌注化疗，再经导管注入栓塞剂。目前，常用的栓塞材料有超液态碘化油、聚乙烯醇颗粒、明胶海绵颗粒等。BACE 不仅可使灌注在肿瘤组织内的化疗药物较长时间保持高浓度，还可以阻断肿瘤血液供应，使肿瘤细胞缺血坏死。BACE 尤其适用于肺癌并咯血者，可以起到抗肿瘤及止血的双重效果。

3. 疗效及其影响因素

肺癌血管内介入治疗近期疗效肯定。中晚期肺癌患者行 BAI 后，缓解率为 69.0%，有效率为 93.2%。影响疗效的因素包括肿瘤的血供、组织学类型、临床分期、对抗癌药物的敏感性及药物用量、插管的技术水平及治疗次数等。通常，肿瘤多血管型疗效优于少血管型，靶血管为单支供血的优于多支者，靶血管为支气管动脉的优于肋间动脉；小细胞癌、鳞癌的疗效优于腺癌，中央型优于周围型；临床分期早期者疗效优于晚期，肿瘤越大疗效越差；联合用药优于单一用药；多次介入治疗优于单次治疗，一般 3~5 次为 1 个疗程。

二、肺癌经皮穿刺介入治疗

指在影像设备的导向下，经皮穿刺至肺癌病灶，通过冷或热的物理学作用使病灶坏死，以达到根治或减低肿瘤负荷的目的。常用的热消融方法有射频消融、微波消融、激光消融等，其中以射频消融应用最为广泛。冷冻消融目前主要应用的是氩氦刀技术。

1. 射频消融治疗（radio frequency ablation，RFA）

采用射频消融技术治疗恶性肿瘤是 20 世纪 90 年代初兴起的一项新技术。消融电极刺入肿瘤，组织中的导电离子和极化分子在射频发生器产生的射频交变电流作用下快速反复振动，但由于各种导电离子的体积、质量以及所带有的电荷量不同，它们的振动速度也不同，因此会剧烈摩擦，产生大量热量。由于消融电极周围的电流密度极高，因此电极周围会形成一个局部高温区。当温度达到 60℃以上时，组织中的蛋白质变性，肿瘤细胞成不可逆转性坏死。同时，在凝固坏死区外，还有 43~60℃的热疗区，在此区域内的肿瘤细胞被杀灭，而正常细胞可恢复（图 7–1）。

1990 年报道了用射频消融术治疗肝肿瘤，从此其在世界范围内得到广泛的应用。目前，射频消融更多用于肝脏恶性肿瘤的治疗，应用于肺癌治疗领域尚处于探索阶段。作为一种局部治疗方法，射频消融与放疗相比，最大的优势在于没有最大剂量的限制，并且如果患者全身情况允许，还可以进行反复治疗或与其他方法联合治疗，有利于达到最佳的疗效。但是，因为电极周围温度梯度的存在，对于直径超过 3 cm 的结节就很难将肿瘤完全杀灭。射频消融治疗对于肿瘤直径较小者优势更明显。

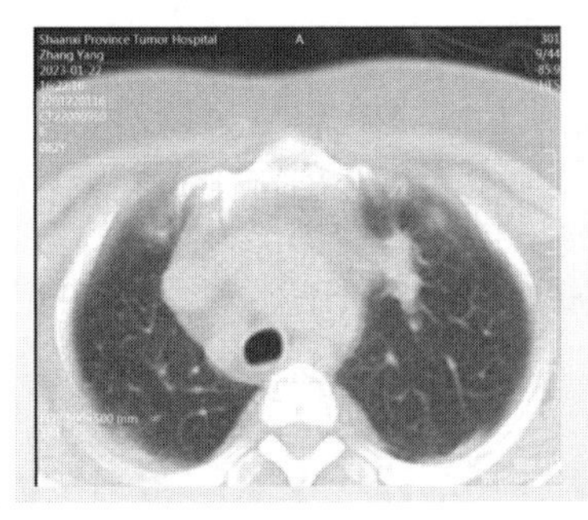

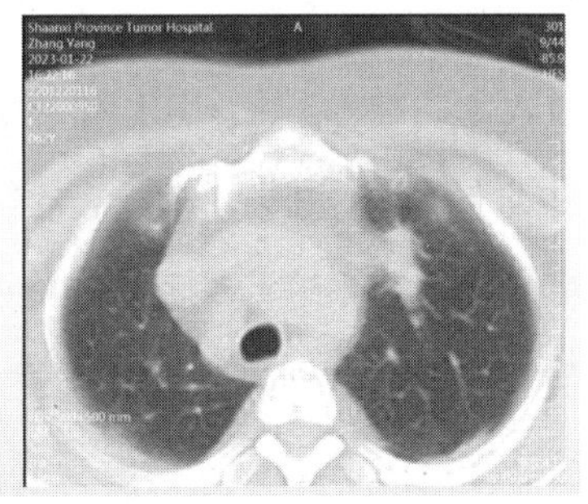

消融前　　　　消融后 14 个月，病灶纤维化，无活性

图 7–1　射频消融治疗

2. 氩氦刀冷冻治疗

氩氦靶向手术系统，简称氩氦刀，其治疗肺癌的主要机制包括直接杀伤肿瘤细胞、局部组织循环停止、诱导细胞凋亡以及激发免疫功能等。

氩氦刀治疗肺癌可有效改善患者症状，提高生活质量，延长生存时间，操作过程简单、安全，并发症少而轻。中晚期 NSCLC 患者氩氦刀冷冻治疗后，患者胸痛、咯血、咳嗽改善率分别为 78.5%、79.2%、69.1%，1 年、2 年生存率分别为 55%、36%。

氩氦刀治疗肺癌的疗效与肿瘤的部位和大小密切相关。鉴于肿瘤组织消融越多疗效越好，有学者将氩氦刀冷冻治疗分为根治性冷冻和姑息性冷冻。根治性冷冻是指有效冷冻范围包绕全部肿瘤组织，且大于肿瘤边缘 0.5~1 cm 以上者，可达到临床治愈，其疗效接近手术切除。冷冻范围＜ 80% 者为姑息性冷冻，＜ 60% 者效果较差。研究发现，肿瘤直径在 4 cm 以内者，显效率达 97.1%；肿瘤直径在 4 cm 以上者，显效率仅为 60.7%。周围型肺癌的显效率高于中央型肺癌（图 7–2）。

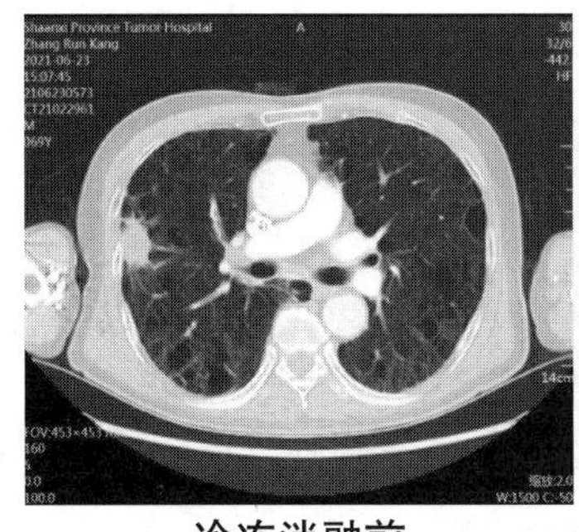

冷冻消融前

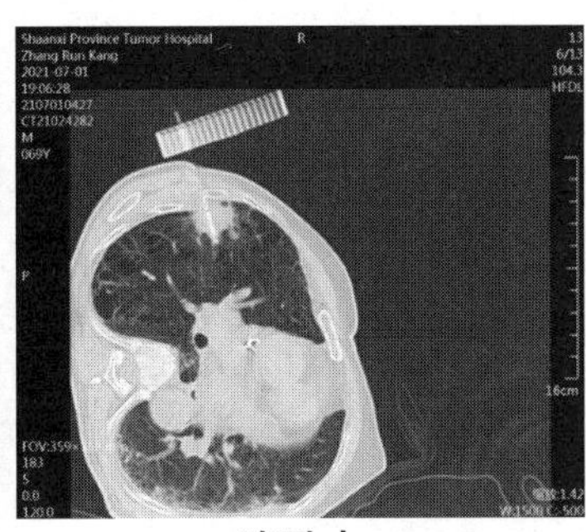

消融中

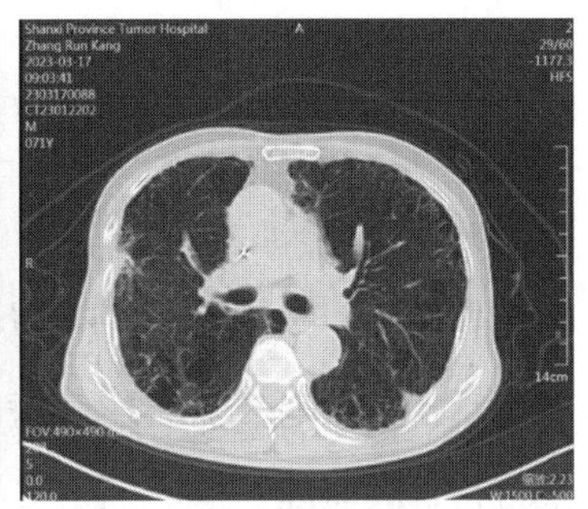

消融后 20 个月

图 7–2　冷冻消融治疗

3. 放射性粒子植入

肿瘤生长过程中，在繁殖周期内 DNA 合成后期及有丝分裂期对射线最敏感，而静止期的细胞对射线不敏感。体外放疗一次短时间照射只能对肿瘤繁殖周期中的一小部分时相的细胞起治疗作用，必然影响疗效。经皮放射性粒子植入治疗是在 CT 或 B 超的引导下，根据三维立体治疗计划将微型放射性粒子源植入肿瘤内或受肿瘤浸润侵犯的组织中，持续放出的低能量的 X 线及 γ 射线，在一段时间内连续不间断地作用于肿瘤组织，使得任何进入活跃期的肿瘤细胞都被射线抑制和杀灭，经过足够的剂量和半衰期，即可使局部肿瘤得到最为有效的控制，而正常组织则不受损伤或仅受到微小损伤。

放射性粒子组织间植入主要应用于 NSCLC，对放化疗不敏感的 SCLC 也可试行。适用于不能耐受手术、不能完全切除或无手术指征的肺癌，肺癌术后复发，外放疗失败、病灶残留或剂量补充以及术中预防局部复发等。由于病灶大小是影响疗效的重要因素，病灶＞ 5 cm 的建议先行局部消融治疗，再植入粒子（图 7–3）。

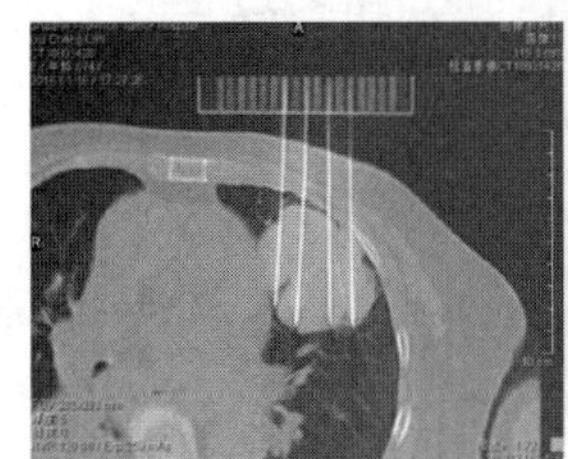
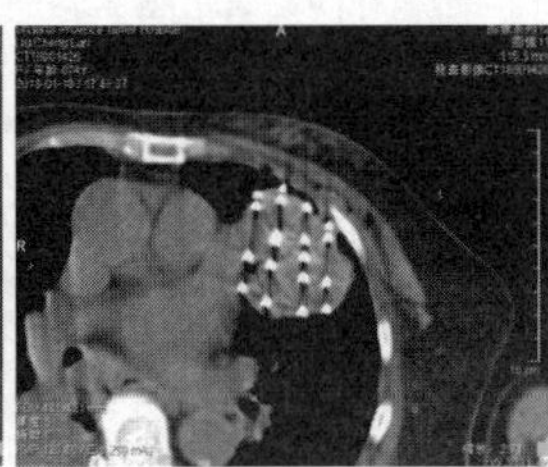
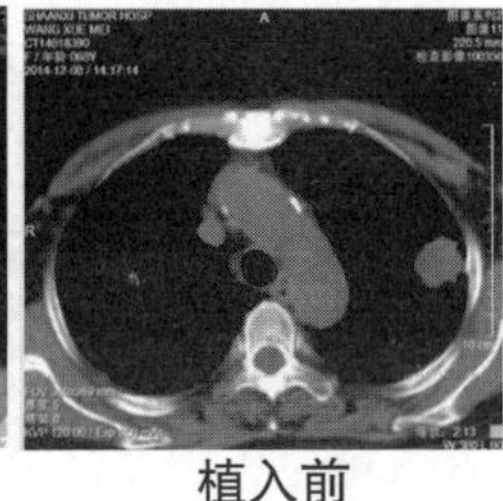
植入前
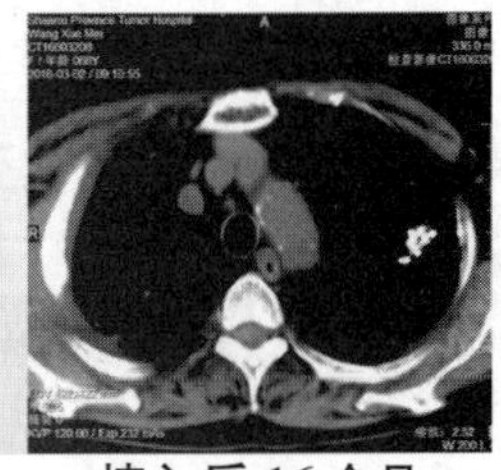
植入后 16 个月

图 7–3　共面模板导航下的粒子植入

放射性粒子植入辅助手术治疗 NSCLC 可以减少局部复发，延长生存率。对于不能手术的中晚期 NSCLC，也能较好地控制局部病灶，缓解症状，改善患者生活质量。

三、经支气管镜介入治疗

30% 的肺癌会侵犯到中央气道，包括气管、左右主支气管及右中间支气管。经支气管镜介入治疗是快速解除或减轻中央气道阻塞的主要手段，能够迅速缓解症状，提高患者生活质量，延长患者生存时间，并为进一步的治疗（如分子靶向治疗、化疗、放疗）赢得宝贵的时间。

1.“硬”与“软”的选择

硬质支气管镜和可弯曲支气管镜是经支气管镜介入治疗的两大工具，两者各有优势。硬质支气管镜在气道高度阻塞时仍能维持气道通畅；能同时给予辅助通气支持，平衡了操作与气道开放的矛盾，有效避免了缺氧；可使用大管径吸引管清理气道，有利于保持清晰的工作面，防止出血窒息；能提供足够的操作通道，使用较大的器械，取出较大的瘤体以及插入软镜操作；镜壁可以直接压迫止血，帮助确定气道的中心轴向等。但硬镜需在全麻下进行；难以达到远端气道，尤其是上叶开口；处理管壁病变或出血较困难；有颈椎疾患及颌面部损伤者禁忌。可弯曲支气管镜局麻下即可进行，由于其管径细、可弯曲，能到达更远端、更狭窄的气道，气管插管或气管切开的患者同样可以施行。

由于硬镜操作过程烦琐，曾一度受到冷落，但随着经支气管镜介入治疗的兴起，硬镜的优势又使它重新受到呼吸介入医师的关注。许多经支气管镜介入操作既可以用可弯曲支气管镜，也可以用硬质支气管镜，两者如何选择并无定论，可能最终取决于肿瘤的生长部位，操作者的经验、专业知识及个人喜好。将硬镜和软镜结合应用，取长补短，才是当前的发展趋势。

2. 介入治疗技术

（1）机械切除或扩张。

1）直接铲切法：利用硬质支气管镜镜鞘前端的斜面，直接铲除中央气道管腔内或管壁上的肿瘤组织。该法效果明显，但应注意切除组织过大或过深时，有大出血的风险。

2）支架置入：恶性气道狭窄是气道内支架置入的首选适应证。管壁肿瘤广泛浸润、管腔外肿瘤或转移淋巴结压迫导致的中央气道阻塞和呼吸困难，如已无手术指征，可行气道支架置入。有学者把气道狭窄直径小于原管腔的 2/3 以上和（或）伴有明显相关症状作为支架置入的指征。气道支架置入后 82%~100% 的患者呼吸困难立即缓解，生活质量得到改善。

（2）热消融治疗：支气管镜介导的热消融治疗主要用于无手术指征的气管支气管腔内肿瘤的姑息性治疗，但腔外型禁忌。目前，临床上已开展的技术包括微波热凝、高频电灼、氩等离子体凝固及激光治疗等。

1）微波热凝：由于微波不会将病变组织炭化、气化，管腔无即刻反应，故不适用于气道重度狭窄患者。热烧灼效率低、有效范围小，已逐渐被其他热消融治疗技术取代。

2）高频电刀：目前用于呼吸内镜下治疗的有电切、电凝以及混合切割模式，可以配合实施圈套摘除肿瘤、切割肿瘤组织及凝固止血。高频电刀对于中央气道狭窄再通即时疗效确切，效率明显高于微波，且所需设备价格适中，所以应用广泛。电切、电凝操作中常发生电极为炭化组织覆盖的问题，应注意及时清理。

3）氩等离子体凝固（argon-plasma coagulation，APC）：APC 尤其适用于可视范围内的气道出血，特别是弥散性出血的止血治疗。因其对金属支架损伤小，故适用于支架置入后腔内再狭窄的治疗。APC 的适应证与高频电刀和激光类似，但安全性更高，因此 APC 拥有更广阔的发展空间。

4）激光治疗：Nd:YAG 激光治疗是目前应用最广泛的气道介入治疗。常见并发症有气道及其相邻组织穿孔、出血、低氧血症、心血管系统并发症、气道烧伤（吸氧浓度＞40%）等。

（3）冷冻治疗：适用于无手术指征的气管支气管腔内肿瘤的姑息性治疗。因其不损伤支架，故也可用于支架置入后腔内再狭窄的治疗。冷冻治疗的实施方法包括冷冻消融和冷冻切除。冻融得到的是延迟效应，所以不适用于解除急性中央气道阻塞。冷冻切除是将冷冻探头紧贴肿瘤组织表面或推入其内部，形成冰球后，在冷冻状态下将探头及其黏附的组织一并拖出。冻切可以迅速消减肿瘤组织，减轻或消除气道腔内阻塞，但要注意有导致组织撕裂大出血的风险。

（4）腔内近距离放疗。

1）后装放疗：主要用于肺癌累及大气道者、术后切缘癌残留或残端复发者以及气道病变消融治疗的后续治疗。重度气道阻塞者应先行局部治疗保障气道通畅后才能进行。

对于无手术指征的肺癌累及中央气道患者，后装放疗能够控制气道病变，改善生活质量。文献报道，患者的症状改善率为 65%~95%，影像学表现的改善率为 35%~100%，支气管镜下表现的改善率为 75%~90%。但后装放疗出现严重并发症的风险较高，如致命性的咯血、气管支气管瘘等，加之所需设备昂贵，大大限制了它的临床使用。

2）放射性粒子植入：经支气管镜放射性粒子植入术是按肿瘤生长部位不同在病变气道管腔内、管壁上及管壁外植入 ^{125}I 粒子。气道内放射性粒子植入的另一种方法就是 ^{125}I 粒子覆膜支架置入术。^{125}I 粒子覆膜支架是使用一种特殊的管状材料，将放射性粒子按一定方向和间距固定于金属支架上，使其既能适应支架的变形性，又不致滑脱和影响支架的释放。对于肺癌并气道狭窄的患者，^{125}I 粒子覆膜支架植入，既解决了气道阻塞的问题，又能同时治疗原发灶。赵立敏等采用 ^{125}I 粒子自膨式镍钛合金气道支架治疗中央气道恶性狭窄，结果显示其再狭窄发生率明显低于不携粒子支架组。

（5）光动力治疗（photodynamic therapy，PDT）：PDT 治疗肺癌目前主要限于支气管腔内治疗，即先静脉给予光敏剂，间隔一定时间后通过支气管镜导入一定波长的激光照射肿瘤组织，引起肿瘤组织坏死。

PDT 在肺癌中的应用包括早期肺癌的根治及进展期肺癌的姑息治疗。对于病变表浅、直径＜ 1 cm、内镜下可直视的原位癌和 Ⅰ 期肺癌，PDT 的疗效可媲美外科手术，5 年生存率接近 70%。

对于中晚期肺癌，PDT 能有效减少肿瘤负荷、减轻气道阻塞症状、改善患者生存质量，与其他经支气管镜介入治疗技术类似。YAG 激光治疗进展期肺癌气道阻塞的疗效，比激光慢，但有较好的生存率，因此对于中央气道阻塞的患者可先予激光消融，4~6 周后再用 PDT 治疗残余病灶，以便迅速缓解症状，同时提高生存率。

3. 介入治疗策略与思考

经支气管镜介入治疗的技术很多，也各有特色，只要善加利用，对恶性中央气道阻塞的介入治疗缓解率能达 90% 以上。首先，制订介入治疗方案时应根据病情的缓急和病变的位置综合判断。其次，单一治疗手段如不能达到理想的效果，可以联合 2 种，甚至多种介入技术，以期达到既能迅速缓解阻塞症状，又可以较长时间控制气道病变的目标。

现有的各项介入治疗技术即时效应由强到弱，延迟效应由小到大依次为机械切除、激光、高频电刀、APC 支架置入冷冻治疗、后装放疗、PDT。因此，急性中央气道阻塞不宜选择以延迟效应为主的冷冻、后装放疗、PDT 等手段。

恶性中央气道阻塞根据肿瘤与气道管壁的关系，可以分为腔内型、腔外型及混合型。腔内型可以选择机械切除、激光、电刀、APC、冷冻、后装放疗或 PDT，腔外型可选择支架植入、后装放疗，混合型则应根据造成中央气道狭窄的原因是以腔内阻塞为主还是管壁外压为主考虑优先选择何种治疗手段。

如上所述，对于不能手术的肺癌患者，介入治疗技术可以有效缓解临床症状，改善生活质量，安全微创，拥有广阔的临床应用前景。然而，肺癌的介入治疗仍以局部治疗为主，属于姑息性治疗范畴，尽管近期疗效显著，但对提高肺癌患者远期生存的价值有限。

由于肺癌是全身性疾病，应强调综合治疗。介入治疗如何与手术、放疗、化疗这三大肺癌治疗的经典武器相结合，各项介入治疗技术又该如何组合使用，是目前肿瘤治疗研究领域有待解决的问题。分子靶向治疗与基因治疗是目前研究的热点，介入治疗该如何与它们结合也有待进一步的研究。

第八章　肺癌疗效评价

疗效评价作为肺癌治疗效果的综合评判，不应仅局限于影像学及生物标志物的改变，也应将患者的临床表现和生活质量纳入其中，从而得出一个综合性的评价结果，使患者的主观感受及客观检查均得以体现，真正达到个体化疗效评价的目的。

一、生活质量评价

目前，随着医学模式的转变，生活质量在肺癌临床研究领域越来越受到重视，成为疗效评价的重要组成部分。在肿瘤学研究领域，人们常利用行为状态对肿瘤患者的一般健康状况及日常行为进行等级评分，从而判断哪些患者能够耐受化疗，哪些患者需要调整药物剂量，哪些患者又需给以相应的整合性姑息治疗。

肿瘤患者行为状态的评分系统有多种，目前常用的主要有Karnofsky评分法（表8–1）、Zubrod评分法（表8–2）及Lansky评分法（表8–3）。WHO采用的是Zubrod评分法，针对儿童患者则常采用Lansky评分法。现就这3种评分标准在肺癌临床治疗中的应用作一简要介绍。

KPS量表是根据肿瘤患者的生活自理能力及活动情况评估其预后及选择治疗方案的行为状态量表，主要由医务人员根据患者的情况进行评估，不包括患者的主观感受及心理状态。严格来讲，它并不能全面体现患者的生活质量，但其仍为目前国内最常用的评价肿瘤患者生活质量的指标。KPS量表按百分制计算，得分越高，健康状况越佳，对治疗不良反应的耐受性越好。一般认为，＜70分时许多有效的抗肿瘤治疗将无法实施。目前，在KPS量表的基础上，各种生活质量量表相继出现，国内外广泛认可并应用的主要有癌症患者生活功能指标（Functional Living Index-cancer，FLIC）量表、普适性MOSSF–36量表、特异性针对肺癌症状的LCSS量表等。

ZPS量表依据患者的体力状况评估其健康状况及对治疗的耐受情况，它将患者的活动状态分为0~5级，一般认为活动状态3、4级的患者不适合接受化疗。

随着社会老龄化进程的加快，老年人罹患肿瘤正成为日益普遍的健康问题。综合老年评估（comprehensive geriatric assessment，CGA）是由美国的肿瘤学家与老年病学专家共同推出的一个多维评估工具，以评估老年患者的综合功能状态，其内容主要包括并发症、功能、生理状态、认知、营养、情感状态、多重用药、社会支持和生存环境等。CGA 目前已获得欧美老年病和肿瘤学界的广泛认可，但至今在我国肿瘤临床中仍未得到应用。

CGA 通常是由老年人临床、功能、精神、营养、治疗和社会领域的多维评估推动的。老年病学专家分析所收集的信息（单一参数和它们潜在的相互作用），并由多学科团队讨论，以设计和形成一个老年患者个体化的干预计划。相较于标准的临床评估，CGA 可以更精确地评估患者的有效生存预期和功能储备。此外，CGA 可以发现一些潜在的将有损治疗效果的未知状态，包括并发症、营养不良和可靠社会支持的缺失。临床研究证实，CGA 能改善患者功能状态和生活质量，减少住院和在家护理时间，降低医疗费用。另外，CGA 可以帮助确定老年患者的日常活动是否需要帮助，并提供有效观察，以便更细致地选择药物治疗。

CGA 应用于不同背景（住院、门诊或居家）的患者，经多学科共同协作制订的干预措施可以降低老年肿瘤患者的死亡风险和病死率。未来的研究需要关注的主要问题有：① CGA 指导和检测干预措施，改善老年肿瘤患者的治疗；②评价 CGA 对老年肿瘤患者治疗的影响。

表 8–1　Karnofsky 评分（KPS，百分法）

分值	评分标准
100	健康状况正常，无主诉和明显客观症状和体征
90	能正常活动，有轻微症状和体征
80	勉强可进行正常活动，有一些症状或体征
70	生活可自理，但不能维持正常生活或工作
60	生活大部分能自理，偶尔需要别人帮助，但不能从事正常工作
50	生活大部分不能自理，需经常治疗和护理
40	生活不能自理，需专科治疗和护理
30	生活完全失去自理能力，需要住院和积极的支持治疗
20	病情严重，必须接受支持治疗

表 8–1（续）

分值	评分标准
10	垂危，病情急剧恶化，临近死亡
0	死亡

表 8–2　Zubrod/ECOG/WHO 评分（ZPS，5 分法）

分值	评分标准
0	正常活动
1	症状轻，生活自在，能从事轻体力活动
2	能耐受肿瘤的症状，生活自理，白天卧床时间不超过 50%
3	肿瘤症状严重，白天卧床时间超过 50%，但还能起床站立，部分生活自理
4	病重卧床不起
5	死亡

表 8–3　Lansky 评分

分值	评分标准
100	很活跃，完全正常
90	几乎可以参加所有的体育活动
80	活跃，但易累
70	玩耍存在较多限制，不喜欢参加游戏活动
60	能起床走动，但活动少，可参加静止性活动
50	除了穿衣服，几乎不愿意做任何动作，没兴趣参加任何游戏和活动
40	大部分时间在床上，可以参加静止性活动
30	卧床不起，需要帮助才能完成一些静止性活动
20	嗜睡，被动活动受限
10	病危
0	死亡

二、客观疗效评价

肺癌患者的预后与其临床分期及治疗方案密切相关。因此，合理的治疗和及时全面评价治疗效果对改善患者预后具有重要的意义。1979 年，WHO 首次制订了一系列肿瘤治疗的客观疗效评价标准用于实体瘤的疗效评价。随着医学技术的不断发展，其在应用过程中逐渐出现了许多缺陷及不足。因此，在 WHO 制订的评价标准的基础上，2000 年新的实体瘤客观疗效标准即 RECIST 1.0 标准（Response Evaluation Criteria in Solid Tumors）诞生。

近年来，由于肿瘤治疗方法及药物的不断改进，尤其是分子靶向药物广泛应用于临床，RECIST 1.0 标准的局限性已开始显现。所以，在 RECIST 1.0 标准的基础上，遵循循证医学原则，以文献为基础，采用欧洲癌症治疗研究组织（EORTC）实体瘤临床试验数据库中 6500 例患者的资料及 18000 多处靶病灶的检验数据，主要针对靶病灶的数目、疗效确认的必要性及淋巴结的测量等方面做了更新，改良了 RECIST 1.0 标准，形成了 RECIST 1.1 标准。

RECIST 1.1 标准是对 RECIST 1.0 标准的进一步优化和规范，与 PERCIST 1.0 标准之间存在极好的互补性。对于以细胞毒性药物为主的治疗，RECIST 1.1 标准是最佳的选择；对于以靶向药物为主的治疗，或希望监测到肿瘤治疗早期的疗效，PERCIST 1.0 标准则是最佳的选择，也可将两者联合使用。

（一）RECIST 1.1 标准

目前，针对 NSCLC 的疗效评价仍以 RECIST 1.1 为“金标准”。

1. 靶病灶和非靶病灶

（1）靶病灶：至少有 1 条可以精确测量的径线，并记录最大径（LD）（淋巴结病灶需测量短径），常规技术测量≥ 20 mm，螺旋 CT ≥ 10 mm；治疗后病灶的最长径可以与治疗前处于不同轴线上。淋巴结短径≥ 15 cm 被认为是可检测和评估的目标病灶，10 mm ≤短径≤ 15 mm 则不能作为靶病灶，短径≤ 10 mm 一般认为是非转移性病灶。对肿瘤负荷进行评估所需病灶的总数≤ 5 个（每个器官≤ 2 个）。

（2）非靶病灶：靶病灶以外的所有病灶被看作非靶病灶，包括其他可测量病灶和不可测量病灶。所有非靶病灶应在基线记录，不需要测量其大小，但是在随访期间应注意其是否存在。

（3）不可测量病灶：①病灶最大径小于规定的可测量病灶大小（即常规技术测量< 20 mm，螺旋 CT < 10 mm）；②骨病灶；③膀胱、胆囊病灶；④脑脊膜病灶；⑤胸、腹腔积液，心包积液，盆腔积液；⑥炎性乳腺癌；⑦皮肤或肺的癌性淋巴管炎；⑧影像学不能确诊和随诊的腹部包块；⑨囊性病变；⑩淋巴结最长径< 10 mm、10 mm <病理学测量的淋巴结短径< 15 mm。

2. 测量方法

临床评价时，所有肿瘤测量都要以米制单位记录。所有基线评估必须在治疗开始前的28 d内完成，越接近治疗越好。对病灶的基线评估和后续测量应采用同样的技术和方法，除了不能用影像学检查，仅能用临床检查评价的病灶之外，其余所有病灶必须使用影像学检查进行评价。

（1）特殊病灶的测量方法。①皮肤表浅病灶：只有可扪及的临床表浅病灶才能作为可测量病灶；②分裂病灶：分别测量，然后相加，作为一个病灶记录，并注明是分裂病灶；③不规则病灶：应测量病灶 2 个最远点的距离，但这条线不应穿出病灶外；④融合病灶：测量融合病灶的最长径，作为最长径的总和记录；⑤位于先前照射区或接受其他局部治疗部位的肿瘤病灶，通常不被视为可测量的病灶，除非已证明病变仍在继续发展。

（2）治疗后病灶的测量要求。①最小可测量标准：对于可测量病灶经治疗后缩小，则未规定最小可测量标准，故应尽量测量，直至测不出（认为是零）；②病灶分裂则分别测量分裂后每个病灶的最长径，然后相加，按一个病灶报告，并注明是分裂灶；如病灶融合，则测量融合病灶的最长径，并作为最长径的总和记录。

3. 疗效评价

对于靶病灶，要测量并计算最长径及最长径之和；对于非靶病灶，应记录变化情况。按 RECIST 标准（表 8–4 至表 8–7）判定 CR、PR、SD 及 PD；CR、PR、SD 疗效确定，但 CR 者需要进一步进行肿瘤标志物的确认。

非靶病灶明显进展概念：①当患者存在可测量的病灶时，即使靶病灶被判断为稳定或部分缓解，只要非靶病灶整体恶化达到必须终止治疗的程度，也为明显进展。一般 1 个或多个非靶病灶在体积上稍微增加不足以达到“明显进展”，当靶病灶评定为稳定或缓解时，仅根据非靶病灶的变化就判定为整体恶化的情况是极其罕见的。②当患者只有不可测量病灶时，需考虑非靶病灶的变化导致病灶总负荷的增加量是否在程度方面与可测量病灶判定为恶化所需的增加量具有可比性，比如不可测量病灶的体积增加 73% 导致肿瘤负荷的增加量相当于可测量病灶最长径增加 20% 所导致的肿瘤负荷增加量。同样的例子还包括胸腔积液从“少量”到“大量”，以及癌性淋巴管炎从局限到播散。

新的恶性病灶的出现预示着疾病进展。^{18}FDG–PET 判定新病灶可分为以下几种情况：①治疗前 ^{18}FDG–PET 为阴性，治疗后 ^{18}FDG–PET 阳性——因为有新病灶可判定为恶化。②治疗前没有做 ^{18}FDG–PET，但治疗后 ^{18}FDG–PET 阳性，若该病灶可以被 CT 证实，可判定为恶化；若该病灶不可被 CT 证实，则需要下一次 CT 检查评估时决定是否为真正的恶化；若治疗后 ^{18}FDG–PET 发现的阳性病灶是治疗前 CT 发现的，且解剖学成像没有变化，则不判断为恶化。

表 8–4　肿瘤疗效评价（靶病灶）

1. 所有目标病灶消失（CR）	任何病理性淋巴结（无论是否为目标病灶）的短径必须＜ 10 mm
2. 部分缓解（PR）	靶病灶最大径之和减少≥ 30%
3. 疾病稳定（SD）	靶病灶最大径之和缩小未达 PR，或增大未达 PD
4. 疾病进展（PD）	靶病灶最大径之和至少增加≥ 20%。另外，最大径总和增加的绝对值还必须＞ 5 mm，或出现新病灶

注：当治疗后病灶太小而不能测量时，如果认为病灶可能会消失，测量值可记为 0 mm；如果病灶确实存在而 CT 扫描信号又太弱，可记录为默认值 5 mm。

表 8–5　肿瘤疗效评价（非靶病灶）

完全缓解（CR）	非靶病灶消失，肿瘤标志物正常；所有淋巴结在大小上必须是非病理性的（即短径＜ 10 mm）
未达完全缓解（IR）/ 稳定（SD）	非靶病灶减少，但 1 个或多个非靶病灶存在，和（或）肿瘤标志物高于正常
疾病进展（PD）	非靶病灶明显进展，或出现 1 个或多个新病灶

表 8–6 总体疗效评价

靶病灶	非靶病灶	新病灶	总体疗效
完全缓解	完全缓解	无	完全缓解
完全缓解	非完全缓解或非进展	无	部分缓解
完全缓解		无	部分缓解
部分缓解	非进展或没有全面评估	无	部分缓解
稳定	非进展或没有全面评估	无	稳定
没有全面评估	非进展	无	无法评估
进展	任何	有或无	进展
任何	进展	有或无	进展
任何	任何	有	进展

表 8–7 无靶病灶患者的疗效评价标准

非靶病灶	新病灶	总体疗效
完全缓解	无	完全缓解
非完全缓解或非进展	无	非完全缓解或非进展
没有全面评估	无	无法评估
明确进展	有或无	进展
任何	有	进展

（二）PERCIST1.0 标准草案

PERCIST 1.0 标准是建立在 PET/CT 分子影像学基础上的、对实体瘤治疗疗效评价的标准。患者在接受 PET/CT 扫描前需禁食 4~6 h，且血糖小于 11.1 mmol/L（200 mg/dL），血糖高者可以口服降糖药，但不可使用胰岛素。一般化疗结束后最少 10 d 以后开始行 PET/CT 复查，若放疗则建议 2~3 个月后行 PET/CT 复查。基线 PET 扫描应该在注射示踪剂后 50~70 min 内完成。复查时，示踪剂的剂量应在原剂量 ±20% 范围内。

1. 肿瘤病灶基线期的定义

（1）可测量病灶与不可测量病灶：可测量的病灶是指单个摄取 ^{18}F–FDG 的病灶。测量采用病灶感兴趣区域（ROI）峰值替代传统的最大值或平均值。峰值是指在 1.2 cm 直径球体内获得 1 cm^3 的最高值。采用瘦体标准摄取值（standardized uptake lean body mass，SUL）取代传统的标准摄取值（SUV）。

肿瘤病灶的 SUL 峰值应当是 1.5 × 肝脏平均 SUL+2 倍标准差。如果肝脏有疾病，那么最小有代谢可测量肿瘤的活性可以看作 2.0 × 血池活性 +2 倍纵隔标准差。

在肝脏右下叶勾画直径 3 cm 球形 ROI 作为本底区（不能包含大血管组织）。假如肝脏异常，原发肿瘤摄取应当＞ 2.0 × SUL（在降主动脉）。

不可以测量的病灶是指未摄取 ^{18}F–FDG 的病灶。

（2）靶病灶和非靶病灶：当存在多个可以测量的病灶时，按照病灶大小及可重复测量的原则，每个脏器最多选取 2 个病灶，总共不超过 5 个病灶作为靶病灶。靶病灶以外的所有病灶被看作非靶病灶。

2. 疗效评价

（1）靶病灶的疗效评价。

1）完全代谢缓解（CMR）：在可测量的靶病灶区 ^{18}F–FDG 摄取完全消失以至于低于肝脏平均放射活性，且不能与血池本底相区别。所有其他病灶消失至血池本底水平。记录治疗开始后的时间及可测量病灶 SUL 降低的百分比，如 CMR（90%，4 周）。如通过 RECIST 1.1 标准评价为肿瘤进展，则应通过随访验证。

2）部分代谢缓解（PMR）：在可测量靶病灶区 ^{18}F–FDG SUL 峰值降低至少 30%，或 SUL 峰值下降至少 0.8SUL 单位，没有新的病灶出现。测量通常是以同一病灶作为基准，但也可以是不同病灶（该病灶以前存在，治疗后成为目前最活跃的病灶）。对于 PMR 并不要求病灶 18F–FDG 摄取范围减少。记录治疗开始后的时间及可测量病灶 SUL 降低的百分比，如 PMR（40%，3 周）。

3）代谢恶化（PMD）：在可测量靶病灶区 ^{18}F–FDG SUL 峰值增加 30%，或 SUL 峰值增加大于 0.8SUL 单位（该肿瘤具备典型肿瘤模式，没有炎症或治疗效应），或 18F–FDG 病灶摄取可见范围扩大（TLG 体积＞ 75%，SUL 没有降低），或有新的病灶出现。除新发病灶或 RECIST 1.1 评价病灶进展外，还需 1 个月内再次进行评价。记录治疗开始后时间、可测量病灶 SUL 百分比变化及新发病灶数目，如 PMD（+35%，4 周，新发 4 个）。

4）代谢无变化（SMD）：介于 PMR 与 PMD 之间。记录最近开始治疗的时间及可测量病灶 SUL 百分比变化，如 SMD（15%，7 周）。

（2）非靶病灶疗效评价

1）CMR：所有摄取 ^{18}F–FDG 的病灶消失。

2）PMD：摄取 ^{18}F–FDG 的非目标病灶明显进展，或出现新的肿瘤病灶。

3）SMD：1 个或多个非靶病灶持续存在，或肿瘤标志物高于正常值上限。

三、生物标志物在肺癌疗效评估中的作用

（一）癌胚抗原

血清 CEA 的检查主要用于综合判断 NSCLC 的预后及对治疗过程的监测，一般多与细胞角蛋白片段 21–1（CYFRA21–1）联合应用。术前 CEA 水平正常的患者手术治愈率高，术后不易复发。若术前 CEA 升高者，则大多数患者已有血管壁、淋巴系统和周围神经的侵犯和转移，预后较差。对于 I 期肺癌患者，CEA ＞ 2.5 ng/mL 是腺癌术后复发的独立危险因素，而鳞癌则为 CEA ＞ 3.0 ng/mL。

术后有转移或复发者，在临床症状出现前 2.5~13 个月，CEA 就有可能开始升高，且 CEA 随着病情进展而升高。如患者接受手术、化疗等治疗有效，CEA 水平可显著下降（14%~20% 或至 10 ng/mL 以下），提示疗效及预后较好。但也只建议作为预后评价因子，不可根据其调整治疗方案。相反，在接受 EGFR–TKI 治疗的 NSCLC 患者中，血清 CEA 浓度高（≥ 5 ng/mL）的患者 PFS 显著大于低浓度者，尤其是在 EGFR 突变未知或鳞癌患者中。但也有学者认为，CEA 对此类患者的 PFS 无预测价值。

（二）CYFRA21–1

CYFRA21–1 可作为 NSCLC 患者的一项独立预后因素，水平升高的肺癌患者生存时间显著短于水平正常者。有研究报道，NSCLC 患者术前 CYFRA21–1 浓度＞ 2 mg/L，术后生存期仅 29 个月，反之可长达 79 个月。所以，它可作为术前预后评价的指标。针对全身化疗，CYFRA21–1 的浓度变化与临床疗效之间具有良好的相关性。化疗后早期水平下降，提示化疗有效，反之则需重新评估化疗方案。放疗有效也可以使 CYFRA21–1 水平显著下降。

NSCLC 患者接受 EGFR–TKI 治疗时，低浓度 CYFRA21–1 的患者 PFS、OS 长于高浓度者，预后相对较好。如患者 EGFR 基因存在敏感突变，则 CYFRA21–1 可作为影响 PFS 的独立因素之一。

（三）NSE

NSE 是 SCLC 首选生物标志物，不仅用于 SCLC 的诊断，还可用于疗效观察、复发预测和预后评估，敏感性为 80%，特异性为 80%~90%。如治疗前 NSE 水平明显升高，则其 OS 显著下降，预后差；如化疗后 NSE 水平较低，则提示患者对化疗敏感，预后相对较好。NSE 可用来评价复发患者补救化疗后的疗效。对 NSCLC 患者而言，NSE 临床意义有限。

（四）CRP

CRP 显著增高提示患肺癌的风险较大，尤其是男性。早期监测 CRP 水平有利于肺癌的诊断，其增高的水平与肺癌病理学类型、临床分期无关。CRP 显著升高的患者，一般 PS 评分较差，OS 较短。

研究发现，CRP 的升高与淋巴管浸润及肿瘤大小存在一定的相关性，可作为 NSCLC 患者术前的预后评价指标，术前患者血清 CRP > 10 mg/L，提示术后生存期仅 29.5 个月，反之则可达到 79 个月。对于晚期 NSCLC 患者接受以铂类为基础的一线化疗时，化疗后 CRP 增加 25% 以上的患者大部分病情进展，OS 缩短。

（五）CTCs

CTCs 是指从肿瘤病灶脱落并进入血液循环的肿瘤细胞，多见于晚期肺癌患者的外周血中，每 10^6~10^7 个细胞中存在 1 个 CTC。肺癌 CTC 的检测方法有细胞搜索系统、RT–PCR、CTC 芯片和流式细胞术等。细胞搜索系统能从 7.5 mL 的全血中检测到单一的 CTC。TNM 分期越晚，CTC 阳性率越高。不论在治疗前或治疗后，如外周血中发现 CTCs，都提示该患者预后不良。

CTC 可反映肿瘤组织基因表达谱的变化，有助于评估疗效和个体化治疗的开展。Punnoose 等检测了 41 名患者外周血的 CTCs 数量（这些患者接受厄洛替尼及 pertuzumab 治疗），并对其疗效进行 ^{18}FDG–PET 和 CT 评价，78% 的患者在基线水平上可检测到≥ 1 个 CTCs，在疗效评估上 CTCs 数量的减少与 ^{18}FDG–PET 影像学检查和 RECIST 评价标准结果一致，并与较长的 PFS 相关，CTCs 的减少是治疗有效的早期指标。Maheswaran

等用 CTC chip 和等位基因特异性 PCR 扩增分析肺癌患者 CTC 的 EGFR T790M 等位基因的突变状态，发现 92% 的患者可检测到 EGFR 敏感突变，T790M 突变的患者中 33% 对 TKIs 治疗有反应，而 64% 出现临床进展。CTCs 中检测到的 T790M 突变可能与接受 EGFR–TKIs 治疗的 EGFR 突变患者出现耐药和 PFS 缩短相关，且在治疗过程中监测发现 CTCs 数量的改变可以反映患者病情的变化趋势和疗效。

近期有研究表明，化疗前外周血中 CTCs 数量＜ 5 的 NSCLC 患者，其 PFS 及 OS 均大于对照组，同时，Ⅳ期患者血中 CTCs 的数量大于Ⅲa 及Ⅲb 期，CTCs 的数量可作为患者 OS 的良好预测因子之一。在 SCLC 患者中也得出了相似的结论。放化疗前，基线 CTCs 数量低的患者预后明显优于数量高者，如化放疗后 CTCs 数量下降，提示对治疗敏感，预后较好；如化疗后出现 CTCs 或其数量较前有所增加，则提示疾病进展，需考虑更换化疗方案。CTCs 的预测价值高于影像学。

进一步研究发现，叶酸盐受体阳性 CTCs 可作为 NSCLC 患者临床诊断的生物学标记，其敏感性为 73.2%，特异性为 84.1%，在Ⅰ期 NSCLC 患者中敏感性达 67.2%，远远高于 CEA、NSE、CA125、CYFRA21–1 及 SCCAg。

也有学者报道，如果 NSCLC 患者术后外周血中存在 TTF–1（＋）CTCs，则预后不良，PFS 显著缩短；在接受铂类化疗的晚期 NSCLC 患者中，PFS 随着 CTCs 表面 ERCC1 表达的增加而减少，如 ERCC1 无表达则 PFS 相对较长；同样，如果 SCLC 患者化疗后外周血中存在 CK–19 mRNA（＋）CTCs，则提示 PFS 及 OS 均较对照组明显缩短。

（六）cf DNA

cf DNA 含量增加可能与肿瘤细胞坏死和凋亡有关，肿瘤坏死过程会释放出大量的 DNA 进入外周血，致使肿瘤患者血浆游离 DNA 含量升高。cf DNA 是一种无创或微创的肺癌诊断和预后评估方法，值得深入研究。有观察表明，血浆 DNA 水平：SCLC 转移组＞ SCLC 未转移组＞ NSCLC 组＞正常对照组。应用 cf DNA 诊断 NSCLC 患者中 EGFR 基因突变情况，其敏感性为 67.4%，特异性为 93.5%。治疗前 cf DNA 水平是非吸烟进展期肺腺癌患者化疗疗效评估的一个指标，cf DNA 降低提示患者对化疗敏感，而且高水平 cf DNA 的患者预后更差。

（七）miRNA

miRNA 是一类小的、不具有蛋白质编码功能的 RNA，其主要生理功能包括调控细胞和器官的生长发育、调节细胞增生和凋亡、参与代谢和应激反应等。miRNA 的异常表达和肺癌的发生、发展、转移及预后相关。研究表明，miR34 家族在肿瘤组织中表达下调，且与术后复发率高有关。Navarro 等将术后 NSCLC 患者按组织标本中 miR16 表达水平高低分成正常组、低表达组和高表达组，正常组预后最佳，高表达组预后最差，3 组患者的 DFS 依次为 71.8 个、55.8 个和 22.4 个月，OS 依次为 97.6 个、63.5 个和 23.9 个月，提示 miR16 可以较好地判断 NSCLC 患者的预后。

（八）BIM（Bcl 2 interacting mediator of cell death，BCL2 L11）

众所周知，EGFR 突变的 NSCLC 患者中有 20%~30% 对 TKIs 药物具有先天耐药性，而剩余的患者经 EGFR–TKIs 药物治疗 1 年左右后同样也会产生耐药，那么能否克服其耐药性呢？有研究显示，EGFR–TKIs 药物的耐药性可能与 BIM 的表达有关。BIM 基因位于 2q12 或 2q13，属于 Bcl–2 家族一员。BIM 蛋白是促凋亡蛋白质，参与 EGFR–TKIs 诱导的凋亡过程，主要通过拮抗 BCL2 等抗凋亡因子的作用或直接与促凋亡因子的相互作用来实现凋亡过程。BIM 多态性使 BIM 从外显子 4 剪切至外显子 3，从而导致缺乏 BH3 的 BIM 蛋白的表达，进而产生 EGFR 耐药，那么针对存在 BIM 缺失多态性的患者，则可以在 EGFR–TKIs 治疗的基础上加用 BH3 样药物，克服其耐药性或避免其耐药性的产生。也有报道称针对吉非替尼耐药的患者，可以联合脱乙酰基酶抑制剂伏林司他，进而可以有效地诱导 EGFR–TKIs 耐药的 NSCLC 肿瘤细胞凋亡。所以在治疗前检测肿瘤细胞 BIM 的表达水平，则可以预测 EGFR–TKIs 药物的有效性及患者的临床获益时间。但 BIM 缺失多态性与肺癌易感性及 EGFR 基因突变无相关性。关于 EGFR–TKIs 耐药及 BIM 的研究处于研究阶段，仍需大量临床试验加以证实。

（九）总病灶糖酵解

Keam 等进行了 FDG–PET/CT 代谢参数和接受吉非替尼一线治疗的韩国 EGFR 突变型 NSCLC 患者预后的单中心研究，回顾性分析了 75 例未进行过化疗的Ⅲ期或Ⅳ期 NSCLC 的数据，所有患者均有 EGFR 敏感突变，在治疗开始前均进行了全身 PET/CT 检查。发现总病灶糖酵解（TLG）能够反映肿瘤的大小和代谢活性。TLG 的高低与 PFS 和 OS 密切相关，TLG 高的患者 PFS 仅 7.2 个月，而 TLG 低的患者 PFS 达 24.2 个月。SUV 与 PFS 也有一定的关系，但相关性并不强；SUV 与 OS 之间无相关性。有趣的是，TLG 高的患者与低的患者的 ORR 之间无显著差异。研究还发现，肿瘤越大，其遗传异质性越明显，在治疗开始前耐药克隆就已经存在的可能性越大，出现临床耐药的时间越短。该研究提示，高 TLG 能够预测 PFS 的长短和吉非替尼一线治疗 EGFR 突变型 NSCLC 患者时对吉非替尼的耐药性；对预后差的高 TLG 患者应该及时进行评估，以便在早期预防耐药克隆的出现。该研究是在亚洲进行的单中心研究，样本量较小，需要进行更大队列的研究，尤其是对来自不同地区 / 国家及应用不同的 EGFR–TKIs 进行治疗的患者进行验证，这显然具有非常重要的临床意义。正在进行的临床研究（NCT02186301，NCT022%125）就是比较 rociletinib 和 AZD9291 与第 1 代 EGFH–TKIs 在治疗初治的 EGFR 突变型 NSCLC 患者的过程中能否延迟耐药的出现。

第九章　肺癌预后和预测

肺癌是当今世界上发病率及病死率最高的恶性肿瘤，其中非小细胞肺癌（NSCLC）占75%以上，是造成肺癌相关死亡的主要原因，即便是病理证实为ⅠA期的NSCLC，5年生存率也仅为73%。根治性外科手术仍然是临床早期（Ⅰ期与Ⅱ期）NSCLC最主要的治疗手段，也是患者能否获得治愈的关键。但是肺癌的治疗效果远远不及同样以根治性手术治疗为主的结肠癌和乳腺癌，后两者5年生存率高达91%与98%。这个现象说明了在用的TNM分期系统并未能很好地预测肺癌的预后，更多更细化的预后因素需要进一步探讨。

虽然不同的研究人群可以部分解释为什么早期肺癌的治疗效果比其他实体肿瘤差的现象，但根本的原因是肺癌的生物学行为比其他实体肿瘤更具侵袭性，许多肺癌患者在诊断之时往往已经发生临床微转移。目前唯一一项肺叶切除与局限性切除（肺段或楔形切除）治疗Ⅰ期NSCLC的随机对照研究也验证了以上观点，该研究发现接受肺叶切除术的患者局部复发率要明显低于接受局限性切除术的患者。基于这项研究的结果，根治性肺叶切除术仍然是临床早期肺癌手术治疗的“金标准”，因其可以最大可能地切除病灶及临床微转移灶，又最大可能地保留正常的肺功能。可惜这种“一刀切”的策略，其实是因为目前没有有效的影像学或病理学方法可以准确地发现这些临床微转移灶的无奈选择。另一个类似的现象是，尽管知道Ⅰ期NSCLC的预后欠佳，但是多个国际多中心临床研究均证实辅助化疗不能为这部分患者带来生存获益，仅在亚组分析里发现微弱的生存优势。因此，MCCN指南中并不常规推荐Ⅰ期NSCLC术后患者接受辅助化疗。同理，这种“一刀切”的做法也是受限于未能发现高危人群的结果。因此，寻找与肺癌预后相关的临床病理因素，把预后差的患者挑选出来接受更为激进的根治性手术或辅助治疗，同时对预后佳的患者采用相对保守的治疗手段，或许可以既提高肺癌的治疗效果，又避免“一刀切”做法导致的过度治疗，达到真正意义上的“个体化”治疗。

第7版肺癌TNM分期系统从2009年沿用到现在，第8版新分期系统从2017年开始启用。不难发现，更新的分期内容其实并不多，更为精准的预后预测依然没有达成。因此，已经有很多学者提出这样的疑问，下一版的TNM分期系统是否应该加入新的预后和预测因素，例如病理学亚分型、分子生物学标志物等以完善目前的分期系统的不足？以下我们带着这个疑问，回顾一下可能有预后和预测价值的标志物。

一、不同分子通路中的预后和预测因子

（一）核苷酸切除修复通路

1. 切除修复交叉互补基因1（ERCC1）

ERCC1基因定位于人类染色体19q13.2，与RADIO、uvrA、uvrC具有同源性；大小为15 kb，有10个外显子。ERCC1共有4种分子量的mRNA，但只有1.1 kb mRNA编码的293个氨基酸的蛋白质才具有核苷酸切除修复功能。其表达的蛋白与XPF（ERCC4）形成异二聚体，在NER初期发挥DNA损伤识别功能，后者表现5'–核酸内切酶活性，共同行使损害部位5'端切除的功能。ERCC1被认为是NER修复途径中的前导基因，在小鼠模型中其功能与年龄的老化、大脑的正常发育和免疫球蛋白的正常转化有关。ERCC1过表达可使停滞在G2/M期的损伤DNA迅速修复，导致其对顺铂耐药。

Simon GR等使用qRT–PCR的方法检测了一组仅接受手术治疗但无辅助化疗的肺癌患者手术标本ERCC1的表达，发现ERCC1高表达的患者比低表达的患者总生存期更长（中位生存期94.6个月VS 35.5个月；P=0.01），提示ERCC1高表达是预后良好的标志。Olaussen KA等对IALT试验中的患者在蛋白水平进行ERCC1评价的临床试验，发现对根治性手术的NSCLC患者进行术后含铂辅助化疗，可以显著延长ERCC1表达阴性患者的生存期，而对ERCC1表达阳性的患者无显著帮助；在不化疗组中，ERCC1表达阳性的患者生存期较表达阴性患者长，该结果说明ERCC1同时还是一个良好的预测因子。Besse等进一步对其中的ERCC1阴性的非鳞癌患者进行了脑转移方面的研究，发现ERCC1阴性的非鳞癌中，辅助化疗会增加脑转移的发生概率，而在ERCC1阳性组中没有看到这一趋势。

2. 核糖核苷酸还原酶信使1（RRM1）

RRM1是核糖核苷酸还原酶的调节组成部分。RRM1可以催化核糖核苷酸转变成脱氧核糖核苷酸，辅助DNA的合成与修复。另外，RRM1还可以介导抑制细胞迁移和肿瘤

转移。Zheng Z 等采用免疫荧光与自动定量分析的方法，检测了 187 例仅接受手术治疗而无辅助治疗的肺癌患者术后肿瘤标本中的 RRM1、ERCC1 和 PTEN 的表达，发现 RRM1 低表达患者的中位无复发生存率为 54.5 个月，明显短于 RRM1 高表达患者的 120 个月（HR 0.46；P=0.004），提示 RRM1 高表达是一个预后良好的生物指标。

3. 乳腺癌基因 1（BRCA1）

BRCA1 基因定位于 17q21，约 81kb，内含高达 41.5% 的 Alu 重复序列和 4.8% 的其他重复序列，含有 23 个外显子。BRCA1 编码蛋白的 N 末端序列含有一环状结构域，能够与 BRCA1 相关环状蛋白（BARD1）组成环二环异二聚体。2013 年，人们认为异二聚体作为一种泛素酶发挥作用，其活性远高于单一的 BRCA1 或 BARD1 亚单位。同时，BARD1 是 RNA 合成酶的一个组成部分，而 BRCA1 也大量存在于 RNA 合成酶的转录复合物中。BRCA1 的 N 末端不仅与 RNA 合成酶相联系，还与 S 期和核点形成有密切关系。去除 BRCA1 的 N 末端将会导致近 98% 的 BKCA1 失去与 RNA 合成酶的联系，因此人们认为 BRCA1 的 N 末端在调节 RNA 合成酶功能方面起着重要作用。

Rosell R 等采用 qRT–PCR 的方法检测了一组 126 例仅接受手术治疗的 NSCLC 病理标本中 BRCA1 的表达，研究发现 BRCA1 表达水平越高，患者的预后越差（HR 1.98，95%CI 1.11~6.00；P=0.02）。另一组 58 例术前接受吉西他滨和顺铂化疗再行手术治疗的研究，同样获得类似的结论（HR 2.40，95%CI 1.01~5.90；P=0.04）。西班牙肺癌研究组（SLCG）基于以上的结果，率先开展了一项根据 BRCA1 表达水平而选取不同术后辅助化疗药物的临床研究，入组手术完全切除的Ⅱ期和Ⅲ期 NSCLC 患者，对于 BRCA1 表达水平高的患者术后辅助治疗采用单药多西他赛方案，BRCA1 中度表达者采用多西他赛加顺铂联合方案，而 BRCA1 低度表达者则采用吉西他滨加顺铂联合方案。最后的结论认为，在 BRCA1 高表达的 NSCLC 患者中，使用单药多西他赛行辅助治疗不影响其总生存期。进一步的研究仍在进行当中。

（二）细胞周期调节通路

1. P53

P53 基因是最为肿瘤学家熟悉的基因之一，它在 1979 年被发现，是一种抑癌基因，定位于人类染色体 17p13.1，编码 393 个氨基酸组成的 53kD 的核内磷酸化蛋白，该蛋白被称为 P53 蛋白。P53 基因是细胞生长周期中的负调节因子，与细胞周期的调控、DNA

修复、细胞分化、细胞凋亡等重要的生物学功能有关。P53基因分为野生型和突变型2种，其产物也有野生型和突变型2种。野生型P53蛋白极不稳定，半衰期仅数分钟，并具有反式激活功能和广谱的肿瘤抑制作用；突变型P53蛋白稳定性增加，半衰期延长，可被免疫组化方法检测出来。P53基因的突变（缺失）是人类肿瘤的常见事件，与肿瘤的发生、发展有关。一般认为，P53过表达与肿瘤的转移、复发及不良预后相关。

P53的表达（DNA或蛋白水平）与肺癌预后的关系也被广泛研究，最著名的一项研究便是JBR.10研究。该项前瞻性随机对照研究入组了482例ⅠB期和Ⅱ期NSCLC术后患者，他们被随机分配到接受顺铂联合长春瑞滨术后辅助化疗组和仅临床观察组，其中253例手术标本采用免疫组化的方法检测了P53的表达。结果显示，P53的表达率高达52%；而在对照组（无辅助治疗组）中，伴有P53表达的患者总生存期较短（HR 1.89，95%CI 1.07~3.34；*P*=0.03）。相反，在治疗组（有辅助治疗组）中，只有伴有P53表达的患者可以从术后辅助化疗中获益（HR 0.54，95%CI 0.32~0.92；*P*=0.02）。这些结果说明，P53的表达既是肺癌的一个预后因素，也是一个预测因素。

2. KRAS

RAS基因家族中与人类肿瘤相关的基因有3种，HRAS、KRAS和NRAS，分别定位在11号、12号和1号染色体上。KRAS基因编码21kD的ras蛋白又名P21基因。在RAS基因中，KRAS对人类癌症影响最大，它好像分子开关：正常时，能控制调控细胞生长的路径；发生异常时，则导致细胞持续生长，并阻止细胞自我毁灭。它参与细胞内的信号传递，当基因突变时，该基因永久活化，不能产生正常的RAS蛋白，使细胞内信号传导紊乱，细胞增生失控而癌变。超过30%的肺腺癌可以发现突变，通常位于密码子12和13；这些突变多见于吸烟者，而且腺癌比鳞癌高发。

一项入组881例NSCLC患者的荟萃分析结果显示，突变是一个预后不良的指标。而在JBR.10临床研究中，450例手术标本同时检测了KRAS、HRAS和NRAS的3个基因突变，117例（26%）发现存在RAS突变而且多见于大细胞癌和肺腺癌。但是无论在单因素还是多因素分析中，突变都不是独立的预后因子（HR 1.23，95%CI 0.76~4.97；*P*=0.40）。RAS野生型的患者可以从术后辅助治疗中获益（HR 0.69；*P*=0.03），而突变型的患者却没有生存获益（HR 0.95；*P*=0.87）。另一项BR.21临床研究主要研究厄洛替尼对比安慰剂在治疗进展期NSCLC中的疗效，同时对206例患者的肿瘤标本进行了 KRAS 突变检测，结果发现 KRAS 突变率达到 15%。在 KRAS 突变患者中，厄洛替尼似乎对 NSCLC 治疗无效；而在 KRAS 野生型患者中，厄洛替尼才显示出疗效，提示 KRAS 或是一个厄洛替尼疗效预测的因子。

3. β– 微管蛋白（β–tubulin）

Tuhulin 微管蛋白是一种球蛋白，是细胞内微管的基本结构单位。它是由两个蛋白质分子，即 α–、β– 微管蛋白分子聚合而成的异二聚体；每个这样的二聚体又与两个核苷酸分子相结合，一个为紧密结合，另一个为疏松结合，而且可以快速交换。微管蛋白有 2 个尺寸相等而结构不同的亚基（α 和 β），其亚基分子量为 5.5 万。微管蛋白具有专一性地与某些抗有丝分裂药物，如秋水仙碱、紫杉烷和长春花生物碱等相结合的特点。药物一旦结合后就阻止了 α–、β– 微管蛋白（亚单位）聚合成微管蛋白质，从而完全失去形成微管的功能。微管蛋白对于保持细胞形状、运动、胞内物质运输起到了不可或缺的作用。其中，改变 β– 微管蛋白（Ⅲ型）的表达与 NSCLC 细胞株具有紫杉醇抗性相关。

JBR.10 试验采用免疫组化的方法检测了 265 例 NSCLC 的肿瘤标本中 β– 微管蛋白的表达，结果伴有 β– 微管蛋白高表达现象的患者总生存期及无病生存期均较短（HR 1.39，*P*=0.08 和 HR 1.52，*P*=0.03）。另一项入组 93 例转移性 NSCLC 患者的临床研究，均接受含长春瑞滨的化疗，结果显示微管蛋白的表达与否不影响化疗的疗效，但是伴有 β– 微管蛋白高表达患者的无病生存率和总生存率要差于 β– 微管蛋白低表达者，研究者认为 β– 微管蛋白具有长春瑞滨抗性。然而在 JBR.10 试验中，β– 微管蛋白低表达的患者无论接受术后辅助治疗与否均不能改善预后，但对于 β– 微管蛋白高表达的患者，辅助化疗似乎有提高总生存率的趋势（HR 0.64，95%CI 0.39~1.08；*P*=0.07）。Rosell R 等采用 qRT–PCR 的方法对 3 组进展期 NSCLC 患者进行 β– 微管蛋白的基因表达的检测，这 3 组患者分别接受吉西他滨联合顺铂方案、长春瑞滨联合顺铂方案及紫杉醇联合卡铂方案化疗。结果显示，β– 微管 mRNA 低表达的患者的确对紫杉醇联合卡铂方案更为敏感，但与另外两种化疗方案无相关性。

（三）表皮生长因子受体通

表皮生长因子受体通路（EGFR）近年来研究得比较深入，它是调节细胞增生、血管生成、细胞凋亡与迁移的一条重要通路。EGFR 的表达也在非小细胞肺癌，尤其是肺腺癌中常见。EGFR 蛋白的表达可以通过免疫组化的方法进行检测；EGFR 的基因拷贝数则通过荧光原位杂交（fluorescence in situ hybridization，FISH）和qRT–PCR的方法进行检测；最后，基因的突变可以通过基因测序等方法来检测。

1. EGFR蛋白的表达

以往研究发现，40%~80%非小细胞肺癌中可以通过免疫组化检测发现EGFR蛋白的表达。2个研究EGFR–TKI的临床试验BR.21和ISEL均发现EGFR蛋白表达阳性的肺癌对EGFR–TKI的治疗敏感性更高（BR.21：7.5% VS 3.8%，ISEL：8.2% VS 1.4%）。2个研究均显示，伴有EGFR蛋白表达的肺癌患者可以从EGFR–TKI治疗中获得生存获益，而EGFR蛋白表达阴性的患者却不能。这个结果显示，EGFR蛋白表达可能是NSCLC的一个预测因子。

2. EGFR基因拷贝数

在BR.21和ISEL 2项临床试验中，研究者均检测了肿瘤标本中的基因拷贝数，结果显示EGFR基因拷贝数与NSCLC的预后相关，拷贝数越高，患者预后越差。更重要的是，这2项研究还发现，EGFR基因拷贝数越高，NSCLC患者越能从吉非替尼或厄洛替尼中获益。Hirsch FR等还报告了另一组晚期NSCLC患者接受化疗联合西妥昔单抗治疗的研究结果，他们发现FISH阳性（EGFR拷贝扩增）比FISH阴性的肺癌患者更能从联合治疗中获益。

但也有结果相悖的临床研究，例如INTEREST研究。一项对比吉非替尼与多西紫杉醇治疗晚期NSCLC效果的临床试验结果显示，FISH阳性并不能准确预测肺癌患者是否对吉非替尼治疗敏感或能否获得生存获益。更有趣的是，另一项对比吉非替尼与长春瑞滨治疗老年晚期NSCLC的临床研究显示，FISH阳性的患者似乎更能从长春瑞滨而非吉非替尼中获得生存获益。这些相悖的研究结果说明，EGFR基因拷贝扩增与否并不能作为NSCLC的预测因子。

3. EGFR基因突变

2004年，2项独立的研究同时报道了EGFR基因在酪氨酸激酶结构域的突变情况，从此EGFR基因敏感突变便被定义为外显子19的缺失和外显子21的L858R点突变。与EGFR敏感突变相关的临床病理特征包括亚裔人种、肺腺癌、女性和非吸烟人群。突变在高加索人群中的发生率约为10%，而在亚裔人群中却高达40%。

多项研究显示，在从未接受治疗或仅接受安慰剂治疗的NSCLC患者中，突变携带者的预后明显优于野生型患者。比如在BR.21临床试验的对照组中（仅接受安慰剂治疗），伴有突变的患者的中位生存期达8.3个月（范围：3.3~11.1个月），而EGFR野生型的患者中位生存期只有3.3个月（范围：2.5~6.8个月）。这说明基因突变状态是NSCLC的一个预后因子。

另外，在BR.21和ISEL 2项研究的试验组中（接受EGFR–TKI治疗），EGFR基因突变携带者的治疗效果也明显优于EGFR野生型的患者（BR.21：27% VS 7%；ISEL：37.5% VS 2.6%）。BR.21研究结果还进一步显示，与安慰剂相比，EGFR突变型患者比EGFR野生型患者更能从厄洛替尼治疗获得生存获益（HR 0.55，95%CI 0.25~1.19；P=0.12）。这些数据又说明基因突变状态是NSCLC的一个预后预测因子。一项三期对比吉非替尼与紫杉醇联合卡铂化疗治疗晚期NSCLC效果的研究（IPASS试验）更进一步证实，对于EGFR突变型肺癌患者，吉非替尼的治疗效果明显优于传统化疗，前者总缓解率达到43%（传统化疗只有32.2%；P=0.0001），而且无进展生存期也明显延长（HR 0.74，95%CI 0.65~0.84；$P < 0.0001$）。

（四）其他分子生物学标志

除了以上三大通路以外，可能与NSCLC预后和预测相关的分子生物学标志物还有以下2种：

1. EML4–ALK融合基因

EML4–ALK是在2007年由Soda等通过应用酪氨酸激酶蛋白组学技术从一个肺腺癌患者肿瘤组织中筛选致癌基因时首次发现的。EML4属于棘皮动物微管蛋白相关类蛋白家族，由N端Basic区、HELP域和WD重复区构成；ALK属于胰岛素受体超家族，由细胞外配体结合区、跨膜区及胞内的酪氨酸激酶区组成。ALK蛋白通过活化下游的STAT3和MARK信号传导通路及激活RAS/ERK、PI3K/AKT等多条其他的信号通路调控细胞的增生和凋亡。由于2号染色体短臂的微小倒置导致EML4N端Basic区、HELP域和部分WD重复区在ALK胞内的酪氨酸激酶区发生融合，形成融合基因。融合基因的部分均具有致癌活性，其中以Basic区致癌活性最高，这种致癌活性依赖于融合伴侣EML4和ALK的二聚作用对酪氨酸激酶的激活。EML4–ALK在体内及体外均拥有强大的致癌活性，这种致癌活性可以被针对ALK靶点的小分子TKI有效阻断，为EML4–ALK作为肺癌发生的关键驱动因子提供了证据。EML4–ALK存在10余种融合基因亚型，最常见的融合亚型为 E13：A20 和 E6a/b：A20，发生率分别为 33% 和 29%。

关于 ALK 融合基因是否影响早期 NSCLC 患者的预后尚存有一些争议。Paik JH 等回顾性研究了接受根治性手术治疗的早期 NSCLC 中 ALK 阳性患者的预后情况，研究指出，运用 FISH 技术对 735 例患者手术标本进行 ALK 融合基因检测，其中 ALK 阳性患者 28 例（3.8%），中位随访时间为 41.6 个月时，ALK 阳性患者与 ALK 阴性患者的 OS 分别为 97.7 个月和 78.9 个月（P=0.10），DFS 分别为 76.4 个月和 71.3 个月（P=0.66）。另一项类似的研究却发现，ALK 阳性患者与 ALK 阴性患者的 OS 无统计学差异，但 ALK 阳性患者 DFS 更短（P=0.022），提示 ALK 阳性患者更易出现术后疾病的复发。而融合基因对晚期 NSCLC 患者预后的影响则比较明确。研究发现，ALK 阳性和 ALK 阴性患者对含铂化疗方案的敏感性无统计学差异，ALK 阳性和 ALK 阴性患者 DFS 和 OS 无统计学差异，融合基因似乎并非 NSCLC 的预后因素。

一项Ⅲ期临床试验（PROFILE1014）结果显示，克唑替尼作为一线用药，对于延长 ALK 阳性晚期 NSCLC 患者的无进展生存期的疗效优于传统化疗（HR 0.49，95%CI 0.37~0.64；$P < 0.001$）。因此，ALK 融合基因是晚期 NSCLC 的一个预测因子。

2. ROS1 融合基因

ROS1 基因最初是在鸟肉瘤病毒（UR2）发现的具有独特致癌作用的基因序列。而人类 ROS1 基因定位于 6q21 染色体，属于酪氨酸激酶胰岛素受体基因，由胞内酪氨酸激酶活性区、跨膜区及胞外区三部分组成，编码具有酪氨酸激酶活性的嵌合蛋白。ROS1 基因发生重排时丢失细胞外区域，保留跨膜区和胞内酪氨酸激酶区域，重排位点主要发生在 ROS1 基因的 32~36 外显子。在 NSCLC 中，ROS1 基因主要与 SLC34A2、CD74 发生融合，并持续激活 ROS1 酪氨酸激酶区及下游的 JAK/STAT、PI3K/AKT、RAS/MAPK 等信号通路，进而引起肿瘤的发生。

Bergethon K 等回顾性分析了 NSCLC 患者的 OS 在 ROS1 重排阳性和阴性患者之间未见差别，但 Lee HJ 等却报道了 ROS1 过表达与Ⅰ期 NSCLC 患者预后不佳相关。而 Cai W 等的研究表明，在中国人群中，ROS1 融合基因阴性患者的预后优于阳性患者（P=0.041）。ROS1 基因和 ALK 基因在酪氨酸激酶区域的同源性可达 49%，而在激酶催化区的 ATP 结合位点，二者同源性高达 77%，这可能是 ALK 抑制剂克唑替尼在治疗 ROS1 基因融合变异的 NSCLC 中取得明显疗效的共同基础。

（五）基因表达谱

基因表达谱的定义：通过构建处于某一特定状态下的细胞或组织的非偏性 cDNA 文库，大规模 cDNA 测序，收集 cDNA 序列片段，定性、定量分析其 mRNA 群体组成，从而描绘该特定细胞或组织在特定状态下的基因表达种类和丰度信息，这样编制成的数据表就称为基因表达谱。

单个 NSCLC 预后与预测因子的研究存在十分明显的局限性，主要原因有 2 点：①从整体上看，与 NSCLC 预后相关的因子非常广泛和复杂，主要包括肿瘤本身、宿主和环境因素等多个方面，文献报告累计已多达 200 种以上。与此同时，单个研究涉及的有预后意义的因子数目有限。目前就 NSCLC 预后因子的数量而言，整体研究的广泛性与单个研究的有限性极不协调。②研究的不均一性现象广泛存在，即各个研究的结果常相互矛盾，各个指标预后意义的争议也较多，以致到目前为止尚无一种被大家公认的肿瘤分子标志物能在实践中应用于 NSCLC 的分子分期及预后、预测。目前看来，单纯用某个或某几个指标判断患者的预后意义是有困难的，甚至是不可能的。因此，多基因联合或采用基因表达谱的技术或许可实现更加精准的预后、预测。

早在 2001 年就有多个独立的研究发现了联合多个基因表达的“分子指纹”与 NSCLC 患者预后的关系。Bhattacharjee 等在 2001 年报道了同时伴有多个神经内分泌基因高表达的肺腺癌亚组，他们的研究发现，该亚组肺腺癌的预后明显差于其他肺腺癌（中位生存期 21 个月 VS 41 个月）。有趣的是，他们还发现了另一组同时伴有多个Ⅱ型肺泡细胞相关基因高表达的肺腺癌亚组，其预后却明显优于其他肺腺癌（中位生存期 50 个月 VS 33 个月）。BeerDG 等在 2002 年也报道了一组由 50 个基因组成与预后相关的“分子指纹”，通过验证组随访证实，具有该分子特征的Ⅰ期 NSCLC 患者 3 年死亡风险增高（HR2.78）。受到这些早期探索性试验的启发，其后陆续有不少关于 NSCLC 预后、预测“分子指纹”的研究报告，而这些基因表达谱也逐渐为肿瘤学家们所接受。

有研究团队在早期 NSCLC 预后、预测模型的构建方面也进行了相关探索，研究利用组织芯片和免疫组织化学技术，结合数据挖掘方法，构建了ⅠB 期 NSCLC 的个体化预后模型，初步筛选出 19 个免疫组织化学分子标志物，由此构建了 3 个肺癌预后模型。148 例ⅠB 期 NSCLC 患者分别被 3 个模型分为高风险组和低风险组，高风险组 5 年生存率分别为 7.3%、17.1% 和 20.0%，而低风险组的 5 年生存率分别为 88.7%、90.8% 和

91.6%。3 个模型的敏感性分别为 78.0%、82.0% 和 84.0%，特异性分别为 96.9%、91.8% 和 88.8%；阳性预测价值分别为 95.1%、82.0% 和 79.2%，阴性预测价值分别为 88.8%、91.8% 和 91.6%；总的预测正确率分别为 90.5%、88.5% 和 87.2%。

二、不同亚型肺腺癌的预后和预测价值

肺腺癌相比其他类型的非小细胞肺癌更具肿瘤异质性，其异质性不单表现于组织学和分子生物学层面，而且反映在预后和治疗效果上。因此，为了应对肺腺癌在病理学、分子生物学、放射影像学与肿瘤学上的进展，国际肺癌研究协会（IASLC）、美国胸科学会（ATS）及欧洲呼吸学会（ERS）在 2011 年共同发起了关于肺腺癌的国际多学科新分类的修订，目的是便于识别肺腺癌的预后、预测因子以及治疗的靶点。新分类对临床上占绝大多数的浸润性腺癌重新分类，分别为附壁样生长型（lepidic）、腺泡样型（acinar）、乳头状型（papillary）、微小乳头状型（micropapillary）、实体型（solid）及其他变异型。仅含单一亚型成分的肺腺癌是十分罕见的，绝大多数的肿瘤（超过 80%）含有 2 种或 2 种以上的亚型成分并以 1 种亚型为主。

其后国内外的研究者不仅开始研究不同腺癌亚型之间病理学、分子生物学及放射影像学等方面的差异，更重要的是研究了不同亚型的预后特点。Yoshizawa 等按照 IASLC/ATS/ERS 新分类的标准，对一组 514 例已接受根治性肺叶切除术的 I 期肺腺癌病理标本进行重新分类，然后结合临床随访结果，对不同亚型为主的腺癌进行预后分析。研究发现，实体型和微乳头型为主型的肺腺癌预后最差，5 年无疾病生存率分别为 70% 和 67%，明显差于其他亚型（$P < 0.001$）。Hung 等也回顾性地分析了一组 573 例已接受了手术治疗的肺腺癌患者，发现实体型或微乳头型为主型的肿瘤更容易发生局部复发和远处转移，而且这 2 种亚型也是肺腺癌患者独立的预后不良指标，建议这类高危患者接受更为积极的辅助治疗。来自我国的几项相似的回顾性分析研究同样表明，实体型或微乳头型为主型的肺腺癌具有侵袭性强、易复发转移和预后差的特点，IASLC/ATS/ERS 新分类是一项独立的预后预测指标。而另有研究团队的前期研究采用 Sica G 等提出的方法对这 5 种肺腺癌亚分型进行分级与评分，即附壁样生长型为 1 级（Grade1），腺泡样型和乳头状型为 2 级（Grade2），微小乳头状型和实体型为 3 级（Grade3），然后对不同分级的患者进行生存分析。结果表明，分级越高、Sica 评分越高，肺腺癌患者 5 年总生存率越低。

三、临床总结

肺癌领域的研究将继续一如既往地向个体化预后、预测与个体化治疗的方向发展。即便是新版 TNM 分期系统都未能精准地提供肺癌患者的预后信息，胸部肿瘤科医师必须同时考虑病理学亚分型和分子生物学标志物等具有预后和预测价值的因素。核苷酸切除修复通路中最具价值的是 ERCC1，它既是 NSCLC 的预后因子，也是其预测因子，加上免疫组化检测成熟而简便，非常适合在日常临床中使用。而 RRM1 和 BRCA1 是否有类似的预后和预测价值仍需进一步研究验证。细胞周期调节通路中的 P53、KRAS 和 β-微管蛋白均显示有一定的预后和预测价值，但文献中存在相悖的结果，仍需进一步研究确认。表皮生长因子受体通路，尤其是 EGFR 基因突变状态是目前临床证据最充分的预后和预测因子，推荐对所有肺癌患者进行检测。而 ALK 融合基因与沿融合基因则为 NSCLC 2 个明确的预测因子。单个因素的预后与预测效能极为有限，采用基因表达谱的方法和“分子指纹”的方式，或许可实现更为精准的预后和预测，但目前尚未成熟。肺腺癌亚分型中的微乳头状型和实体型是预后不良的独立因素，因此肺腺癌的病理检测应完整报告各个亚型成分及其所占肿瘤的百分比。

相信在不久的将来，通过多学科的共同努力，综合临床、病理及分子生物学各种对 NSCLC 具有预后和预测价值的因素进行大数据挖掘和分析，并积极开展大型的、多中心的验证性临床研究，可实现真正意义上的 NSCLC 精准个体化预后和预测。

参考文献

[1] 李为民，陈霞．呼吸系统与疾病（2 版）[M]. 北京：人民卫生出版社，2022.

[2] 陈荣昌，钟南山，刘又宁．呼吸病学（3 版）[M]. 北京：人民卫生出版社，2022.

[3] 陆丛笑，唐启令．呼吸系统疾病治疗药物处方集 [M]. 北京：人民卫生出版社，2019.

[4] 纪建松，韦铁民．肺结节的 CT 诊断与介入治疗 [M]. 北京：人民卫生出版社，2021.

[5] 中国临床肿瘤学会指南工作委员会．中国临床肿瘤学会 (CSCO) 原发性肺癌诊疗指南（2019）[M]. 北京：人民卫生出版社，2020.

[6] 王子平，吴楠．非小细胞肺癌非常见基因突变诊治策略 [M]. 北京：北京大学医学出版社，2022.

[7] 张临友．胸腔镜手术技术精要 [M]. 北京：人民卫生出版社，2017.

[8] 鄂明艳，董丽华．肿瘤放射治疗学（4 版）[M]. 北京：人民卫生出版社，2022.

[9] 刘林林，崔久嵬，程颖作．肿瘤生物治疗学 [M]. 北京：人民卫生出版社，2021.

[10] 赫捷，李进，江泽飞．中国临床肿瘤学年度研究进展（2020）[M]. 北京：人民卫生出版社，2021.

[11] 赵平．肿瘤外科学高级教程 [M]. 北京：中国协和医科大学出版社，2019.

[12] 田琪，冯峰．非小细胞肺癌免疫治疗的影像学研究进展 [J]. 放射学实践，2023,38(02):230–234.

[13] 赵荆．肺癌免疫治疗耐药的现状和治疗策略 [J]. 中国肿瘤临床，2023,50(03):135–144.

[14] 王娜，熊敏超，黄劲柏．能谱 CT 对晚期肺癌非手术治疗的疗效评价研究进展 [J]. 影像研究与医学应用，2023,7(04):7–9,13.

[15] 袁磊，沈志明，孙飞，等．预测非小细胞肺癌免疫治疗疗效生物标志物研究前沿与热点分析 [J]. 中国胸心血管外科临床杂志 :1–9.

[16] 胡博潇，许世广，刘博，等．达芬奇机器人肺段切除术的学习曲线研究 [J]. 中国胸心血管外科临床杂志 :1–6.

[17] 徐华磊，王大伟，池泉，等．F–FDGPET/CT 显像在非小细胞肺癌分期中的价值 [J]. 医

学影像学杂志 ,2023,33(01):21–24.

[18] 苏春霞 , 俞昕 . 驱动基因突变非小细胞肺癌免疫治疗的研究进展 [J]. 肿瘤防治研究 ,2023,50(01):1–5.

[19] 汪波 , 李婷 . 表皮生长因子受体 – 酪氨酸激酶抑制剂靶向治疗联合 CT 引导下射频消融术对中晚期非小细胞肺癌患者的治疗效果 [J]. 癌症进展 ,2023,21(02):221–224.

[20] 任文丽 , 张波 , 荆结线 . 晚期非小细胞肺癌免疫治疗的研究进展 [J]. 中国免疫学杂志 :2023(6):1–23.

[21] 柳菁菁 , 张良 , 张爽 , 等 . 肺癌免疫治疗的研究进展 [J]. 中国肿瘤临床 ,2023,50(01):1–7.

[22] 徐明翠 , 王剑 , 阳韬 . 晚期非小细胞肺癌靶向治疗进展 [J]. 临床肺科杂志 ,2023,28(01):108–116.

[23] 王长利 , 岳东升 , 陈晨 .2022 年围手术期非小细胞肺癌免疫治疗研究进展 [J]. 中国肿瘤临床 ,2022,49(23):1236–1241.

[24] 徐张闻笛 , 黄华艳 , 夏立亮 , 等 . 广泛期小细胞肺癌免疫治疗疗效预测和增敏策略 [J]. 实用肿瘤杂志 ,2022,37(06):495–500.

[25] 高阳辉 . 小细胞肺癌患者神经烯醇化酶水平与 TNM 分期的关系及对预后的影响 [J]. 临床研究 ,2022,30(12):70–74.

[26] 王园 , 杨懿 , 牟云飞 , 等 . 可切除非小细胞肺癌患者术后奥西替尼靶向治疗分析 [J]. 中华肺部疾病杂志 (电子版),2022,15(05):657–660.

[27] 杨飞 , 白明贵 . 碘粒子植入术联合厄洛替尼治疗非小细胞肺癌患者的疗效评价 [J]. 医学理论与实践 ,2022,35(19):3293–3295.

[28] 熊云刚 , 成克伦 , 顾延会 . 肺癌病理类型分布的研究 [J]. 基层医学论坛 ,2022,26(25):69–71.

[29] 尚峰 , 司迎 , 徐莹 , 等 . 光子剂量算法与各向异性分析算法在非小细胞肺癌放射治疗中剂量学比较 [J]. 临床军医杂志 ,2022,50(04):379–381.

[30] 仲佳 .《CSCO 非小细胞肺癌诊疗指南 2021》更新要点解读 [J]. 实用肿瘤杂志 ,2022,37(01):8–15.

[31] 潘晓茹 , 杨会娟 , 孟珂 . 非小细胞肺癌患者三维适形放射治疗的临床效果及对患者血清中 VEGF、CEA 的影响 [J]. 实用癌症杂志 ,2021,36(10):1652–1654.

[32] 吕祥瑞 , 皇甫娟 , 王孟丽 , 等 . 血清肿瘤标志物与肺癌病理类型的相关性研究 [J]. 癌

症进展,2021,19(14):1451–1455.

[33] 雍雅智,沈杰芳,吴德南.支气管动脉 CTA 在肺癌介入治疗前应用的价值分析 [J].中国医药指南,2021,19(18):63–64.

[34] 文登虎,刘杰,章宏峰.非小细胞肺癌脑转移分子诊断标志物的研究进展 [J].临床与实验病理学杂志,2021,37(05):582–584.

[35] 刘建民.立体定向放射治疗与传统放射治疗技术在肺癌中的临床价值分析 [J].医学理论与实践,2020,33(24):4113–4115.

[36] 张新.《2020 年 CSCO 小细胞肺癌诊疗指南》解读 [J].临床内科杂志,2020,37(11):820–822.

[37] 郭晓康,王化锋,魏煜程.全肺切除术后并发症及预后风险评估 [J].中国肺癌杂志,2020,23(07):573–581.

[38] 陈娟芝,聂芳,李振东,等.超声造影评估周围型肺癌化学治疗效果 [J].中国介入影像与治疗学,2020,17(02):121–123.

[39] 黄坤林,刘玉金.肺癌介入治疗临床研究进展 [J].介入放射学杂志,2019,28(10):1005–1008.

[40] 许冰.支气管袖状切除术与全肺切除术在老年非小细胞肺癌中的应用比较 [J].医药论坛杂志,2019,40(09):65–67.

[41] 翟焕阁.肺癌介入治疗应用多层螺旋计算机断层扫描血管造影的效果分析 [J].肿瘤基础与临床,2019,32(03):236–238.

[42] 魏雨晴,吕镗烽,刘红兵,等.肺癌分子诊断及其研究进展 [J].中国实用内科杂志,2019,39(05):407–411.

[43] 陈克能.肺癌新分期应带来临床诊疗的相应改变 [J].临床外科杂志,2018,26(01):8–9.

[44] 曾维威,曾川,范卫东,等.2016 年 ASCO 会议非小细胞肺癌化学治疗的相关进展 [J].中华肺部疾病杂志(电子版),2016,9(04):463–464.

[45] 李颖,周莹,张召.贝伐珠单抗靶向治疗非小细胞肺癌的疗效及对患者肿瘤标志物的影响 [J].现代医学与健康研究电子杂志,2023,7(06):54–56.

[46] 赖林强,涂建飞,陈炜越,等.支气管动脉化疗栓塞与静脉化学治疗中晚期肺癌的临床效果 [J].介入放射学杂志,2023,32(03):233–236.

[47] 梁振宇,万启明,彭炜惟,等.非小细胞肺癌免疫治疗外周血生物标志物研究进展 [J].中华肿瘤防治杂志,2023,30(05):308–314.

[48] 陈迪，钟铠泽，肖要来，等．延迟治疗对非小细胞肺癌患者预后的影响 [J]. 临床肺科杂志，2023,28(03):427–431.

[49] 王琪，孙飞，单一波，等．肺癌免疫治疗中免疫相关性肺炎的诊治进展 [J]. 临床肺科杂志，2023,28(03):436–440.

[50] 杨利姣，任军生，殷星．衍生的中性粒细胞淋巴细胞比值和肺免疫预后指数对 332 例非手术老年非小细胞肺癌患者预后的影响分析 [J]. 肿瘤学杂志，2023,29(02):111–116.